临床护理新进展

曹翠红 等◎主编

U0335196

吉林科学技术出版社

图书在版编目（CIP）数据

临床护理新进展 / 曹翠红等主编. -- 长春 ：吉林
科学技术出版社，2022.4
ISBN 978-7-5578-9248-7

Ⅰ．①临… Ⅱ．①曹… Ⅲ．①护理学 Ⅳ．①R47

中国版本图书馆 CIP 数据核字(2022)第 091569 号

临床护理新进展

主　　编　曹翠红等
出 版 人　宛　霞
责任编辑　张　楠
封面设计　济南皓麒信息技术有限公司
制　　版　济南皓麒信息技术有限公司
幅面尺寸　185mm×260mm
字　　数　295 千字
印　　张　12
印　　数　1-1500 册
版　　次　2022年4月第1版
印　　次　2023年3月第1次印刷

出　　版　吉林科学技术出版社
发　　行　吉林科学技术出版社
地　　址　长春市福祉大路5788号
邮　　编　130118
发行部电话/传真　0431-81629529 81629530 81629531
　　　　　　　　　81629532 81629533 81629534
储运部电话　0431-86059116
编辑部电话　0431-81629518
印　　刷　三河市嵩川印刷有限公司

书　　号　ISBN 978-7-5578-9248-7
定　　价　98.00元

编　委　会

目　　录

第一章　内科常见病护理

第一节　心力衰竭

一、概述

心力衰竭是由于各种心脏疾病导致心功能不全的临床综合征。心力衰竭通常伴有肺循环和(或)体循环的充血,故又称之为充血性心力衰竭。

心功能不全分为无症状和有症状两个阶段,无症状阶段是有心室功能障碍的客观指标如射血分数降低,但无充血性心力衰竭的临床症状,如果不积极治疗,将会发展成有症状心功能不全。

(一)临床类型

1.发展速度分类

按其发展速度可分为急性和慢性两种,以慢性居多。急性心力衰竭常因急性的严重心肌损害或突然心脏负荷加重,使心排血量在短时间内急剧下降,甚至丧失排血功能。临床以急性左心衰竭为常见,表现为急性肺水肿、心源性休克。

慢性心力衰竭病程中常有代偿性心脏扩大、心肌肥厚和其他代偿机制参与的缓慢的发展过程。

2.发生部位分类

按其发生的部位可分为左心、右心和全心衰竭。左心衰竭临床上较常见,是指左心室代偿功能不全而发生的,以肺循环瘀血为特征的心力衰竭。

右心衰竭是以体循环瘀血为主要特征的心力衰竭,临床上多见于肺源性心脏病、先天性心脏病、高血压、冠心病等。

全心衰竭常是左心衰竭使肺动脉压力增高,加重右心负荷,长此以往,右心功能下降、衰竭,即表现出全心功能衰竭症状。

3.功能障碍分类

按有无舒缩功能障碍又可分为收缩性和舒张性心力衰竭。收缩性心力衰竭是指心肌收缩力下降,心排出量不能满足机体代谢的需要,器官、组织血液灌注不足,同时出现肺循环和(或)体循环瘀血表现。

舒张性心力衰竭见于心肌收缩力没有明显降低,可使心排血量正常维持,心室舒张功能障碍以致左心室充盈压增高,使肺静脉回流受阻,而导致肺循环瘀血。

(二)心力衰竭分期

心力衰竭的分期可以从临床上分清心力衰竭的不同时期,从预防着手,在疾病源头上给予干预,减少和延缓心力衰竭的发生,减少心力衰竭的发展和死亡。

心力衰竭分期分为四期。

A 期:心力衰竭高危期,无器质性心脏、心肌病变或心力衰竭症状,如患者有高血压、代谢综合征、心绞痛,服用心肌毒性药物等,均可发展为心力衰竭的高危因素。

B 期:有器质性心脏病如心脏扩大、心肌肥厚、射血分数降低,但无心力衰竭症状。

C 期:有器质性心脏,病程中有过心力衰竭的症状。

D 期:需要特殊干预治疗的难治性心力衰竭。

心力衰竭的分期在病程中是不能逆转的,只能停留在某一期或向前发展,只有在 A 期对高危因素进行有效治疗,才能减少发生心力衰竭,在 B 期进行有效干预,可以延缓发展到有临床症状心力衰竭。

(三)心脏功能分级

1.根据患者主观症状和活动能力,心功能分为四级。

Ⅰ级:患者表现为体力活动不受限制,一般活动不出现疲乏、心悸、心绞痛或呼吸困难等症状。

Ⅱ级:患者表现为体力活动轻度受限制,休息时无自觉症状,但日常活动可引起气急、心悸、心绞痛或呼吸困难等症状。

Ⅲ级:患者表现为体力活动明显受限制,稍事活动可气急、心悸等症状,有脏器轻度瘀血体征。

Ⅳ级:患者表现为体力活动重度受限制,休息状态也气急、心悸等症状,体力活动后加重,有脏器重度瘀血体征。

此分级方法多年来在临床应用,优点是简便易行,缺点是仅凭患者主观感觉,常有患者症状与客观检查有差距,患者个体之间差异比较大。

2.根据客观评价指标,心功能分为 A、B、C、D 级。

A 级:无心血管疾病的客观依据。

B 级:有轻度心血管疾病的客观依据。

C 级:有中度心血管疾病的客观依据。

D 级:有重度心血管疾病的客观依据。

此分级方法对于轻、中、重度的标准没有具体的规定,需要临床医师主观判断。但结合第一个根据患者主观症状和活动能力进行分级的方案,是能弥补第一分级方案的主观症状与客观指标分离情况的。如患者心脏超声检查提示轻度主动脉瓣狭窄,但没有体力活动受限制的情况,联合分级定为Ⅰ级 B。又如患者体力活动时有心悸、气急症状,但休息症状缓解,心脏超声检查提示左心室射血分数(LVEF)为<35%,联合分级定为Ⅱ级 C。

3.6 分钟步行试验:要求患者 6 分钟之内在平直走廊尽可能地快走,测定其所步行的距离,若 6 分钟步行距离<150m,表明为重度心功能不全,150~425m 为中度,426~550m 为轻度心

功能不全。

　　此试验简单易行、安全、方便,用于评定慢性心力衰竭患者的运动耐力,评价心脏储备能力,也常用于评价心力衰竭治疗的效果。

二、慢性心力衰竭

　　慢性心力衰竭是多数心血管疾病的终末阶段,也是主要的死亡原因。心力衰竭是一种复杂的临床综合征,特定的症状是呼吸困难和乏力,特定的体征是水肿,这些情况可造成器官功能障碍,影响生活质量。主要表现为心脏收缩功能障碍的主要指标是 LVEF 下降,一般＜40%;而心脏舒张功能障碍的患者 LVEF 相对正常,通常心脏无明显扩大,但有心室充盈指标受损。

　　我国引起慢性心力衰竭的基础心脏病的构成比与过去有所不同,过去我国以风湿性心脏病为主,近十年来其所占比例趋于下降,而冠心病、高血压的所占比例明显上升。

(一)病因及发病机制

1.病因

　　各种原因引起的心肌、心瓣膜、心包或冠脉、大血管的结构损害,导致心脏容量负荷或压力负荷过重均可造成慢性心力衰竭。

　　冠心病、高血压、瓣膜病和扩张性心肌病是主要的病因;心肌炎、肾炎、先天性心脏病是较常见的病因;而心包疾病、贫血、甲状腺功能亢进与减退、脚气病、心房黏液瘤、动静脉瘘、心脏肿瘤和结缔组织病、高原病及少见的内分泌病等,是比较少见易被忽视的病因。

2.诱因

　　(1)感染:是最主要的诱因,最常见的呼吸道感染,其次是风湿热,在幼儿中风湿热则占首位。女性患者泌尿系统感染的诱发亦常见,感染性心内膜炎、全身感染均是诱发因素。

　　(2)心律失常:特别是快速心律失常如房颤等。

　　(3)生理、心理压力过大:如劳累过度、情绪激动、精神紧张。

　　(4)血容量增加:液体摄入过多过快、高钠饮食。

　　(5)妊娠与分娩。

　　(6)其他:大量失血、贫血;各种原因引起的水、电解质及酸碱平衡紊乱;某些药物应用不当等。

3.发病机制

　　慢性心力衰竭的发病机制是很复杂过程,心脏功能大致经过代偿期和失代偿期。

　　(1)心力衰竭代偿期:心脏受损初始引起机体短期的适应性和代偿性反应,启动了 Frank-Starling 机制,增加心脏的前负荷,使回心血量增加,心室舒张末容积增加,心室扩大,心肌收缩力增强,而维持心排血量的基本正常或相对正常。

　　机体的适应性和代偿性的反应,激活交感神经体液系统,交感神经兴奋性增强,增强心肌收缩力并提高心率,以增加心脏排血量,但同时机体周围血管收缩,增加了心脏后负荷,心肌增厚,心率加快,心肌耗氧量加大。

心脏功能下降,心排血量降低、肾素-血管紧张素-醛固酮系统也被激活,代偿性增加血管阻力和潴留水、钠,以维持灌注压;交感神经兴奋性增加,同时激活神经内分泌细胞因子如心钠素、血管加压素、缓激肽等,参与调节血管舒缩,排钠利尿,对抗由于交感神经兴奋和肾素-血管紧张素-醛固酮系统激活造成的水钠潴留效应。在多因素作用下共同维持机体血压稳定,保证了重要脏器的灌注。

(2)心力衰竭失代偿期:长期、持续的交感神经和肾素-血管紧张素-醛固酮系统高兴奋性,多种内源性的神经激素和细胞因子的激活与失衡,又造成继发心肌损害,持续性心脏扩大、心肌肥厚,使心肌耗氧量增加,加重心肌的损伤。神经内分泌系统活性增加不断,加重血流动力学紊乱,损伤心肌细胞,导致心排血量不足,出现心力衰竭症状。

(3)心室重构:所谓的心室重构,就是在心脏扩大、心肌肥厚的过程中,心肌细胞、胞外基质、胶原纤维网等均有相应变化,左心室结构、形态、容积和功能发生一系列变化。研究表明,心力衰竭的发生发展的基本机制就是心室重构。由于基础病的不同,进展情况不同和各种代偿机制的复杂作用,有些患者心脏扩大、肥厚已很明显,但临床可无心力衰竭表现。

从代偿到不代偿,除了因为代偿能力限度、代偿机制中的负面作用外,心肌细胞的能量供应和利用障碍,导致心肌细胞坏死、纤维化也是重要因素。

心肌细胞的减少使心肌收缩力下降,又因纤维化的增加使心室的顺应性下降,心室重构更趋明显,最终导致不可逆的心肌损害,心力衰竭终末阶段。

(二)临床表现

慢性心力衰竭早期可以无症状或仅出现心动过速、面色苍白、出汗、疲乏和活动耐力减低症状等。

1.左心衰竭

(1)症状

①呼吸困难:劳力性呼吸困难是最早出现的呼吸困难症状,因为体力活动会使回心血量增加,左心房压力升高,肺瘀血加重。开始仅剧烈活动或体力劳动后出现症状,休息后缓解,随肺瘀血加重,逐渐发展到更轻活动后,甚至休息时,也出现呼吸困难。

夜间阵发性呼吸困难是左心衰竭早期最典型的表现,又称为"心源性哮喘"。是由于平卧血液重新分布使肺血量增加,夜间迷走神经张力增加,小支气管收缩,横膈位高,肺活量减少所致。典型表现是患者熟睡1~2小时后,突然憋气而惊醒,被迫坐起,同时伴有咳嗽、咳泡沫痰和(或)哮鸣性呼吸音。多数患者端坐休息后可自行缓解,次日白天无异常感觉。严重者可持续发作,甚至发生急性肺水肿。

端坐呼吸多在病程晚期出现,是肺瘀血达到一定程度,平卧回心血量增多、膈肌上抬,呼吸更困难,必须采用高枕卧位、半卧位,甚至坐位,才可减轻呼吸困难。最严重的患者即使端坐床边,下肢下垂,上身前倾,仍不能缓解呼吸困难。

②咳嗽、咳痰、咯血:咳嗽、咳痰早期即可出现,是肺泡和支气管黏膜瘀血所致,多发生在夜间,直立或坐位症状减轻。咳白色浆液性泡沫样痰为其特点,偶见痰中带有血丝。如发生急性肺水肿,则咳大量粉红色泡沫痰。

③其他症状:倦怠、乏力、心悸、头晕、失眠、嗜睡、烦躁等症状,重者可有少尿,是与心排血

量低下,组织、器官灌注不足有关。

（2）体征

①慢性左心衰竭可有心脏扩大,心尖搏动向左下移位。心率加快、第一心音减弱、心尖区舒张期奔马律,最有诊断价值。部分患者可出现交替脉,是左心衰竭的特征性体征。

②肺部可闻湿啰音,急性肺水肿时可出现哮鸣音。

2.右心衰竭

（1）症状:主要表现为体循环静脉瘀血。消化道症状如食欲缺乏、恶心呕吐、水肿、腹胀、肝区胀痛等为右心衰竭的最常见症状。劳力性呼吸困难也是右心衰竭常见症状。

（2）体征

①水肿:早期在身体的下垂部位和组织疏松部位,出现凹陷性水肿,为对称性。重者可出现全身水肿,并伴有胸腔积液、腹水和阴囊水肿。胸腔积液是因体静脉压力增高所致,胸腔静脉有一部分回流到肺静脉,所以胸腔积液更多见于全心衰竭时,以双侧为多见。

②颈静脉征:颈静脉怒张是右心衰竭的主要体征,其程度与静脉压升高的程度正相关;压迫患者的腹部或肝脏,回心血量增加而使颈静脉怒张更明显,称为肝颈静脉回流征阳性,肝颈静脉回流征阳性则更是具有特征性。

③肝大和压痛:可出现肝大和压痛;持续慢性右心衰竭可发展为心源性肝硬化,晚期肝脏压痛不明显,但伴有黄疸、肝功能损害和腹水。

④发绀:发绀是由于供血不足,组织摄取血氧相对增加,静脉血氧降低所致。表现为面部毛细血管扩张、青紫、色素沉着。

3.全心衰竭

右心衰竭继发于左心衰竭而形成全心衰竭,但当右心衰竭后,肺瘀血的临床表现减轻。扩张型心肌病等表现左、右心同时衰竭者,肺淤血症状都不严重,左心衰竭的表现主要是心排血量减少的相关症状和体征。

（三）实验室检查

1.X 线检查

（1）心影的大小、形态可为病因诊断提供重要依据,根据心脏扩大的程度和动态改变,间接反映心功能状态。

（2）肺门血管影增强是早期肺静脉压增高的主要表现;肺动脉压力增高可见右下肺动脉增宽;肺间质水肿可使肺野模糊;KerleyB 线是在肺野外侧清晰可见的水平线状影,是肺小叶间隔内积液的表现,是慢性肺瘀血的特征性表现。

2.超声心动图

超声心动图比 X 线检查更能准确地提供各心腔大小变化及心瓣膜结构情况。左心室射血分数（LVEF 值）可反映心脏收缩功能,正常 LVEF 值>50%,LVEF 值≤40%为收缩期心力衰竭诊断标准。

应用多普勒超声是临床上最实用的判断心室舒张功能的方法,E 峰是心动周期的心室舒张早期心室充盈速度的最大值,A 峰是心室舒张末期心室充盈的最大值,正常人 E/A 的比值不小于 1.2,中青年应更大。

3.有创性血流动力学检查

此检查常用于重症心力衰竭患者,可直接反映左心功能。

4.放射性核素检查

帮助判断心室腔大小,反映 LVEF 值和左心室最大充盈速率。

(四)治疗要点

1.病因治疗

(1)基本病因治疗:对有损心肌的疾病应早期进行有效治疗如高血压、冠心病、糖尿病、代谢综合征等;心血管畸形、心瓣膜病力争在发生心脏衰竭之前进行介入或外科手术治疗;对于一些病因不明的疾病亦应早期干预如原发性扩张型心肌病,以延缓心室重构。

(2)诱因治疗:积极消除诱因,最常见的诱因是感染,特别是呼吸道感染,积极应用有针对性的抗生素控制感染。心律失常特别是房颤都是引起心脏衰竭常见诱因,对于快速房颤要积极控制心室率,及时复律。纠正贫血、控制高血压等均可防止心力衰竭发生或(和)加重。

2.一般治疗

减轻心脏负担,限制体力活动,避免劳累和精神紧张。低钠饮食,少食多餐,限制饮水量。给予持续氧气吸入,流量 2～4L/min。

3.利尿药

利尿药是治疗心力衰竭的常用药物,通过排钠排水减轻水肿、减轻心脏负荷、缓解瘀血症状。原则上应长期应用,但在水肿消失后应以最小剂量维持,如氢氯噻嗪 25mg 隔日 1 次。常用利尿药有排钾利尿药如氢氯噻嗪等;襻利尿药如呋塞米、丁脲胺等;保钾利尿药如螺内酯、氨苯蝶啶等。排钾利尿药主要不良反应是可引起低血钾,应补充氯化钾或与保钾利尿药同用。噻嗪类利尿药可抑制尿酸排泄,引起高尿酸血症,大剂量长期应用可影响胆固醇及糖的代谢,应严密监测。

4.肾素-血管紧张素-醛固酮系统抑制药

(1)血管紧张素转换酶(ACE)抑制药应用:ACE 抑制药扩张血管,改善瘀血症状,更重要的是降低心力衰竭患者代偿性神经-体液的不利影响,限制心肌、血管重构,维护心肌功能,推迟心力衰竭的进展,降低远期死亡率。

①用法:常用 ACE 抑制药如卡托普利 12.5～25mg,培哚普利 2～4mg,贝那普利对有早期肾功能损害患者较适用,使用量是 5～10mg。临床应用一定要从小剂量开始,逐渐加量。

②ACE 抑制药的不良反应:有低血压、肾功能一过性恶化、高血钾、干咳等。

③ACE 抑制药的禁忌证:无尿性肾衰竭、肾动脉狭窄、血肌酐升高≥225μmol/L、高血压、低血压、妊娠、哺乳期妇女及对此药过敏者。

(2)血管紧张素受体阻滞药(ARBB)应用:ARBB 在阻断肾素血管紧张素系统作用与 ACE 抑制药作用相同,但缺少对缓激肽降解抑制作用。当患者应用 ACE 抑制药出现干咳不能耐受,可应用 ARBB 类药,常用 ARBB 如坎地沙坦、氯沙坦、缬沙坦等。

ARBB 类药的用药注意事项、不良反应除干咳以外,其他均与 ACE 抑制药相同。

(3)醛固酮拮抗药应用:研究证明螺内酯 20mg,1～2/h 小剂量应用,可以阻断醛固酮效应,延缓心肌、血管的重构,改善慢性心力衰竭的远期效果。

注意事项:中重度心力衰竭患者应用时,需注意血钾的检测;肾功能不全、血肌酐异常、高血钾及应用胰岛素的糖尿病患者不宜使用。

5.β受体阻滞药应用

β受体阻滞药可对抗交感神经激活,阻断交感神经激活后各种有害影响。临床应用其疗效常在用药后 2~3 个月才出现,但明显提高运动耐力,改善心力衰竭预后,降低死亡率。

受体阻滞药具有负性肌力作用,临床中应慎重应用,应用药物应从小剂量开始,如美托洛尔 12.5mg,1/h;比索洛尔 1.25mg,1/h;卡维地洛 6.25mg,1/h,逐渐加量,适量维持。

注意事项:用药应在心力衰竭稳定、无体液潴留情况下、小剂量开始应用。

患有支气管痉挛性疾病、心动过缓、二度以上包括二度的房室传导阻滞的患者禁用。

6.正性肌力药物应用

是治疗心力衰竭的主要药物,适于治疗以收缩功能异常为特征的心力衰竭,尤其对心腔扩大引起的低心排血量心力衰竭,伴快速心律失常的患者作用最佳。

(1)洋地黄类药物:是临床最常用的强心药物,具有正性肌力和减慢心率作用,在增加心肌收缩力的同时,不增加心肌耗氧量。

①适应证:充血性心力衰竭,尤其伴有心房颤动和心室率增快的心力衰竭是最好指征,对心房颤动、心房扑动和室上性心动过速均有效。

②禁忌证:严重房室传导阻滞、肥厚性梗阻型心肌病、急性心肌梗死 24 小时内不宜使用。洋地黄中毒或过量者为绝对禁忌证。

③用法:地高辛为口服制剂,维持量法,0.25mg,1/h。此药口服后 2~3 小时血浓度达高峰,4~8 小时获最大效应,半衰期为 1.6 天,连续口服 7 天后血浆浓度可达稳态。适用于中度心力衰竭的维持治疗。

毛花苷 C 为静脉注射制剂,注射后 10 分钟起效,1~2 小时达高峰,每次 0.2~0.4mg,稀释后静脉注射,24 小时总量 0.8~1.2mg。适用于急性心衰或慢性心衰加重时,尤其适用于心衰伴快速心房颤动者。

④毒性反应:药物的治疗剂量和中毒剂量接近,易发生中毒。易导致洋地黄中毒的情况主要有:急性心肌梗死、急性心肌炎引起的心肌损害、低血钾、严重缺氧、肾衰竭等情况。

常见不良反应有:胃肠道表现如恶心、呕吐;神经系统表现如视物模糊、黄视、绿视;心血管系统表现,多为各种心律失常,也是洋地黄中毒最重要的表现,最常见的心律失常是室性期前收缩,多呈二联律。快速房性心律失常伴有传导阻滞是洋地黄中毒特征性的表现。

(2)β受体兴奋药:临床常是短期应用治疗重症心力衰竭,常用的有多巴酚丁胺、多巴胺静脉滴注。适用于急性心肌梗死伴心力衰竭的患者;小剂量多巴胺 2~5μg/(kg·min)能扩张肾动脉,增加肾血流量和排钠利尿,从而用于充血性心力衰竭的治疗。

(五)护理措施

1.一般护理

(1)休息与活动:保证患者体位的舒适性,有明显呼吸困难者给予高枕卧位或半卧位;端坐呼吸者可使用床上小桌,必要时双腿下垂;伴胸腔积液、腹腔积液者宜采取半卧位;下肢水肿者可抬高下肢,促进下肢静脉回流。协助卧床患者定时改变体位,以防止发生压疮;卧床期间可给予气压式血液循环驱动泵或指导患者进行踝泵运动,以促进下肢血液循环;必要时加床档防止坠床、跌倒的发生。长期卧床者易发生静脉血栓形成甚至发生肺栓塞,因此应根据其心功能分级制订活动计划,可按照半卧位、坐位、床边摆动肢体、床边站立、室内活动、短距离步行等方式逐步进行。

(2)吸氧:遵医嘱给予氧气吸入,指导患者及家属安全用氧,嘱其不可自行调节氧流量。

(3)皮肤护理:保持床单位清洁、干燥、平整,可使用气垫床。指导并告知患者变换体位的方法、间隔时间及其重要性。膝部及踝部、足跟、背部等骨隆突处可垫软枕以减轻局部压力,必要时可用减压敷料保护局部皮肤。翻身及床上使用便器时动作轻巧,避免拉、拽等动作,防止损伤皮肤。严重水肿患者可给予芒硝湿敷并及时更换。

(4)饮食:遵医嘱给予低盐、清淡、易消化饮食,少食多餐,伴低蛋白血症者可给予高蛋白饮食。

2.病情观察

密切观察并记录患者体温、心率、心律、血压、呼吸、血氧饱和度等,发现异常及时通知医生。水肿患者每日观察水肿变化,下肢水肿患者测量腿围并记录,腹腔积液患者测量腹围并记录,胸腔积液及心包积液患者观察呼吸困难的程度,准确记录 24 小时出入量,每日测量体重,以便早期发现液体潴留,协助做好相应检查及抽液的配合。

3.用药护理

静脉输液速度不宜过快,输液量不宜过多,可遵医嘱使用输液泵控制输液速度。

(1)利尿剂:包括呋塞米、托拉塞米、螺内酯、双氢克尿噻等。不良反应主要有电解质紊乱、直立性低血压、头晕、疲乏、胃肠道反应。嘱患者用药后应缓慢改变体位,并遵医嘱监测电解质、体重、血压及尿量的变化。

(2)洋地黄制剂:包括地高辛、毛花苷丙等。洋地黄中毒的临床表现主要有心脏毒性反应、神经毒性反应、胃肠道症状等。用药期间,注意定期监测地高辛浓度,按时给药,口服给药前若患者心率低于 60 次/分或节律不规则时应暂停给药,并通知医生处理;静脉使用洋地黄制剂时,应缓慢给药,同时监测心率、心律变化。若出现洋地黄中毒症状应立即停药,遵医嘱根据电解质结果给予补钾及使用抗心律失常药物处理。

(3)正性肌力药物:包括多巴酚丁胺,多巴胺等。使用时注意观察患者的心率和血压变化,定时观察输液及穿刺部位血管的情况,及时发现血管活性药物对穿刺部位血管的刺激情况,必要时重新更换穿刺部位,防止发生静脉炎或药物渗出,保证患者的用药安全。

(4)血管扩张剂:常选用硝酸酯类药物,其不良反应包括搏动性头痛、头晕、疲乏、胃肠道反应、晕厥、低血压、面部潮红等,使用时注意观察患者用药的反应及血压变化。

(5)ACEI:包括贝那普利、福辛普利钠等。其不良反应主要有皮疹、直立性低血压、干咳、头晕、疲乏、胃肠道反应,与保钾利尿剂合用时易致血钾升高。服药时若出现不明原因的干咳应通知医生,遵医嘱减量或更换药物,并每天监测患者的血压、体重,记录出入量。

(6)β受体拮抗剂:常用药物为美托洛尔,必须从小剂量开始逐渐加大剂量,不良反应有直立性低血压、头晕、疲乏、水肿、心衰、心率减慢等。应用期间每天要注意监测患者的心率、血压,防止出现传导阻滞使心衰加重,告知患者变换体位时宜缓慢。

（7）抗凝和抗血小板药物：如阿司匹林、华法林等，服药期间观察患者有无牙龈、鼻黏膜、皮下出血等表现，遵医嘱监测出凝血时间。

4.心理护理

慢性心力衰竭患者因病程长且多次反复发作，易产生焦虑及抑郁情绪。对于此类患者，护士要热情、耐心地给予护理并加以安慰。护士通过耐心讲解疾病诱因、治疗、预后等知识，使其对所患疾病有所了解，积极地参与及配合治疗，增强战胜疾病的信心。此外家庭成员还需营造和谐的家庭气氛，给予患者心理支持。鼓励患者参加各种娱乐活动，使其增添生活情趣，转移注意力，调整心情，提高免疫力，加强身体素质，从而减少心衰的发生。

5.健康宣教

（1）监测体重：每日测量体重，评估是否有体液潴留。如在 3 天内体重突然增加 2kg 以上，应考虑钠、水潴留的可能，需要及时就医，调整利尿剂的剂量。

（2）饮食指导：指导患者清淡饮食，少食多餐，适当补充蛋白质的摄入，多食新鲜水果和蔬菜，忌辛辣刺激性食品及咖啡、浓茶等刺激性饮料，戒烟酒，避免钠含量高的食品如腌制、熏制食品、香肠、罐头、海产品、苏打饼干等，以限制钠盐摄入。一般钠盐（食盐、酱油、黄酱、咸菜等）可限制在每天 5g 以下，病情严重者在每天 2g 以下。液体入量以每日 1.5～2L 为宜，可适当根据尿量、出汗的情况进行调整。告知患者及家属治疗饮食的重要性，需要家属鼓励和督促患者执行。

（3）活动指导：在患者活动耐力许可范围内，鼓励患者尽可能做到生活自理。心功能Ⅰ级患者，不需限制一般体力活动，可适当参加体育锻炼，但应避免剧烈运动；心功能Ⅱ级患者需适当限制体力活动，增加午睡时间，可进行轻体力劳动或家务劳动；心功能Ⅲ级患者，应以卧床休息为主，严格限制一般的体力活动，鼓励患者日常生活自理；心功能Ⅳ级患者应绝对卧床休息，日常生活由他人照顾。心力衰竭症状改善后可增加活动量，应首先考虑增加活动时间和活动频率，再考虑增加活动强度。应以有氧运动作为主要形式，如走路、游泳、骑自行车、爬楼梯、打太极拳等。运动时间以 30～60 分钟为宜，包括运动前热身、运动及运动后整理时间。体力虚弱的慢性心力衰竭患者，建议延长热身时间，以 10～15 分钟为宜，正式运动时间以 20～30 分钟为宜。运动频率以每周 3～5 次为宜。运动强度据运动时的心率来确定，从最大预测心率（HRmax）[HRmax＝220－年龄（岁）]的 50%～60% 开始，之后逐步递增。

（4）用药指导：告知患者及家属目前口服药物的名称、服用方法、剂量、不良反应及注意事项，嘱咐患者不能自行更改药物或停药，如有不适及时就诊。

（5）避免诱发因素：避免过度劳累、剧烈运动、情绪激动、精神过于紧张、受凉、感染。

6.延续护理

（1）进行电话及门诊随访，指导患者科学地休息活动、按时服药、定期复查、避免诱发心力衰竭加重的因素等。

（2）告知患者出现药物不良反应、呼吸困难进行性加重、尿少、体重短期内迅速增加、水肿时应到医院及时就诊。

（3）嘱咐使用抗凝、抗血小板治疗患者定期复查出凝血功能。

三、急性心力衰竭

急性心力衰竭(AHF)是指急性心脏病变引起心排血量显著、急骤降低,导致组织器官灌注不足和急性肺淤血的一组临床综合征。临床上以急性左心衰较为常见,表现为急性肺水肿或心源性休克等,为内科急危重症,需及时抢救。急性右心衰竭相对少见。

(一)病因

心脏解剖或功能的突发异常,使心排血量急剧降低,肺静脉压骤然升高而发生急性左心衰竭。

1.与冠心病有关的急性广泛前壁心肌梗死、乳头肌断裂、室间隔破损穿孔等。

2.感染性心内膜炎引起瓣膜穿孔等所致急性反流。

3.其他,如高血压心脏病血压急剧升高、在原有心脏病的基础上快速心律失常或严重缓慢性心律失常、输液过多过快等。

(二)病理生理

心脏收缩力突然严重减弱,心输出量急剧减少;或左室瓣膜急性反流,使左室舒张末压迅速升高,肺静脉回流受阻而压力快速升高,引起肺毛细血管压升高而使血管内液体渗到肺间质和肺泡内形成急性肺水肿。急性肺水肿早期可因交感神经激活,血压可一过性升高,随着病情进展,血压常下降,严重者可出现心源性休克。

(三)临床表现

急性肺水肿为急性左心衰的最常见表现。主要表现为突发严重呼吸困难,呼吸频率常达30~40次/分,频繁咳嗽,咳大量白色或粉红色泡沫状痰。常极度烦躁不安,面色灰白,取坐位,两腿下垂,大汗淋漓,皮肤湿冷,极重者可因脑缺氧而致神志模糊。听诊时两肺满布湿性啰音和哮鸣音,心尖部第一心音减弱,心率增快,同时有舒张早期奔马律,肺动脉瓣第二心音亢进。

AHF 的临床严重程度常用 Killip 分级:

Ⅰ级:无 AHF;Ⅱ级:AHF,肺部中下肺野湿性啰音,心脏奔马律,胸片见肺淤血;Ⅲ级:严重 AHF,严重肺水肿,双肺布满湿啰音;Ⅳ:心源性休克。

(四)诊断要点

根据患者典型症状与体征,如突发极度呼吸困难、咳粉红色泡沫痰,两肺满布湿性啰音和哮鸣音、心脏舒张期奔马律等一般即可诊断。

(五)抢救配合

1.体位

立即协助患者取坐位,双腿下垂,以减少静脉回流。

2.吸氧

在保证气道通畅的前提下,高流量(6~8L/min)鼻导管或面罩给氧,应用酒精(一般可用30~50%)湿化,使肺泡内泡沫的表面张力降低而破裂,有利于改善肺泡通气。对于病情特别严重者应给予无创呼吸机正压通气(NIPPV)加压面罩给氧。上述措施无效时采取气管插管。

3.药物治疗

迅速建立静脉通路,遵医嘱正确用药。

(1)减少肺血容量,降低肺循环压力

①吗啡:镇静,可减轻患者焦虑、躁动所带来的额外心脏负担,还可扩张小静脉和小动脉,减轻心脏前后负荷。可用 3~5mg 静脉注射,于 3 分钟内推完,必要时每间隔 15 分钟重复一次。年老体弱者应酌情减量或改为皮下或肌内注射。同时严密观察生命体征。

②快速利尿:呋塞米 20~40mg 静脉注射,于 2 分钟内推完,4 小时可重复 1 次。本药除利尿作用外,还有扩张静脉作用,有利于缓解肺水肿。

③血管扩张剂:根据病情选择硝普钠、硝酸甘油或酚妥拉明静脉滴注,并监测血压。应用硝普钠或硝酸甘油血管扩张剂时,需每 5~10 分钟监测血压一次,根据血压逐步增加剂量至目标剂量,使收缩压维持在 100mmHg 左右,病情控制后采取逐步减量、停药。不可突然停药,以免引起病情反跳。硝普钠含有氰化物,连续用药时间不宜超过 24 小时。

(2)增加心肌收缩力

①西地兰:最适用于肺水肿伴有快速心房颤动,并已知有心室扩大伴左心室收缩功能不全者。首剂 0.4~0.8mg,稀释后缓慢静脉注射,2 小时后酌情再给 0.2~0.4mg。急性心肌梗死发病 24 小时内患者不宜用洋地黄类药物。

②氨茶碱:具有平喘、强心、扩血管、利尿作用。常用 250mg 稀释后缓慢静脉注射,1~2 小时可重复一次。

③多巴胺、多巴酚丁胺:肺水肿伴有低血压,组织器官灌注不足时可选用。

4.其他治疗

激素可降低肺毛细血管通透性,减少渗出,常用地塞米松。仔细寻找并消除诱因,加强基本病因治疗。对于心源性休克,尤其是急性心梗合并肺水肿者,可采取主动脉内球囊反搏术增加心排血量,改善肺水肿。

(六)护理措施

1.保证休息

立即协助患者取半卧位或坐位休息,双腿下垂,以减少回心血量,减轻心脏前负荷。注意加强皮肤护理,防止因被迫体位而发生的皮肤损伤。

2.吸氧

一般吸氧流量为 6~8L/min,加入 30%~50% 乙醇湿化,使肺泡内的泡沫表面张力降低破裂,增加气体交换的面积,改善通气。要观察呼吸情况,随时评估呼吸困难改善的程度。

3.饮食

给予高营养、高热量、少盐、易消化清淡饮食,少量多餐,避免食用产气食物。

4.病情观察

(1)病情早期观察:注意早期心力衰竭表现,一旦出现劳力性呼吸困难或夜间阵发性呼吸困难,心率增快、失眠、烦躁、尿量减少等症状,应及时与医师联系,并加强观察。如迅速发生极度烦躁不安、大汗淋漓、口唇发绀等表现,同时胸闷、咳嗽、呼吸困难、发绀、咳大量白色或粉红色泡沫痰,应警惕急性肺水肿发生,立即配合抢救。

（2）保持呼吸道通畅：严密观察患者呼吸频率、深度，观察患者的咳嗽情况，痰液的性质和量，协助患者咳嗽、排痰，保持呼吸道通畅。

（3）防止心源性休克：观察患者意识、精神状态，观察患者血压、心率的变化及皮肤颜色、温度变化。

（4）防止病情发展：观察肺部啰音的变化，监测血气分析结果。控制静脉输液速度，一般为每分钟20～30滴。准确记录液体出入量。

（5）心理护理：患者常伴有濒死感，焦虑和恐惧，应加强床旁监护，给予安慰及心理支持，以增加战胜疾病信心。医护人员抢救时要保持镇静，表现出忙而不乱，操作熟练，以增加患者的信任和安全感。避免在患者面前议论病情，以免引起误会，加剧患者的恐惧。必要时可留亲属陪伴患者。

（6）用药护理：应用吗啡时注意有无呼吸抑制、心动过缓；用利尿药要准确记录尿量，注意水、电解质和酸碱平衡情况；用血管扩张药要注意输液速度、监测血压变化；用硝普钠应现用现配，避光滴注，有条件者可用输液泵控制滴速；洋地黄制剂静脉使用时要稀释，推注速度宜缓慢，同时观察心电图变化。

第二节　心律失常

一、窦性心律失常

源于窦房结的心脏激动为窦性心律。其心电图表现为：①窦性P波在Ⅰ、Ⅱ、aVF导联直立，aVR倒置；②P-R间期0.12～0.20s。同一导联的P-P间期差值<0.12s；③频率为60～100次/分。窦性心律的频率因年龄、性别、体力活动等不同有显著的差异。由于窦房结冲动形成过快、过慢或不规则或窦房结冲动传导障碍所致的心律失常称为窦性心律失常。

（一）窦性心动过速、窦性心动过缓

1.心电图特征

心电图表现符合窦性心律特征，如成人窦性心律的频率>100次/分，称为窦性心动过速；心率<60次/分，称为窦性心动过缓，常同时伴窦性心律不齐（不同PP间期差异>0.12s）。

2.病因

窦性心动过速可见于健康人吸烟、饮茶或咖啡、饮酒、体力活动及情绪激动时。某些病理状态如发热、贫血、甲状腺功能亢进、休克、心肌缺血、充血性心力衰竭以及应用肾上腺素、阿托品等药物时亦可出现窦性心动过速。窦性心动过缓常见于健康青年人、运动员及睡眠状态。其他原因如颅内出血、甲状腺功能减退、低温、严重缺氧、阻塞性黄疸，以及应用胺碘酮等抗心律失常药物。窦房结病变及急性下壁心肌梗死亦常伴发窦性心动过缓。

3.临床表现

窦性心动过速可无症状或有心悸感。窦性心动过缓一般也无症状，但心率过慢时可出现

胸闷、头晕、晕厥等心排血量不足表现。

4.治疗

窦性心动过速应先针对病因治疗,同时去除诱因。如治疗甲状腺功能亢进、充血性心力衰竭等。必要时给予β受体阻滞剂或非二氢吡啶类钙通道拮抗剂,以减慢心率。

无症状的窦性心动过缓无须治疗。如因心率过慢出现心排血量不足症状时,可应用阿托品或异丙肾上腺素等药物治疗,但长期应用易产生严重不良反应,宜考虑心脏起搏治疗。

(二)病态窦房结综合征

此病简称病窦综合征,是指由于窦房结病变导致其功能减退,产生多种心律失常的综合表现。患者可出现一种以上的心律失常。主要特征为窦性心动过缓,当伴快速性心动过速时称心动过缓-心动过速综合征(简称慢-快综合征)。

1.病因

(1)诸多病变如冠心病、心肌病、心肌淀粉样变、风心病或外科手术损伤等原因均可损害窦房结,导致窦房结起搏及传导功能受损。

(2)窦房结周围神经及心房肌的病变,窦房结动脉供血减少亦是其病因。

2.心电图特征

①持续而显著的窦性心动过缓,心率在50次/分以下,并非由药物引起,且用阿托品不易纠正;②窦性停搏(较长时间内无P波与QRS波群出现,长的PP间期与基本的窦性PP间期无倍数关系)或窦房传导阻滞;③窦房传导阻滞及房室传导阻滞并存;④慢-快综合征;⑤交界性逸搏心律。

3.临床表现

患者可出现与心动过缓相关的脑、心、肾等重要脏器供血不足表现,如发作性头晕、黑蒙、乏力、胸痛、心悸等,严重者可发生晕厥,甚至发生阿-斯综合征。

4.治疗

治疗原则为:无症状者无需治疗,但要定期随访。对于有症状的病窦综合征患者应行起搏治疗。慢-快综合征心动过速发作者,单独应用抗心律失常药物可能加重心动过缓,应先起搏治疗后再应用抗心律失常药物治疗。

二、房性心律失常

房性心律失常包括房性期前收缩(房早)、房性心动过速(房速)、心房扑动(房扑)、心房颤动(房颤)。房颤是成人最常见的持续性心律失常,房颤是指规律有序的心房电活动丧失,代之以快速且无序的颤动波,是最严重的心房电活动紊乱。患病率随年龄的增长而增多,60岁以上的人群中,房颤的发生率占6%以上,因此,房颤是老年人最常见的心律失常之一。

(一)病因

房颤主要见于器质性心脏病患者,如风湿性心瓣膜病、冠心病、高血压性心脏病、甲状腺功能亢进等,正常人情绪激动、运动或大量饮酒时后亦可发生。有不到1/3的患者无明确心脏病依据,称为特发性(孤立性、良性)房颤。

(二)心电图特征

①P波消失,代之以小而不规则的f波,频率为350～600次/分,扑动波间的等电位线消失;②心室率极不规则,一般在100～160次/分,交感神经兴奋、甲状腺功能亢进等可加快心室率,洋地黄可延长房室结不应期而减慢心室率;③QRS波形态基本正常,伴有室内差异性传导可增宽变形。

(三)临床表现

临床表现取决于心室率。房颤不伴快心室率时,患者可无症状;伴快心室率(>150次/分)时可诱发心绞痛、心力衰竭。血栓栓塞和心力衰竭是房颤最主要的并发症。房颤时心房丧失收缩功能,血液容易在心房内淤滞而形成血栓,栓子脱落可导致体循环栓塞,其中以脑动脉栓塞发生率最高。二尖瓣狭窄或脱垂伴房颤时脑栓塞的发生率更高。房颤时心房收缩功能丧失和长期心率增快可导致心力衰竭,增加死亡率。

房颤时心脏听诊示第一心音强弱不等,心律极不规则,心室率快时可出现脉搏短绌。一旦房颤患者的心室率变得规则,应考虑以下几种可能:①恢复窦性心律;②转变为房速或房扑;③发生房室交界性心动过速或室性心动过速;④如心室律变得慢而规则(30～60次/分),提示可能出现完全性房室传导阻滞。

(四)治疗

1.积极治疗原发病

对于某些疾病如甲亢、急性酒精中毒、药物所致的房颤,在祛除病因之后,房颤可能自行消失,也可能持续存在。

2.恢复窦性心律

这是房颤治疗的最佳结果。只有恢复窦性心律(正常心律),才能达到完全治疗房颤的目的;所以对于任何房颤患者均应该尝试恢复窦性心律的治疗方法。可采取直流电复律或药物复律,常用和证实有效的药物有胺碘酮、伊布利特、多非利特等。射频消融可根治房颤。

3.控制快速心室率

对于不能恢复窦性心律的房颤患者,可以应用药物减慢较快的心室率。常用药物包括:①β受体阻滞剂:是最有效、最常用的药物,可单独应用;②钙通道拮抗剂:如维拉帕米和地尔硫卓也可有效用于房颤时的心室率控制,尤其对于运动状态下的心室率的控制优于地高辛,和地高辛合用的效果也优于单独使用。尤其多用于无器质性心脏病或左室收缩功能正常以及伴有慢性阻塞性肺疾病的患者;③洋地黄:一直被认为是在紧急情况下控制房颤心室率的一线用药,目前临床上多用于伴有左心衰时的心室率控制;④胺碘酮:在其他药物控制无效或禁忌时、在房颤合并心力衰竭需紧急控制心室率时可首选胺碘酮与洋地黄合用。

4.抗凝治疗

慢性房颤患者不能恢复窦性心律,有较高的栓塞发生率。过去有栓塞史、瓣膜病、高血压、糖尿病、老年患者、左心房扩大及冠心病者发生栓塞的危险性更大。存在上述任何一种情况者均应接受抗凝治疗。口服华法林使凝血酶原时间国际标准化比率(INR)维持在2.0～3.0,能有效预防脑卒中的发生。不宜用华法林及无以上危险因素者,可用阿司匹林100～300mg/d;抗凝治疗时应严密监测有无出血倾向。

三、房室交界性心律失常

房室交界性心律失常包括房室交界性期前收缩、房室交界性逸搏和逸搏心律、非阵发性房室交界性心动过速、房室结折返性心动过速。

（一）临床表现

1.房室交界性期前收缩

除原发病相关的表现外,一般无明显症状,偶尔有心悸。

2.房室交界性逸搏和逸搏心律

严重缓慢性心律失常(窦性心动过缓和高度或完全性房室传导阻滞)时出现的延迟搏动或缓慢性心律,是房室交界区次级节律点对心动过缓或停搏的代替反应,常不独立存在。患者可有心动过缓的相关症状和体征。

3.非阵发性房室交界性心动过速

心动过速发作时心率逐渐增快,终止时心率逐渐减慢,不同于阵发性心动过速。心率70～130次/分,节律相对规则,心率快慢受自主神经张力变化的影响明显。心动过速很少引起明显的血流动力学改变,患者多无症状,少数人可有心悸表现。

4.房室结折返性心动过速(AVNRT)

心动过速呈有规律的、突发突止的特点,持续时间长短不一。症状的严重程度取决于发作时的心室率及持续时间以及有无器质性心脏病。阵发性心悸是主要的临床表现,其他表现包括胸闷、无力、头晕、恶心、呼吸困难等。心脏听诊时第一心音强弱恒定,心律绝对规整。

（二）辅助检查

1.房室交界性期前收缩心电图特点

提前出现逆行P波并可引起QRS波群,逆行P波可位于QRS波群之前(P-R间期<0.12秒)、之中或之后(R-P间期<0.20秒)。QRS波群形态正常,当发生室内差异性传导时,QRS波群形态可有变化。

2.房室交界性逸搏心电图特点

多表现为窦性停搏或阻滞的长间歇后,出现一个正常的QRS波群,P波可缺如或有逆行性P波,位于QRS波群之前或之后。房室交界性逸搏心律的频率一般为40～60次/分,QRS波群形态正常,其前后可有逆行的P波或窦性P波频率慢于心室率,形成房室分离。

3.非阵发性房室交界性心动过速心电图特点

心率在70～130次/分,节律规整,QRS波群形态正常,逆行P'波可出现在QRS波群之前,此时P'-R间期<0.12秒,但多重叠在QRS波群之中或出现在QRS波群之后,此时P'-R间期<0.20秒。当心动过速频率与窦性心律接近时,由于心室的激动可受到交界区或窦房结心律的交替控制,可发生干扰性房室分离。

4.房室结折返性心动过速心电图特点

（1）心动过速多由房性或交界性期前收缩诱发,其下传的P-R间期显著延长,随之引起心动过速。

(2)R-R周期规则,心率在 150～240 次/分。

(3)QRS波群形态和时限多正常,少数因发生功能性束支传导阻滞而使 QRS 波群宽大畸形。

(4)P′波呈逆行性(Ⅱ、Ⅲ、aVF 导联倒置),慢快型 AVNRT 其 P′波多埋藏在 QRS 波群中无法辨认,少数位于 QRS 波群终末部分,P′波与 QRS 波关系固定,R-P′间期<70ms,R-P′间期<P′-R 间期;快慢型 AVNRT 其 P′波位于下一 QRS 波之前,R-P′间期>P′-R 间期;慢慢型 AVNRT 其 P′波位于 QRS 波群之后,R-P′间期<P′-R 间期,但 R-P′间期>70ms。

(5)迷走神经刺激可使心动过速终止。

(三)治疗

1.房室交界性期前收缩

针对病因或诱因,症状明显者可口服 β 受体拮抗剂或钙通道阻滞剂治疗。

2.房室交界性逸搏和逸搏心律

针对病因和原发的缓慢性心律失常治疗。

3.非阵发性房室交界性心动过速

由于不会引起明显的血流动力学异常,且通常能自行终止,非阵发性房室交界性心动过速本身不需要特殊处理,治疗上主要是针对基本病因。洋地黄中毒引起者,应立即停用洋地黄药物,同时给予氯化钾。

4.房室结折返性心动过速

其治疗主要包括复律治疗、根治治疗。

四、室性心律失常

室性心律失常主要表现为快速性心律失常,包括室性期前收缩、室性心动过速、心室扑动和心室颤动。缓慢性室性心律失常不独立发生,如室性逸搏或室性逸搏心律,主要并存于严重窦性心动过缓或心脏停搏,以及高度或完全性房室传导阻滞。

(一)临床表现

1.室性期前收缩

频发室性期前收缩患者多有心慌、心悸、心跳停顿、咽喉牵拉感等不适。

2.室性心动过速

室性心动过速简称室速。非持续性室速患者症状较轻,类同于室性期前收缩。持续性室速频率不快(≤160 次/分)或持续时间不长,且心功能正常者,其症状多类同于阵发性室上性心动过速。当室速频率快、持续时间长或并存心室扩大和心功能不全者,常有严重的血流动力学影响,可诱发或加重心功能不全、急性肺水肿、心源性休克。部分多形性室速、尖端扭转性室速发作后很快发展为心室颤动,可导致心源性晕厥、心脏骤停、甚至引起心源性猝死。

3.心室扑动和心室颤动

发病突然,表现为意识丧失、抽搐、呼吸停顿、甚至死亡。触诊大动脉搏动消失,听诊心音消失,血压无法测到。

（二）辅助检查

1.心电图

（1）室性期前收缩

①室性期前收缩的心电图典型特征为提前出现的宽大畸形的 QRS 波群,时限多超过 0.12 秒,其前没有相关的 P 波,ST 段和 T 波常与 QRS 波群主波方向相反,代偿间歇完全。

②频发室性期前收缩的心电图特征常呈联律出现,最多见的表现为二联律,即每个窦性心搏后出现一个室性期前收缩,也可为三联律或四联律,即表现 2 个或 3 个窦性心搏后出现一个室性期前收缩。室性期前收缩可单个出现,也可连续两个出现,称为成对或连发室性期前收缩。室性期前收缩的 R 波落在前一个 QRS-T 波群的 T 波上称 RonT 现象。起源于相同部位的室性期前收缩在同一导联上形态相同,称为单形性或单源性室性期前收缩,同一导联形态不同者提示室性期前收缩为多源性或称为多形性室性期前收缩。

（2）室性心动过速:室速频率多为 100～250 次/分,节律规则或轻度不齐。QRS 波群宽大畸形,时限≥0.12 秒,ST 段和 T 波常融为一体,T 波多与 QRS 波群主波相反。

（3）心室扑动:呈正弦波图形,波幅大而规则,频率为 150～300 次/分。

（4）心室颤动:波形、振幅及频率均极不规则,无法辨认 QRS 波群、ST 段与 T 波。

2.动态心电图

动态心电图可客观评价室性期前收缩的数量、表现形式,是否触发心动过速,以及与患者临床症状的关系。

（三）诊断

心电图表现是确诊依据。部分偶发或间断发作的室性期前收缩,需记录动态心电图以协助诊断。心室扑动和心室颤动根据临床表现即可诊断,应立即实施救治。

（四）治疗

1.室性期前收缩的治疗

应在控制病因和消除诱因基础上进行。无器质性心脏病患者频繁室性期前收缩伴有明显症状者,可考虑给予抗心律失常药物治疗;对于有器质性心脏病的患者,可长期使用 β 受体拮抗剂、ACEI 或 ARB 类药物改善心功能而减少或抑制室性期前收缩的发生;急性心肌缺血或梗死者,易发生恶性室性期前收缩,应尽早实施再灌注治疗,给予胺碘酮治疗,同时应注意补钾、补镁和尽早使用 β 受体拮抗剂。

2.室性心动过速的治疗

终止室速并转复窦性心律、预防室速复发和防治心脏性猝死是室速治疗的重要原则。

3.心室扑动和心室颤动的治疗

院外发生时,目击者应立即实施徒手心肺复苏;住院发生时,应立即行非同步电除颤和心肺复苏。心肺复苏成功的患者,应积极治疗原发病和改善心功能,并考虑植入埋藏式心脏复律除颤器(ICD)以预防心脏性猝死的发生。

五、心脏传导阻滞

心脏传导阻滞可发生在心脏传导系统的任何水平,临床上以窦房传导阻滞、房室传导阻滞和室内传导阻滞较为常见。

（一）临床表现

1.房室传导阻滞

一度房室传导阻滞通常无症状；二度房室传导阻滞患者可有心悸症状；三度房室传导阻滞患者症状的严重程度取决于心室率的快慢，常见症状有疲倦、乏力、头晕、晕厥、心绞痛、心力衰竭等。心室率过慢或出现长停搏（＞3 秒）可导致脑缺血而出现暂时性意识丧失、晕厥，甚至阿-斯综合征发作，严重者可发生猝死。

2.室内传导阻滞

单支和双支阻滞通常无临床症状，偶可闻及第一、第二心音分裂。三分支阻滞的临床表现与三度房室传导阻滞相同。

（二）辅助检查

主要为心电图检查，心电图特点如下：

1.房室传导阻滞

（1）一度房室传导阻滞：每个冲动都能传导至心室，但 P-R 间期超过 0.20 秒。

（2）二度房室传导阻滞：Ⅰ型：P-R 间期进行性延长，相邻 R-R 间期进行性缩短，直至一个 P 波受阻不能下传至心室，由于 P-R 间期延长的数量逐渐减少，导致心搏脱落前的 R-R 间期逐渐缩短，包含受阻 P 波在内的 R-R 间期小于正常窦性 P-P 间期的两倍；Ⅱ型：P-R 间期固定，时限多正常或延长，QRS 波群间歇性脱漏，传导比多为 2∶1、3∶1 或不等比阻滞。

（3）三度房室传导阻滞：心房与心室活动各自独立、互不相关；心房率快于心室率。

2.室内传导阻滞

（1）右束支阻滞（RBBB）：

①V$_{1\sim2}$ 导联呈 rsR 型或宽大而有切迹的 R 波。

②V$_5$、V$_6$ 导联呈 qRs 或 Rs 型。

③Ⅰ导联有明显增宽的 S 波，aVR 导联有宽 R 波。

④T 波与 QRS 波群主波方向相反。

⑤QRS 波群电轴轻度右偏。QRS 波群时限≥0.12 秒为完全性右束支阻滞，QRS 波群时限＜0.12 秒为不完全性右束支阻滞。

（2）左束支阻滞（LBBB）

①V$_5$、V$_6$ 导联 R 波宽大、顶端平坦或有切迹（M 型 R 波），其前无 q 波。

②V$_1$、V$_2$ 导联呈 QS 或 rS 型，S 波宽大。

③Ⅰ导联 R 波宽大或有切迹。

④T 波与 QRS 波群主波方向相反。

⑤QRS 波群电轴轻度左偏。QRS 波群时限≥0.12 秒为完全性左束支阻滞，QRS 波群时限＜0.12 秒为不完全性左束支阻滞。

（3）左前分支阻滞：额面平均 QRS 电轴左偏达－90°～－45°。Ⅰ、aVL 导联呈 qR 波，Ⅱ、Ⅲ、aVF 导联呈 rS 图形，QRS 时限＜0.12 秒。

（4）左后分支阻滞：额面平均 QRS 电轴左偏达＋90°～＋120°（＋80°～＋140°）。Ⅰ导联呈

rS 波,Ⅱ、Ⅲ、aVF 导联呈 qR 图形,且 RⅢ>RⅡ,QRS 时限<0.12 秒。确立诊断前应首先排除常见的引起电轴右偏的病变,如右心室肥厚、肺气肿、侧壁心肌梗死与正常变异等。

(三)诊断

根据临床表现和心电图特点可明确诊断。动态心电图检查有助于间歇性房室传导阻滞的诊断。

(四)治疗

针对病因及诱因治疗;房室传导阻滞如发生心室率缓慢或心室停搏,病情紧急可给予临时心脏起搏;无心脏起搏条件时,可应用阿托品、异丙肾上腺素以提高心室率,尽早给予永久性心脏起搏治疗。单纯左、右束支阻滞本身无需特殊治疗;左后分支阻滞往往表示有较广泛而严重的心肌损害,需临床追踪观察。

六、护理诊断

(一)活动无耐力

与严重心律失常导致心排血量减少有关。

(二)恐惧

与心律失常反复发作引起的心悸、心跳停跳感有关。

(三)有受伤的危险

与心律失常引起的头晕或晕厥有关。

(四)潜在并发症

心绞痛、阿斯综合征、猝死。

七、护理措施

(一)病情观察

1.监测生命体征

心律失常多发生突然,变化迅速,严重者可诱发休克、心绞痛、心肌梗死,甚至导致患者猝死,故应密切观察病情变化。①仔细检查心率和节律:对于房颤患者,应同时测量心率和脉搏。②密切监测血压变化:严重心律失常可致心源性休克,如患者收缩压低于 80mmHg,脉压小于20mmHg,脉搏细速,面色苍白,四肢发凉、青紫,烦躁,尿少等,应按休克处理。③密切观察是否发生室颤及停搏:一旦发现患者意识丧失、抽搐、心音及大动脉搏动消失、血压测不到、呼吸停止等表现,应立即进行 CPR 抢救,进行心脏按压、人工呼吸等。

2.熟悉心电监护性能

对严重心律失常患者进行心电监护,密切关注是否存在危险的先兆,如频发的、多源性、成联律的室性期前收缩,RonT 现象,阵发性室上性心动过速,二度Ⅱ型房室传导阻滞;是否存在随时有猝死危险的严重心律失常,如室性心动过速、心室颤动、三度房室传导阻滞等。一旦发现,应及时报告医师,做出紧急处理。

（二）生活护理

1.充分休息

①保持环境安静,限制探视,减少不良刺激。②保证患者充足的休息时间和睡眠,严重心律失常患者应绝对卧床休息,减少心肌耗氧量和交感神经兴奋性;对无器质性心脏病的心律失常患者,应鼓励其正常工作和生活,但应避免过劳。③患者外出或上厕所时应有人陪伴、扶持,以防止患者摔倒、受伤。

2.减少诱因

①保持大便通畅。②戒烟、限酒,不饮浓茶、咖啡等兴奋饮料。③给予高维生素、高蛋白、低脂、低钠饮食,不宜过饱。

（三）用药护理

1.遵医嘱使用抗心律失常药物

严格掌握其适应证,并密切观察心律变化,监测电解质。口服药物要定时定量,静脉给药要注意浓度及速度,如腺苷需弹丸式快速注射,避免失效,其他多数抗心律失常药需要缓慢注射。

2.密切观察药物疗效及不良反应

用药后要观察患者的心率、节律、脉搏、血压及药物不良反应。因抗心律失常药物一般都有致心律失常作用,因此用药后需密切观察是否出现新的心律失常或原有心律失常加重。常用抗心律失常药物的不良反应如下:①利多卡因如剂量过大,可引起头晕、眩晕、意识模糊、抽搐和呼吸抑制、心脏停搏等,静脉注射 1 小时内的总量不得超过 300mg。②苯妥英钠用药期间应注意白细胞变化。此外静注时勿将药物注射到皮下,以免组织坏死。③胺碘酮致心律失常很少发生,偶可致心动过缓;最严重的不良反应是肺纤维化,需定期查胸片;可致转氨酶升高,定期查肝功能;因含碘,长期应用应定期查甲状腺功能。④维拉帕米可致血压下降、心动过缓等。

（四）备好急救药物和设备

1.一旦发生严重心律失常,立即吸氧;快速建立至少两条静脉通道;准备好急救药物(如苯妥英钠、利多卡因、阿托品、异丙肾上腺素等)及除颤器、临时起搏器等。

2.当阵发性室上速、持续性室性心动过速、心房颤动等导致血压降低、心衰、休克等发生且药物使用无效时,尽快协助医生实施同步电复律。

3.对发生室颤者,即使当时无医师在场,护士也应立即使用除颤器为患者施行非同步直流电除颤或胸外心脏按压。

4.窦性停搏、二度Ⅱ型传导阻滞和三度传导阻滞出现严重的循环障碍时,协助医生做好安置临时起搏器的准备。

（五）心理护理

鼓励患者说出自己的心理感受,给予耐心的解释、安慰,消除患者的焦虑与恐惧心理;加强床边巡视,以增加患者的安全感。

八、健康指导

1.积极防治原发疾病,避免各种诱因如发热、疼痛、寒冷、饮食不当等,向患者及家属讲解心律失常的基本知识,重点是病因、诱因及预防知识。

2.适当地休息与活动,注意生活规律、情绪稳定、劳逸结合,戒烟、酒、咖啡、浓茶。

3.指导患者选择高蛋白、高维生素饮食,多食蔬菜、水果、低脂、低盐饮食,少量多餐,避免饱食、刺激性饮料、吸烟、酗酒等因素,保持大便通畅。

4.指导患者及家属的应急措施,如教会家属CPR,告知阵发性室上速患者物理兴奋迷走神经的方法。

5.教会患者自测脉搏和听心律的方法,每天至少1次,每次1分钟,向患者及家属阐明按医嘱服药的重要性,让患者认识到服药的重要性,不可自行减量或撤换药,如有不良反应要及时就医。高危的慢性房颤的患者应坚持服用抗凝药物,观察有无出血的不良反应。

6.注意安全。有晕厥史的患者应避免从事高危险性工作,安装起搏器患者应随身携带诊断卡及急救药物。

第三节 冠状动脉粥样硬化性心脏病

冠状动脉粥样硬化性心脏病(CHD)简称冠心病,是指冠状动脉粥样硬化使血管腔狭窄或阻塞,和(或)因冠状动脉功能性改变(痉挛)导致心肌缺血或坏死而引起的心脏病。冠心病是大多数工业化国家的首要死亡原因,也是威胁人类健康最主要的非传染性疾病。

冠心病的发生是多基因的遗传因素与复杂的环境因素相互作用的结果,这些因素称为冠心病的危险因素。年龄(男性≥45岁,女性≥55岁或未用雌激素替代治疗的过早绝经妇女)、脂代谢异常、高血压、吸烟、糖尿病和糖耐量异常是本病最重要的危险因素;肥胖、缺少体力活动、遗传因素及摄入过多动物脂肪、胆固醇、糖和钠盐等同样增加冠心病的发生风险;近年来发现血中同型半胱氨酸增高、胰岛素抵抗增强、血中纤维蛋白原及一些凝血因子增高等也可使发生本病的风险增加。

1979年世界卫生组织将本病分为五型:无症状性心肌缺血、心绞痛、心肌梗死、缺血性心肌病以及猝死。近年,趋向于将本病分为急性冠脉综合征(ACS)和慢性冠心病(CAD)或称慢性缺血综合征(CIS)两大类。前者包括不稳定型心绞痛(UA)、非ST段抬高型心肌梗死(NSTEMI)、ST段抬高型心肌梗死(STEMI)和冠心病猝死;后者包括稳定型心绞痛、冠脉正常的心绞痛(如X综合征)、无症状心肌缺血和缺血性心力衰竭(缺血性心肌病)。

一、稳定型心绞痛

稳定型心绞痛是在冠状动脉狭窄的基础上,由于心脏负荷增加引起的心肌急剧、暂时缺血缺氧的临床综合征。其特点为劳力诱发的阵发性前胸压榨性或窒息样疼痛感觉,主要位于胸骨后,可放射至心前区与左上肢尺侧面,也可放射至右臂和两臂的外侧面或颈与下颌部,持续数分钟,往往经休息或舌下含服硝酸甘油后迅速消失。

(一)病因及发病机制

基本病因是冠状动脉粥样硬化。在心脏负荷增加时,心肌氧耗量增加,而冠状动脉的供血由于冠状动脉粥样硬化所致的冠状动脉狭窄不能相应增加,即可引起心绞痛。

(二)临床表现

1.症状

以发作性胸痛为主要临床表现,典型疼痛特点为胸骨体中、上段之后或心前区界限不清的压迫样、憋闷感或紧缩样感,也可有烧灼感,可放射至左肩、左臂尺侧,偶有至颈、咽或下颌部。发作时,患者可不自觉停止原来的活动。体力劳动、情绪激动、饱餐、受凉、心动过速等可诱发。一般持续3~5分钟,休息或含服硝酸甘油可迅速缓解。

2.体征

心绞痛发作时,可出现面色苍白、出冷汗、心率增快、血压升高。有时出现第三或第四心音奔马律。

(三)辅助检查

1.心电图

是心肌缺血、诊断心绞痛最常用的检查方法。

(1)静息心电图检查:稳定型心绞痛患者静息心电图一般都是正常的,不能除外严重冠心病。常见异常改变有 ST-T 改变,包括 ST 段压低、T 波低平或倒置,ST 段改变更具特异性。

(2)心绞痛发作时心电图检查:发作时出现明显的、有相当特征的心电图改变,主要为暂时性心肌缺血所引起的 ST 段移位。

(3)心电图负荷试验:通过对疑有冠心病的患者增加心脏负荷(运动或药物)而诱发心肌缺血的心电图检查。最常用的阳性标准为运动中或运动后 ST 段水平型或下斜型压低 0.1mV,持续超过 2 分钟。

(4)动态心电图:连续记录 24 小时或 24 小时以上的心电图,可从中发现 ST-T 改变和各种心律失常,可将出现心电图改变的时间与患者的活动和症状相对照。

2.超声心动图

观察心室腔的大小、心室壁的厚度以及心肌收缩状态;另外,还可以观察到陈旧性心肌梗死时梗死区域的运动消失及室壁瘤形成。

3.放射性核素检查

心肌灌注成像是通过药物静脉注射使正常心肌显影而缺血时不显影的"冷点"成像法,结合药物和运动负荷试验,可查出静息时心肌无明显缺血的患者。

4.磁共振成像

可获得心脏解剖、心肌灌注与代谢、心室功能及冠状动脉成像的信息。

5.心脏 X 线检查

可无异常发现或见主动脉增宽、心影增大、肺淤血等。

6.CT 检查

可用于检测冠状动脉的钙化以及冠状动脉狭窄。

7.左心导管检查

主要包括冠状动脉造影术和左心室造影术,是有创性造影检查。

（四）诊断

根据典型的发作特点,休息或含服硝酸甘油后缓解,结合年龄和存在的冠心病危险因素,除外其他疾病所致的心绞痛,即可确定诊断。发作不典型者需要依靠观察硝酸甘油的疗效、发作时心电图的变化以及辅助检查来明确诊断。

（五）治疗

原则是避免诱发因素、改善冠状动脉血供、治疗动脉粥样硬化、预防心肌梗死、改善生存质量。

1.一般治疗

发作时立刻休息,尽量避免诱发因素;调整饮食结构,戒烟限酒;调整日常生活与工作量,减轻精神负担,保持适当运动;治疗相关疾病。

2.药物治疗

（1）抗心绞痛和抗缺血治疗:β受体拮抗剂、硝酸酯类、钙通道阻滞剂（CCB）、代谢类药物如曲美他嗪。

（2）预防心肌梗死的药物:抗血小板治疗、调脂药物（他汀类药物）、血管紧张素转换酶抑制剂（ACEI）。

（3）中医中药:丹参滴丸、保心丸等。

3.控制危险因素

控制血压、血糖等。

4.PCI

已成为冠心病治疗的重要手段。

5.冠状动脉旁路手术（CABG）

对于复杂的冠心病患者,尤其是左主干病变、多支血管病变合并心功能不全和糖尿病的患者,CABG 对缓解心绞痛和改善患者的生存有较好的效果。

6.运动锻炼疗法。

（六）护理

1.护理评估

（1）身体评估

①一般状态:评估患者精神应激状态、体力活动、饮食状况。评估患者体重指数（BMI）、腰围、腹围。

②生命体征:评估患者体温、血压、脉搏、呼吸、意识、末梢循环情况等。

（2）病史评估:重点了解患者是否具有冠心病的危险因素,包括年龄、性别、工作性质、经济状况、家族史、既往史、生活方式、不良嗜好等因素;评估患者目前心绞痛发作的频次、诱因及发作时疼痛的部位、性质、持续时间、缓解方式、伴随症状、服药种类以及服药后反应;评估患者对疾病知识及诱因相关知识的掌握程度、合作程度、心理状况(如患者有无焦虑、抑郁等表现)。

(3)评估患者的活动能力,判断患者发生跌倒、坠床、压疮的危险程度。

2.护理措施

(1)一般护理

①心绞痛发作时嘱患者立即停止活动,卧床休息,并密切观察。缓解期一般不需卧床休息。嘱患者尽量避免各种已知的可以避免的诱因。

②给氧。

③遵医嘱给予低盐、低脂、低胆固醇、高维生素的治疗饮食,注意少量多餐,并告知患者其治疗饮食的目的和作用。

④运动指导:建议稳定型心绞痛患者每天进行有氧运动 30 分钟,每周运动不少于 5 天。

(2)病情观察

①观察患者疼痛的部位、性质、持续时间、生命体征,必要时给予心电监护。注意 24 小时更换电极片及粘贴位置,避免影响监测效果,减少粘胶过敏发生。按照护理级别要求按时记录各项指标参数,如有变化及时通知医生。

②心绞痛发作者遵医嘱给予药物治疗后,注意观察患者用药后反应。如需输液治疗,要保证输液管路通畅、按时观察输液泵工作状态,确保药液准确输注。观察穿刺部位,预防静脉炎及药物渗出。

③倾听患者主诉,注意观察患者胸痛改善情况。

④观察患者活动情况:根据患者的病情、活动能力制订合理的康复运动计划。

(3)用药护理

①应用硝酸甘油时,应注意用法是否正确、胸痛症状是否改善;使用静脉制剂时,应遵医嘱严格控制输液速度,观察用药后反应,同时告知患者由于药物扩张血管会导致面部潮红、头部胀痛、心悸等不适,以解除患者顾虑。

②应用他汀类药物时,定期监测血清氨基转移酶及肌酸激酶等生化指标。

③应用阿司匹林时,建议饭后服用,以减少恶心、呕吐、上腹部不适或疼痛等胃肠道症状。观察患者是否出现皮疹、皮肤黏膜出血等不良反应,如发生及时通知医生。

④应用 β 受体拮抗剂时,监测患者心率、心律、血压变化。嘱患者在改变体位时动作应缓慢。

⑤应用低分子肝素等抗凝药物时,注意口腔、黏膜、皮肤、消化道等部位出血情况。

(4)心理护理:心绞痛患者常反复发作胸痛,使其产生紧张不安或焦虑的情绪,而焦虑能增加交感神经兴奋性,增加心肌需氧量,加重心绞痛。所以应向患者做好解释,减轻患者的心理压力;建立良好的护患关系,给予心理支持。

(5)健康教育

①饮食指导:向患者及家属讲解饮食的治疗原则为低盐、低脂、少食多餐,避免暴饮暴食。合理膳食,指导选择血糖指数较低、适量优质蛋白质、高纤维食物,以达到既维持全身营养供给,又不给心脏增加负担的目的。

②药物指导:心绞痛患者需要长期规律口服药治疗。患者在用药过程中需掌握各种药物

的名称、作用、剂量,监测可能出现的不良反应等。如服硝酸甘油片后持续症状不缓解或近期心绞痛发作频繁,应警惕近期内发生心肌梗死的可能,及时就诊治疗。

③休息与运动指导:发病时应卧床休息,保持环境安静,防止不良刺激。病情稳定后根据年龄、体质、病情,指导患者适当运动。应多选择中小强度的有氧运动,如步行、慢跑、登楼梯、太极拳等,每次 20~40 分钟,要循序渐进,长期有规律锻炼。肥胖患者可根据自身情况适当增加活动次数。在运动中若出现心悸、头晕、无力、出冷汗等不适时应马上停止活动。

④定期复查:监测血压、血脂、心电图。

⑤预防并发症的指导:平时避免情绪激动、寒冷刺激、劳累、便秘、饱餐等诱因;养成良好的作息习惯,戒烟限酒;平时适当锻炼是预防疾病复发及并发症的重要方法。

二、急性心肌梗死

急性心肌梗死是在冠状动脉硬化的基础上,冠状动脉血供应急剧减少或中断,使相应的心肌发生严重持久的缺血导致心肌坏死。临床表现为持久的胸前区疼痛、发热、血白细胞增高、血清心肌坏死标记物增高和心电图进行变化,还可发生心律失常、休克或心力衰竭三大并发症,亦属于急性冠脉综合征的严重类型。

(一)病因与发病机制

基本病因是冠状动脉粥样硬化,造成一支或多支血管狭窄,在侧支循环未建立时,使心肌供血不足。也有极少数患者由于冠状动脉栓塞、炎症、畸形、痉挛和冠状动脉口阻塞为基本病因。

在冠状动脉严重狭窄的基础上,一旦心肌需血量猛增或冠脉血供锐减,使心肌缺血达20~30 分钟以上,即可发生急性心肌梗死。

研究证明,多数心肌梗死是由于粥样斑块破溃、出血、管腔内血栓形成,使管腔闭塞。还有部分患者是由于冠状动脉粥样斑块内或其下出血或血管持续痉挛,也可使冠状动脉完全闭塞。

促使粥样斑块破裂、出血、血栓形成的诱因有:①机体交感神经活动增高,应激反应性增强,心肌收缩力加强、心率加快、血压增高。②饱餐,特别在食用大量脂肪后,使血脂升高,血黏稠度增高。③剧烈活动、情绪过分紧张或过分激动、用力大便或血压突然升高,均可使左心室负荷加重。④脱水、出血、手术、休克或严重心律失常,可使心排血量减少,冠状动脉灌注减少。

急性心肌梗死发生并发症,均可使冠状动脉灌注量进一步降低,心肌坏死范围扩大。

(二)临床表现

1.先兆表现

约半数以上患者发病数日或数周前有胸闷、心悸、乏力、恶心、大汗、烦躁、血压波动、心律失常、心绞痛等前驱症状。以新发生的心绞痛或原有心绞痛发作频繁且程度加重、持续时间长、服用硝酸甘油效果不好为常见。

2.主要症状

(1)疼痛:为最早、最突出的症状,其性质和部位与心绞痛相似,但程度更剧烈,伴有烦躁、大汗、濒死感。一般无明显的诱因,疼痛可持续数小时或数天,经休息和含服硝酸甘油无效。

少数患者症状不典型,疼痛可位于上腹部或颈背部,甚至无疼痛表现。

(2)全身症状:一般在发生疼痛 24～48 小时后,出现发热、心动过速。一般发热体温在 38℃左右,多在 1 周内恢复正常。可有胃肠道症状如恶心、呕吐、上腹胀痛,重者可有呃逆。

(3)心律失常:有 75%～95% 的患者发生心律失常,多发生于病后 1～2 天,前 24 小时内发生率最高,以室性心律失常最多见,如频发室性期前收缩,成对出现或呈短阵室性心动过速,常是出现室颤先兆。室颤是急性心肌梗死早期患者死亡的主要原因。

(4)心源性休克:疼痛时常见血压下降,如疼痛缓解时,收缩压<10.7kPa(80mmHg),同时伴有烦躁不安、面色苍白或青紫、皮肤湿冷、脉搏细速、尿量减少、反应迟钝,则为休克表现,约 20% 患者常于心肌梗死后数小时至 1 周内发生。

(5)心力衰竭:约半数患者在起病最初几天,疼痛或休克好转后,出现呼吸困难、咳嗽、发绀、烦躁等左心衰竭的表现,重者可发生急性肺水肿,随后可出现颈静脉怒张、肝大、水肿等右心衰竭的表现。右心室心肌梗死患者发病开始即可出现右心衰竭表现,同时伴有血压下降。

3.体征

多数患者心率增快,但也有少数患者心率变慢,心尖部第一心音减低,出现第三、四心音奔马律。有 10%～20% 患者在发病的 2～3 天,由于反应性纤维性心包炎,可出现心包摩擦音。可有各种心律失常。

除极早期血压可增高外,随之几乎所有患者血压下降,发病前高血压患者血压可降至正常,而且多数患者不再恢复起病前血压水平。

可有与心律失常、休克、心力衰竭相关体征。

4.其他并发症

乳头肌功能不全或断裂、心室壁瘤、栓塞、心脏破裂、心肌梗死后综合征等。

(三)辅助检查

1.心电图改变

(1)特征性改变:①面向坏死区的导联,出现宽而深的异常 Q 波。②在面向坏死区周围损伤区的导联,出现 S-T 段抬高呈弓背向上。③在面向损伤区周围心肌缺氧区的导联,出现 T 波倒置。④在背向心肌梗死的导联则出现 R 波增高、S-T 段压低、T 波直立并增高。

(2)动态性改变:起病数小时后 S-T 段弓背向上抬高,与直立的 T 波连接成单向曲线;2 天内出现病理性 Q 波,R 波减低;数日后,S-T 段恢复至基线水平,T 波低平、倒置或双向;数周后 T 波可倒置,病理性 Q 波永久遗留。

2.实验室检查

(1)肌红蛋白:肌红蛋白敏感性高但特异性不高,起病后 2 小时内升高,12 小时内达到高峰,24～48 小时恢复正常。

(2)肌钙蛋白:肌钙蛋白Ⅰ或 T 起病后 3～4 小时升高。肌钙蛋白Ⅰ11～24 小时达到高峰,7～10 天恢复正常。肌钙蛋白 T 24～48 小时达到高峰,10～14 天恢复正常。

这些心肌结构蛋白含量增加是诊断心肌梗死的敏感指标。

(3)血清心肌酶测定:出现肌酸激酶同工酶 CK-MB、肌酸磷酸激酶、门冬氨酸氨基转移酶、乳酸脱氢酶升高,其中肌酸磷酸激酶是出现最早、恢复最早的酶,肌酸激酶同工酶 CK-MB 诊断敏感性和特异性均极高,起病 4 小时内增高,16～24 小时达到高峰,3～4 天恢复正常。增高程度与梗死的范围呈正相关,其高峰出现时间是否提前有助于判断溶栓治疗是否成功。

(4)血细胞:发病 24～48 小时后白细胞升高(10～20)×10⁹/L,中性粒细胞增多,嗜酸性粒细胞减少;红细胞沉降率增快;C 反应蛋白增高。

(四)治疗原则

急性心肌梗死治疗原则是尽快恢复心肌血流灌注,挽救心肌,缩小心肌缺血范围,防止梗死面积扩大,保护和维持心脏功能,及时处理各种并发症。

1.一般治疗

(1)休息:急性期卧床休息 12 小时,若无并发症,24 小时内应鼓励患者床上活动肢体,第 3 天可床边活动,第 4 天起逐步增加活动,1 周内可达到每日 3 次步行 100～150m。

(2)监护:急性期进行心电图、血压、呼吸监护,密切观察生命体征变化和心功能变化。

(3)吸氧:急性期持续吸氧 4～6L/min,如发生急性肺水肿,按其处理原则处理。

(4)抗凝治疗:无禁忌证患者嚼服肠溶阿司匹林 150～300mg,连服 3 日,以后改为 75～150mg/d,长期服用。

2.解除疼痛

哌替啶 50～100mg 肌内注射或吗啡 5～10mg 皮下注射,必要时 1～2 小时可重复使用 1 次,以后每 4～6 小时重复使用,用药期间要注意防止呼吸抑制。疼痛轻的患者可应用可待因或罂粟碱 30～60mg 肌内注射或口服。也可用硝酸甘油静脉滴注,但需注意心率、血压变化,防止心率增快、血压下降。

3.心肌再灌注

心肌再灌注是一种积极治疗措施,应在发病 12 小时内,最好在 3～6 小时进行,使冠状动脉再通,心肌再灌注,使濒临坏死的心肌得以存活,坏死范围缩小,减轻梗死后心肌重塑,改善预后。

(1)经皮冠状动脉介入治疗(PCI):实施 PCI 首先要有具备实施介入治疗条件,并建立急性心肌梗死急救的绿色通道,患者到院明确诊断之后,既要对患者给予常规治疗,又要做好术前准备的同时将患者送入心导管室。

①直接 PCI。适应证:ST 段抬高和新出现左束支传导阻滞。ST 段抬高性心肌梗死并发休克。非 ST 段抬高性心肌梗死,但梗死的动脉严重狭窄。有溶栓禁忌证,又适宜再灌注治疗患者。

注意事项:发病 12 小时以上患者不宜实施 PCI。对非梗死相关的动脉不宜实施 PCI。心源性休克需先行主动脉球囊反搏术,待血压稳定后方可实施 PCI。

②补救 PCI。对于溶栓治疗后仍有胸痛,抬高的 ST 段降低不明显,应实施补救 PCI。

③溶栓治疗再通后 PCI:溶栓治疗再通后,在 7～10 天行冠状动脉造影,对残留的狭窄血管并适宜的行 PCI,可进行 PCI。

(2)溶栓疗法:对于由于各种原因没有进行介入治疗的患者,在无禁忌证情况下,可尽早行溶栓治疗。

①适应证:两个以上(包括两个)导联 ST 段抬高或急性心肌梗死伴左束支传导阻滞,发

病<12小时,年龄<75岁。ST 段抬高明显心肌梗死患者,>75岁。ST 段抬高性心肌梗死发病已达12～24小时,但仍有胸痛、广泛ST 段抬高者。

②禁忌证:既往病史中有出血性脑卒中;1年内有过缺血性脑卒中、脑血管病;颅内肿瘤;近1个月有过内脏出血或已知出血倾向;正在使用抗凝药;近1个月有创伤史、>10分钟的心肺复苏;近3周来有外科手术史,近2周内有在不能压迫部位的大血管穿刺术;未控制高血压>180/110mmHg;未排除主动脉夹层。

③常用溶栓药物:尿激酶(UK)在30分钟内静脉滴注150万～200万U;链激酶(SK)、重组链激酶(rSK)在1小时内静脉滴注150万U,应用链激酶须注意有无过敏反应,如寒战、发热等;重组组织型纤溶酶原激活剂(rt-PA)在90分钟内静脉给药100mg,先静脉注射15mg,继而在30分钟内静脉滴注50mg,随后60分钟内静脉滴注35mg。另外,在用rt-PA前后均需静脉滴注肝素,应用rt-PA前需用肝素5000U,用rt-PA后需每小时静脉滴注用肝素700～1000U,持续使用2天。之后3～5天,每12小时皮下注射肝素7500U或使用低分子肝素。

血栓溶解指标:抬高的ST 段2小时内回落50%;2小时内胸痛消失;2小时内出现再灌注性心律失常;血清CK-MB酶峰值提前出现。

4.心律失常处理

室性心律失常常可引起猝死,应立即处理,首选给予利多卡因静脉注射,反复出现可使用胺碘酮治疗,发生室颤时立即实施电复律;对房室传导阻滞,可用阿托品、异丙肾上腺素等药物,严重者需安装人工心脏起搏器。

5.控制休克

补充血容量,应用升压药物及血管扩张药,纠正酸碱平衡紊乱。如处理无效时,应选用在主动脉内球囊反搏术的支持下,积极行经皮冠状动脉成形术或支架植入术。

6.治疗心力衰竭

主要是治疗急性左心衰竭。急性心肌梗死24小时内禁止使用洋地黄制剂。

7.二级预防

预防动脉粥样硬化、冠心病的措施属于一级预防,对于已经患有冠心病、心肌梗死患者预防再梗,防止发生心血管事件的措施属于二级预防。

二级预防措施有:①应用阿司匹林或氯吡格雷等药物,抗血小板集聚。应用硝酸酯类药物,抗心绞痛治疗。②预防心律失常,减轻心脏负荷。控制血压在140/90mmHg以下,合并糖尿病或慢性肾功能不全应控制在130/80mmHg以下。③戒烟、控制血脂。④控制饮食,治疗糖尿病,糖化血红蛋白应低于7%,体重指数应控制在标准体重之内。⑤对患者及家属要普及冠心病相关知识教育,鼓励患者有计划、适当的运动。

(五)主要护理诊断/问题

1.疼痛

胸痛与心肌缺血坏死有关。

2.活动无耐力

与心脏功能下降导致组织供血供氧不足有关。

3.有便秘的危险

与进食少、活动少、不习惯床上排便有关。

4.潜在并发症

心律失常、心源性休克、心力衰竭、猝死。

5.恐惧

与剧烈疼痛伴濒死感有关。

6.焦虑

与担忧疾病预后有关。

（六）护理措施

1.休息与活动

(1)安排患者于 CCU,绝对卧床休息至少 24 小时,限制探视,保持环境安静。绝对卧床期间由护士协助完成患者一切生活所需(如洗漱、进食、翻身、床上大小便等)。

(2)有并发症者适当延长卧床时间,如果患者生命体征平稳、安静时心率＜100 次/分,且无明显疼痛、无并发症,24 小时后可进行被动和主动的低水平运动,如活动肢体,起床坐在床边椅上就餐、洗漱、排便。过渡到普通病房后,逐渐增加运动量,即协助患者在病室内慢走,每次行走 15m、30m、60m,每天 3 次,每次 5～20 分钟。

(3)活动时的监测:患者的活动需在护士的监护下进行。护士应注意询问患者的感受,活动后立即测血压、心率、呼吸、进行心电图检查。若患者诉乏力、头晕、心悸、呼吸困难、心前区疼痛等,应立即停止活动,卧床休息。如果患者活动后心率增加超过 20 次/分,收缩压降低超过 20mmHg,说明活动过量,需减少活动量。

(4)注意事项:活动不可过量,以患者不感到疲劳为度。两次活动间应安排充分的休息时间,若患者夜间睡眠不好,则次日白天的活动应适当减少。活动宜安排在下午,因清晨机体痛阈低易诱发心绞痛或心肌梗死,也不宜在寒冷或高温环境中进行。

2.饮食护理

疼痛剧烈者需禁食至胸痛消失。然后可进流质或半流质饮食,2～3 天改为软食,主要为低脂、低胆固醇、产气少、富含纤维素、维生素、清淡、易消化的饮食。少食多餐,不宜过饱。禁烟酒,避免浓茶、咖啡及过冷、过热、辛辣刺激性食物。超重者应控制总热量,有高血压、糖尿病者应进食低脂、低胆固醇及低糖饮食。有心功不全者,适当限制钠盐。

3.病情观察

严密监测神志、生命体征、心电图、出入量、末梢循环等情况 3～5 天,有条件时还可以进行血流动力学监测,以便及时发现心律失常、休克、心力衰竭等并发症。监护室内准备各种急救药品和设备如除颤仪、临时起搏器等,若有严重的心源性休克、心律失常、心力衰竭等要及时报告医生,并协助医生抢救和护理。

4.对症护理

(1)疼痛:疼痛可使交感神经兴奋,心肌缺氧加重,使心肌梗死的范围扩大,同时易发生休克和严重的心律失常,因此要及早采取有效的止痛措施。

①绝对卧床休息、实施心电监护,实时监测心电图、呼吸、血压、心率情况。

②吸氧:鼻导管给氧,氧流量 2～5L/min,以增加心肌氧的供应,减轻缺血和疼痛。

③迅速建立 2 条静脉通路,遵医嘱给予吗啡或哌替啶、硝酸甘油等药物。

④遵医嘱给予溶栓治疗,做好以下工作:

a.给药前准备:询问患者是否有活动性出血、近期大手术或外伤史、消化性溃疡、严重肝、肾功能不全等溶栓禁忌证。测量血压,并采集血标本进行血常规、出凝血时间和血型等检查。

b.及时给药:准确、迅速配制并输注溶栓药物。

c.观察不良反应:溶栓药物最主要的不良反应是出血,因此需监测 APTT 或 ACT,严密观察患者是否发生皮肤、黏膜、内脏出血征象。若有出血,应紧急处理。应用链激酶可出现低血压和过敏反应,应注意监测血压并观察有无寒战、发热、皮疹等过敏表现。

d.判断溶栓疗效:使用溶栓药物后,定期描记心电图,抽血查心肌酶,并询问患者胸痛情况,为溶栓是否成功提供资料。溶栓治疗有效的临床指标包括:胸痛 2 小时内基本消失;心电图 ST 段于 2 小时内回降＞50％;2 小时内出现再灌注心律失常;血清 CK-MB 酶峰值提前出现(14 小时以内)。

(2)心源性休克、心律失常、心力衰竭。

5.心理护理

心肌梗死病情重,又加上持续胸痛不适,陌生的环境(监护室),患者会产生焦虑和恐惧的负性心理反应。护士应尽量多陪伴患者,并向患者简要解释其病情及实施的抢救措施,给患者以安全感,同时,要鼓励患者调整心态,保持乐观的情绪,坚定战胜疾病信心。

6.预防便秘

(1)评估:了解患者排便情况,如排便次数、粪便性状、排便难易程度、平时有无习惯性便秘、是否服用通便药物。

(2)指导患者采取通便措施:告知患者保持大便通畅的重要性,切忌用力排便,一旦出现排便困难应立即告知医护人员。可以采用以下措施:

①饮食中增加蔬菜、水果等纤维素食物;若无糖尿病每日清晨给予蜂蜜 20mL 加温开水同饮,可润肠通便。

②按摩腹部,促进肠蠕动。

③本着"宁泻勿秘"的原则,遵医嘱每天预防性使用缓泻剂。如 2 天未能排便,应及时使用开塞露,必要时低压盐水灌肠。

④由于排便排尿时有 valsalva 动作(紧闭声门用力呼气),尤其是卧位排便,使患者易于发生室性心律失常,因此可允许病情稳定患者在床边使用坐便器,排便时应提供隐蔽条件,如屏风遮挡,以减少心理上的不适感。

(七)健康教育

随着监护水平的提高和治疗手段的进展,心肌梗死患者的急性期病死率已大大下降,目前已不足 10％,度过了危险期的患者面临着如何延长远期存活时间的问题。远期存活除与年龄、性别、急性期病情、心肌梗死的部位、面积等因素有关外,还与患者病后的生活方式有关。应注意:

1.心脏康复

WHO将心脏康复定义为使冠心病患者恢复到适当的体力、精神和社会适应能力,使其通过自己努力,尽可能地恢复正常生活。虽然心脏康复业已发展为由运动训练、健康教育、心理社会支持以及职业康复4个部分组成的综合康复计划,但运动训练仍然是AMI、CABG和PCI术后主要康复措施之一。根据美国心脏康复学会的建议,AMI患者的康复可分为以下三期:

(1)Ⅰ期(住院期):可分为监护室抢救期和普通病房期,一般为1~2周。主要指导患者进行低强度的体力活动。

(2)Ⅱ期(出院期):指出院至出院后3个月,一般为8~12周。根据病情可以在家庭、社区或医院中进行,其康复过程需要在医疗监护下,防止发生意外。主要为鼓励患者逐步增加体力活动,鼓励患者恢复中等量的体力活动(步行、体操、太极拳等)。如AMI后6周仍能保持较好的心功能,则绝大多数患者都能恢复其所有正常的活动。

(3)Ⅲ期(恢复期):指Ⅱ期康复后继续康复6个月,主要为督促患者坚持冠心病的二级预防和适当体育锻炼,进一步恢复并保持体力与心功能,从而延长生命且提高生活质量。

2.心理支持

15%~20%AMI患者出院后会出现抑郁的情绪反应,可鼓励患者采用认知行为疗法并积极参与社会活动以改善抑郁。患者病后生活方式的改变需要家人的积极配合和支持,告诉家属应给患者创造一个良好的身心休养环境。当患者出现紧张、焦虑或烦躁等不良情绪时,应予以理解并设法进行疏导,必要时要争取患者工作单位领导和同事的支持。

第四节　心脏瓣膜病

心脏瓣膜病是心脏瓣膜及其附属结构(如瓣叶、瓣环、腱索及乳头肌等)因各种原因造成的以瓣膜增厚、粘连、纤维化、缩短为主要病理改变,以单个或多个瓣膜狭窄和(或)关闭不全为主要临床表现的一组心脏病。若瓣膜互相粘连、增厚、变硬、畸形致瓣膜开放受到限制,从而阻碍血液流通,称瓣膜狭窄;若瓣膜因增厚、缩短,以致不能完全闭合,导致部分血液反流,则称瓣膜关闭不全。二尖瓣最常受累,其次为主动脉瓣;若两个或两个以上瓣膜同时累及,临床上称为多瓣膜病。

引起本病的病因有炎症、黏液瘤样变性、退行性改变、先天性畸形、缺血性坏死、结缔组织疾病及创伤等。其中风湿性心脏病(简称风心病)是我国常见的心脏瓣膜病之一,它是由反复风湿热发生所造成的心脏瓣膜损害。风湿热是一种自身免疫性结缔组织疾病,主要累及心脏和关节,也可侵犯皮下组织、脑、浆膜及小血管等,与甲族乙型溶血性链球菌感染密切相关,患者多有反复链球菌扁桃体炎或咽峡炎病史。多发于冬春季节,寒冷潮湿环境下及医疗较差的地区。主要累及40岁以下人群,女性居多。最常累及的瓣膜是二尖瓣。急性风湿热后,至少需2年始形成明显二尖瓣狭窄。目前随着风湿热的减少,其发生率有所降低,而非风湿性的瓣膜病,如瓣膜黏液样变性和老年人的瓣膜钙化,日益增多。

一、二尖瓣狭窄

（一）病理生理

二尖瓣狭窄主要累及左心房和右心室。正常人的二尖瓣口面积为 $4\sim6cm^2$，当瓣口面积减少一半即出现狭窄的相应表现。瓣口面积 $1.5cm^2$ 以上为轻度狭窄、$1\sim1.5cm^2$ 为中度狭窄、小于 $1cm^2$ 为重度狭窄。其病理演变经历 3 个阶段：

1.左房代偿期

瓣口面积减至 $2cm^2$ 以下，左房压升高，左房代偿性扩大、肥厚以加强收缩，此时患者多无症状。

2.左房失代偿期

瓣口面积小于 $1.5cm^2$ 时，左房扩大超过代偿极限，左房内压力持续升高，使肺静脉和肺毛细血管压力相继增高，导致肺顺应性减低，临床出现劳力性呼吸困难。

3.右心受累期

左房压和肺静脉压升高，引起肺小动脉反应性收缩，最终导致肺小动脉硬化，肺血管阻力增高，肺动脉压力升高，可引起右心室肥厚、扩张，直至右心衰竭。

（二）临床表现

1.症状

轻度二尖瓣狭窄和二尖瓣关闭不全者，可无明显症状。当二尖瓣中度瓣狭窄（瓣口面积小于 $1.5cm^2$）时始有症状出现。

（1）呼吸困难：为最常见的早期症状。最先为劳力性呼吸困难，常因运动、精神紧张、性交、感染、妊娠或心房颤动而诱发。随着狭窄加重，出现静息时呼吸困难、阵发性夜间呼吸困难和端坐呼吸，严重狭窄者可反复发生急性肺水肿。

（2）咯血：可表现为痰中带血伴有夜间阵发性呼吸困难。突然咯出大量鲜血，通常见于严重二尖瓣狭窄，可为首发症状。它主要是薄而扩张的支气管静脉破裂所致，常由于左房压力突然升高引起。急性肺水肿时咳粉红色泡沫痰。肺梗死伴咯血为晚期伴有心衰时少见的并发症。

（3）咳嗽：常见，尤其在冬季明显，有的患者在平卧时干咳，可能与支气管黏膜淤血水肿易引起支气管炎或左心房增大压迫左主支气管有关。

（4）声嘶：较少见，由于扩大的左心房和肺动脉压迫左喉返神经所致。

（5）右心受累症状可表现为食欲下降，恶心、呕吐，腹胀，少尿，水肿等。

2.体征

重度二尖瓣狭窄常有"二尖瓣面容"，双颧多呈紫红色，口唇轻度发绀。

（1）心脏体征：心尖搏动正常或不明显。心浊音界在胸骨左缘第 3 肋间向左扩大，心腰消失，形成"梨形心"。心尖区有低调的隆隆样舒张中晚期杂音，局限，不传导，常伴舒张期震颤，为二尖瓣狭窄的特征性体征。心尖区可闻第一心音亢进和开瓣音，提示前叶柔顺、活动度好；如瓣叶钙化僵硬，则第一心音减弱，开瓣音消失。

（2）肺动脉高压和右心室扩大的体征:肺动脉高压时肺动脉瓣区第二心音亢进或伴分裂。当肺动脉扩张引起相对性肺动脉瓣关闭不全时,可在胸骨左缘第二肋间闻及舒张早期吹风样杂音,称 Graham Steell 杂音。右心室扩大伴相对性三尖瓣关闭不全时,在三尖瓣区闻及全收缩期吹风样杂音,吸气时增强。

（三）并发症

1.心房颤动

为相对早期的常见并发症。心房颤动可使心排血量减少20%,可为首次呼吸困难发作的诱因或患者活动受限的开始。突发快速房颤常为心力衰竭甚至急性肺水肿的主要诱因。

2.急性肺水肿

为重度二尖瓣狭窄的严重并发症,如不及时救治,可能致死。

3.右心衰竭

是晚期常见并发症。临床表现为右心衰竭的症状和体征。

4.血栓栓塞

20%的患者发生体循环栓塞,以脑动脉栓塞最多见,其余依次为外周动脉和内脏(脾、肾和肠系膜)动脉栓塞。心房颤动、大左心房(直径>55mm)、栓塞史或心排出量明显降低为体循环栓塞的危险因素。

5.肺部感染

常见,可诱发或加重心力衰竭。

6.感染性心内膜炎

较少见。

二、二尖瓣关闭不全

（一）病理生理

二尖瓣关闭不全常与二尖瓣狭窄同时存在,也可单独存在。此病变主要累及左心房左心室,最终影响右心。

二尖瓣关闭不全时,左心室收缩期部分血液反流回左心房,加上肺静脉回流的血液,使左心房压力升高和容量增加,引起左心房扩大;左心室舒张期过多的左房血液流入左心室,使左心室因负荷过大而代偿性扩张、肥大。在代偿期,左心室可维持正常心搏量,使左心房压和左心室舒张末期压力不致明显上升,故不出现肺淤血。但持续严重的过度容量负荷终致左心衰竭,左心房压和左心室舒张末压明显上升,出现肺淤血,最终导致肺动脉高压和右心衰竭发生。故单纯二尖瓣关闭不全发生心力衰竭较迟,但一旦发生,病情进展迅速。

（二）临床表现

1.症状

轻度二尖瓣关闭不全可终生无症状。严重反流时有心排出量减少,患者最突出的主诉是疲乏无力。肺淤血的症状如呼吸困难等出现较晚。

2.体征

心尖搏动明显,左心室增大时向左下移位,呈抬举性搏动。第一心音减弱。心尖区可闻及全收缩期吹风样高调一贯型杂音,向左腋下和左肩胛下区传导,常伴震颤,为二尖瓣关闭不全的特征性体征。

(三)并发症

与二尖瓣狭窄相似。体循环栓塞较二尖瓣狭窄少见,而感染性心内膜炎较二尖瓣狭窄多见。心力衰竭仅在晚期出现。

三、主动脉瓣狭窄

(一)病理生理

主动脉瓣狭窄主要累及左心室和左心房。成人主动脉瓣口$\geqslant 3.0cm^2$。当瓣口面积减少一半时,收缩期仍无明显跨瓣压差。瓣口$\leqslant 1.0cm^2$时,左心室收缩压明显升高,跨瓣压差显著增大。主动脉瓣狭窄导致左心室射血受阻,左心室发生代偿性向心性肥厚,以维持正常收缩期室壁应力和左心排出量。肥厚的左心室顺应性降低,引起左心室舒张末压进行性升高,因而使左心房的后负荷增加,左心房代偿性肥厚。左心室射血受阻致心室收缩压升高和射血时间延长,加之左心室肥厚、舒张期心腔内压力增高,压迫心内膜下冠状动脉可引起冠状动脉血流减少,引起心肌缺血。最终由于室壁应力增高、心肌缺血和纤维化等导致左心衰竭。

(二)临床表现

1.症状

由于左心室代偿能力较强,症状出现较晚,有的在50～70岁才产生症状。典型的症状是呼吸困难、心绞痛和运动时晕厥三大主症。

(1)呼吸困难:劳力性呼吸困难为晚期肺淤血引起的首发症状,见于90%的有症状患者。进而可发生夜间阵发性呼吸困难和端坐呼吸,甚或急性肺水肿。

(2)心绞痛:常见,随年龄增长,发作更频繁,由运动或体力劳动所诱发,休息缓解,主要由心肌缺血所致。

(3)晕厥:见于1/3有症状的患者。常在直立、体力活动中或之后立即发生。由急性脑缺血引起。

2.体征

心尖搏动相对局限、持续有力,如左心室扩大,可向左下移位。主动脉瓣区可闻及粗糙而响亮的收缩期喷射性杂音,向颈动脉、胸骨左下缘及心尖区传导,常伴震颤,为特异性体征。第一心音正常,第二心音减弱或消失。动脉脉搏上升缓慢、细小而持续(细迟脉)。严重主动脉瓣狭窄时心排血量降低,收缩压和脉压均下降。

(三)并发症

1.心脏性猝死

占10%～20%。猝死前常有晕厥、心绞痛或心力衰竭史,也可发生于无任何症状者。

2.心律失常

约10%患者并发心房颤动。主动脉瓣钙化侵及传导系统可致房室传导阻滞。左心室肥厚、心内膜下心肌缺血或冠状动脉栓塞可致室性心律失常。心律失常是导致晕厥甚至猝死的主因。

3.心力衰竭

多数死于左心衰竭。患者左心衰后,自然病程明显缩短,故终末期右心衰竭少见。

4.其他

感染性心内膜炎和体循环栓塞,较少见。

四、主动脉瓣关闭不全

(一)病理生理

此病变可导致主动脉内血流在舒张期返流入左心室,左心室在舒张期要同时接受左心房流入的血液和主动脉反流的血液,左心室舒张末容量增加,因此收缩期心搏出量增加,导致左心室代偿性肥厚与扩张,后期可发生左心衰竭。由于心脏收缩时射血增多,故收缩压升高,而舒张早期主动脉瓣口的反流导致舒张压降低,出现脉压增大和周围血管征。若返流量大,可引起外周动脉灌注不足,导致重要脏器灌注不足而出现相应的临床表现。

(二)临床表现

1.症状

轻度者可多年无症状,甚至可耐受运动。一旦心功能失代偿,则病情常迅速恶化。最先的主诉为心排血量增加和心脏收缩力增强而发生心悸、心尖搏动增强、左胸不适、颈部和头部动脉强烈搏动感等。晚期出现左心衰竭表现。

2.体征

(1)心脏体征:心尖搏动向左下移位,呈抬举性搏动。第一心音减弱,第二心音减弱或缺如。胸骨左缘第3、4肋间可闻及与第二心音同时开始的高调叹气样递减型舒张早期杂音,向心尖部传导,坐位并前倾和深呼气时易听到,为特征性体征。轻度反流时,杂音限于舒张早期,音调高;中或重度反流时,杂音粗糙,为全舒张期隆隆样杂音(Austin Flint 杂音)。杂音为音乐性(鸽叫声)时,提示瓣叶脱垂、撕裂或穿孔。

(2)血管:收缩压升高,舒张压降低,脉压增大。严重主动脉瓣关闭不全时可出现周围血管征:随心脏搏动的点头征、颈动脉和桡动脉扪及水冲脉、股动脉枪击音及毛细血管搏动征。主动脉根部扩大者,在胸骨右缘第2、3肋间可扪及收缩期搏动。

(三)并发症

1.感染性心内膜炎

较常见,常导致瓣膜穿孔和断裂而加重主动脉瓣反流,加重心力衰竭的发生。

2.室性心律失常

较常见,但少见心脏性猝死。

3.心力衰竭

在急性者出现早,慢性者于晚期始出现。

五、治疗

(一)内科治疗

主要针对并发症治疗及对症治疗,积极控制心功能不全,治疗心律失常,控制感染。

1.并发症防治

合理安排休息及劳动,如出现心功能不全,应按心功能不全处理;并发呼吸道感染时应积极控制感染;对于感染性心内膜炎者,抗生素用量要增加,疗程要延长;对于心房颤动者,要控制心室率或复律及抗凝治疗,以免出现心功能不全或栓塞。

2.防治风湿

一般使用长效青霉素、阿司匹林等数年或者更长。

(二)外科治疗

根据病情可选用扩瓣术、瓣膜成形术、瓣膜置换术,后者如条件许可,应作为首选。

(三)介入治疗

对瓣膜狭窄且瓣膜弹性尚好者可选用,尤其适用于二尖瓣狭窄者。

六、护理措施

(一)活动与休息

按心功能分级安排适当的活动,合并主动脉病变者应限制活动,风湿活动时卧床休息,活动时出现不适,应立即停止活动并给予吸氧 3~4L/min。

(二)饮食护理

给予高热量、高蛋白、高维生素易消化饮食,以协助提高机体抵抗力。

(三)病情观察

1.体温观察

定时观测体温,注意热型,体温超过 38.5℃时给予物理降温,半小时后测量体温并记录降温效果。观察有无风湿活动的表现,如皮肤出现环形红斑、皮下结节、关节红肿疼痛等。

2.心脏观察

观察有无心力衰竭的征象,监测生命体征和肺部、水肿、肝大的体征,观察有无呼吸困难、乏力、尿少、食欲减退等症状。

3.评估栓塞

借助各项检查评估栓塞的危险因素,密切观察有无栓塞征象,一旦发生应立即报告医师,给予溶栓、抗凝治疗。

(四)风湿的预防与护理

注意休息,病变关节应制动、保暖,避免受压和碰撞,可用局部热敷或按摩,减轻疼痛,必要时遵医嘱使用止痛药。

（五）心衰的预防与护理

避免诱因,积极预防呼吸道感染及风湿活动,纠正心律失常,避免劳累、情绪激动。严格控制入量及输液滴速,如发生心力衰竭置患者半卧位,给予吸氧,给予营养易消化饮食,少量多餐。保持大便通畅。

（六）防止栓塞发生

1.预防措施

鼓励与协助患者翻身,避免长时间蹲、坐,勤换体位,常活动下肢,经常按摩、用温水泡脚,以防发生下肢静脉血栓。

2.有附壁血栓形成患者护理

应绝对卧床,避免剧烈运动或体位突然改变,以免血栓脱落,形成动脉栓塞。

3.观察栓塞发生的征兆

脑栓塞可引起言语不清、肢体活动受限、偏瘫;四肢动脉栓塞可引起肢体剧烈疼痛、皮肤颜色及温度改变;肾动脉栓塞可引起剧烈腰痛;肺动脉栓塞可引起突然剧烈胸痛和呼吸困难、发绀、咯血、休克等。

（七）亚急性感染性心内膜炎的护理

应做血培养以查明病原菌;注意观察体温、新出血点、栓塞等情况。注意休息,合理饮食,补充蛋白质和维生素,提高抗病能力。

（八）用药护理

遵医嘱给予抗生素、抗风湿热药物、抗心律失常药物及抗凝治疗,观察药物疗效和不良反应。如阿司匹林导致的胃肠道反应,柏油样便,牙龈出血等不良反应;观察有无皮下出血、尿血等;注意观察和防止口腔黏膜及肺部有无二重感染;严密观察患者心率/律变化,准确应用抗心律失常药物。

（九）健康教育

1.解释病情

告诉患者及家属此病的病因和病程发展特点,将其治疗长期性和困难讲清楚,同时要给予鼓励,建立信心。对于有手术适应证的患者,要劝患者择期手术,提高生活质量。

2.环境要求

居住环境要避免潮湿、阴暗等不良条件,保持室内空气流通,温暖干燥,阳光充足,防风湿复发。

3.防止感染

在日常生活中要注意适当锻炼,注意保暖,加强营养,合理饮食,提高机体抵抗力,加强自我保健,避免呼吸道感染,一旦发生,应立即就诊、用药治疗。

4.避免诱发因素

协助患者做好休息及活动的安排,避免重体力劳动、过度劳累和剧烈运动。要教育患者家属理解患者病情并要给予照顾。

要劝告反复发生扁桃体炎患者,在风湿活动控制后2～4个月可手术摘除扁桃体。在拔牙、内镜检查、导尿、分娩、人工流产等手术前,应告诉医师自己有风心病史,便于预防性使用抗生素。

5.妊娠

育龄妇女要在医师指导下,根据心功能情况,控制好妊娠与分娩时机。对于病情较重不能妊娠与分娩患者,做好患者及配偶的心理工作,接受现实。

6.提高患者依从性

告诉患者坚持按医嘱服药的重要性,提供相关健康教育资料。同时告诉患者定期门诊复诊,对于防止病情进展也是重要的。

第五节 心肌病

心肌病是指伴有心肌功能障碍的心肌疾病。心肌病可划分为原发性和继发性两大类。根据心室形态和功能一般把心肌病分为 5 型:扩张型心肌病、肥厚型心肌病、限制型心肌病、致心律失常性右室心肌病和不定型心肌病。

一、扩张型心肌病

扩张型心肌病(DCM)主要特征是左心室或双心室心腔扩大和收缩期功能障碍减退,常伴有心律失常,伴或不伴充血性心力衰竭。病死率高,死亡可发生于疾病任何阶段。死亡原因多为心力衰竭和严重心律失常。本病是心肌病中最常见的类型,男性多于女性。

(一)病因

病因迄今不明,目前发现本病的发生与病毒感染、自身免疫功能异常、遗传基因、交感神经系统异常等有关。

(二)病理

心腔增大扩张,尤以左心室扩大为甚;室壁变薄,且常伴有附壁血栓;瓣膜、冠状动脉多无改变;心肌纤维化常见。

(三)临床表现

起病缓慢,初期可因心功能代偿而无症状,逐渐发展,出现以充血性心力衰竭为主的临床表现,其中以呼吸困难(气促/气短)和水肿最为常见,患者常感疲乏无力。主要心脏体征为心浊音界扩大,常可闻及第三或第四心音,心率快时呈奔马律;常合并各种类型心律失常。此外,可有肺、脑、肾、四肢等的栓塞。

(四)辅助检查

1.X 线检查

心影扩大,常有肺淤血。

2.心电图

可见各种心律失常,以室性心律失常、心房颤动、房室传导阻滞及束支传导阻滞多见。

3.超声心动图

心脏四腔图均增大而以左心室扩大为显著、左心室流出道扩大、室间隔和左室后壁运动减弱;附壁血栓多发生在左室心尖部,多合并有二尖瓣和三尖瓣反流。

(五)诊断要点

本病缺乏特异性诊断指标,临床上看到心脏增大、心律失常和充血性心力衰竭的患者时,如超声心动图证实有心腔扩大与心脏弥漫性搏动减弱,即应考虑有本病的可能,但应除外各种病因明确的器质性心脏病。

(六)治疗要点

因本病原因未明,尚无特殊的防治方法。主要是对症治疗,针对充血性心力衰竭和各种心律失常采取相应治疗措施。需要注意的是本病患者易出现洋地黄中毒,故洋地黄类药物剂量宜偏小。根治性的方法是进行心脏移植术。

二、肥厚型心肌病

肥厚型心肌病(HCM)是以心室肌肥厚为特征,以室间隔为甚,常呈非对称性肥厚。根据左心室流出道有无梗阻又可分为梗阻性肥厚型和非梗阻性肥厚型心肌病。本病常为青年猝死的原因。后期可出现心力衰竭。

(一)病因

病因不完全清楚。目前认为是常染色体显性遗传疾病,依据是本病常有明显家族史(约占1/3),肌节收缩蛋白基因如心脏肌球蛋白重链及心脏肌钙蛋白 T 基因突变是主要的致病因素。儿茶酚胺代谢异常、细胞内钙调节异常、高血压、高强度运动等均可作为本病发病的促进因子。

(二)病理

主要病理变化为心肌肥厚,以左室流出道处尤为明显,室腔变窄,常伴有二尖瓣叶增厚。显微镜下可见心肌纤维粗大、交错排列。

(三)临床表现

部分患者可无自觉症状,而因猝死或在体检中被发现。多数患者有心悸、胸痛、劳力性呼吸困难。伴有流出道梗阻的患者可在突然起立、运动时出现眩晕,甚至晕厥、猝死,主要是由于左心室舒张期充盈不足,心排血量减低所致。33%患者出现频发的一过性晕厥,可以是患者的唯一主诉。严重心律失常是肥厚型心肌病患者猝死的主要原因。长期左室过度压力负荷,晚期可见心力衰竭。

梗阻性肥厚型心肌病患者心尖部内侧或胸骨左缘中下段可闻及收缩中期或晚期喷射性杂音。心脏杂音的特点:增加心肌收缩力因素(运动、Valsava 动作、异丙肾上腺素、取站立位、含服硝酸甘油片、应用强心药)可使杂音增强;降低心肌收缩力因素(如使用 β 受体阻滞剂、取下蹲位、Mueller 动作)可使杂音减弱。非梗阻性肥厚型心肌病的体征不明显。

(四)辅助检查

1.X 线检查

心影增大多不明显,如有心力衰竭则呈现心影明显增大。

2.心电图

最常见的表现为左心室肥大,ST-T 改变。部分导联可出现深而不宽的病理性 Q 波,室内传导阻滞和期前收缩亦常见。心尖部肥厚型患者可在心前区导联出现巨大的倒置 T 波。

3.超声心动图

对本病诊断具有重要意义,可显示室间隔的非对称性肥厚,舒张期室间隔的厚度与左心室后壁之比≥1.3,间隔运动低下。

4.心导管检查

左心室舒张末期压上升。有梗阻者在左心室腔与流出道间有收缩期压差。

5.心血管造影

心室造影显示左心室腔变形,呈香蕉状、犬舌状、纺锤状。冠状动脉造影多无异常。

6.心内膜心肌活检

心肌细胞畸形肥大,排列紊乱有助于诊断。

(五)诊断要点

患者有明显家族史,出现劳力性胸痛和呼吸困难,晕厥等症状时,如果胸骨左缘中下段闻及喷射性收缩期杂音可考虑本病,用生理性动作或药物影响血流动力学而观察杂音改变有助于诊断。确诊有赖于心电图、超声心动图和心导管检查。

(六)治疗要点

本病的治疗目标为减轻左室流出道梗阻,缓解症状,控制心律失常。治疗以 β 受体阻滞剂和钙拮抗剂为主。β 受体阻滞剂可减慢心率,降低左心室收缩力和室壁张力,降低心肌需氧量,从而减轻流出道梗阻。如普萘洛尔、美托洛尔等,可从小剂量开始逐渐加量。钙拮抗剂可降低左室收缩力,改善左室顺应性,常用药物维拉帕米、地尔硫卓。胺碘酮对防治肥厚型心肌病合并室性心律失常有效,还能减轻症状和改善运动耐量。

重症梗阻性肥厚型心肌病可试行双腔心脏起搏治疗或室间隔化学消融术。也可寻求外科进行室间隔部分心肌切除术和室间隔心肌剥离扩大术。

三、护理措施

(一)疼痛护理

立即停止活动,卧床休息;给予吸氧,氧流量 2～4L/min;安慰患者,解除紧张情绪,遵医嘱使用钙通道阻滞药或 β 受体阻滞药,注意有无心动过缓等不良反应。禁用硝酸酯类药物。

避免诱因防止诱发心绞痛,避免劳累、提取重物、突然起立或屏气、情绪激动、饱餐、寒冷刺激等。戒烟酒。如出现疼痛或疼痛加重或伴有冷汗、恶心、呕吐时告诉医护人员,及时处理。

(二)心力衰竭护理

因扩张型心肌病患者对洋地黄耐受性差,为此应用洋地黄时应警惕发生中毒。严格控制输液量及滴速,防止诱发急性肺水肿。

(三)健康教育

1.休息原则

症状明显患者应卧床休息,症状轻的患者可参加轻体力工作,但须避免劳累。肥厚型心肌病活动后常有晕厥、猝死的危险,因此要切忌跑步、各种球类比赛等激烈体能运动,避免提取重物、突然起立或屏气、情绪激动、饱餐、寒冷刺激等诱因。有晕厥病史患者要避免独自一人外出活动,以防发生意外。

2.饮食要求

给予高蛋白、高维生素、清淡饮食,增强机体抵抗力,有心力衰竭的患者要低盐饮食。要注意多食用蔬菜、水果,保持大便通畅,减轻排便负担。

3.预防感染

保持室内空气新鲜,经常通风换气,阳光充足,防寒保暖。保持口腔、会阴部清洁干净,尽量避免去人多的场所,预防上呼吸道感染。

4.随诊

坚持遵医嘱服药,帮助患者掌握观察药物疗效和不良反应的知识。定期随诊,症状加重或症状有变化时,要立即就诊,以防病情恶化。

第二章 外科常见病护理

第一节 乳腺癌

乳腺癌已成为危害女性身心健康的常见恶性肿瘤,全球范围内发病率居女性恶性肿瘤的首位。WHO 最新数据统计显示,2012 年全球范围新增乳腺癌病例约 167 万人,占所有新增癌症总人数的 25%。乳腺癌死亡率位居所有癌症死亡率的第 5 位,约 52.2 万人,在发展中国家,乳腺癌死亡率更是高居恶性肿瘤死亡率的首位,约 32.4 万人,占总数的 14.3%;在发达国家,死亡率仅次于肺癌,约 19.8 万人,占总数的 15.4%。而中国在 2012 年新增乳腺癌病例为 18.7 万人,占全球乳腺癌新增病例总数的 11.2%;乳腺癌死亡约为 4.8 万人,占总数的 9.2%。我国虽属乳腺癌低发国家,但近年来乳腺癌发病的平均增长速度却高出欧美等高发国家 1～2 个百分点,成为乳腺癌发病率增长最快的国家之一。在京沪地区,乳腺癌发病率已经接近西方乳腺癌高发国家的水平。由此可见,我国乳腺癌的预防、早诊、治疗、护理与康复的工作任重而道远。值得欣慰的是,随着乳腺癌基础研究和临床研究的深入,新的治疗理念及方式不断涌现,手术治疗模式从"可以耐受的最大治疗"转化为"有效的最小治疗",保乳术、前哨淋巴结活检术及乳房重建术越来越体现了在治疗的基础上对术后患者的形体、心理及生活质量的关注;化疗内分泌治疗及靶向治疗也是乳腺癌综合治疗的重要组成部分,未来新药的研发也必将为乳腺癌的治疗提供新的方向。

一、病因及预防

(一)病因

国内外学者进行了大量有关乳腺癌病因的研究,但到目前为止,其病因尚未完全清楚。普遍认为乳腺癌是多种因素在一定条件下综合作用的结果。以下介绍几种公认的乳腺癌发病危险因素。

1.生殖因素

女性的生殖因素是导致乳腺癌最重要的因素之一。卵巢分泌的性激素启动了乳腺的发育,同时通过每月一次的月经周期来调节乳腺细胞的增殖。

(1)初潮:初潮年龄越早,患乳腺癌的风险越高,这可能与乳腺细胞暴露在更多的月经周期及更高的性激素水平中有关。

(2)妊娠和第一次足月产的年龄:未生育的妇女与生育的妇女相比,乳腺癌的风险更高。

第一次足月产的年龄越早,患乳腺癌的风险越小。生育会对乳腺起到保护作用,乳腺癌风险的降低往往发生在第一次足月产的10年以后。第一次足月产的年龄越晚,乳腺细胞复制过程中DNA越有可能发生错误,进而导致癌细胞的产生。

(3)绝经年龄:当绝经年龄(45～55岁)每延迟一年,乳腺癌的发病风险将平均上升3%。

2.内源性激素水平

各类证据都显示性激素在乳腺癌的成因中发挥着重要的作用。在流行病学资料中,较长时间暴露于雌激素或暴露于高浓度的雌激素水平均可增加乳腺癌发病的危险性。乳腺癌的发生率在绝经前增长迅速,而到了绝经后雌激素水平降低时,乳腺癌发病率的增长趋势明显减缓。绝经后妇女体内雌激素的主要来源为脂肪组织,因此肥胖女性体内雌激素水平高,导致患乳腺癌的风险增加。

雄激素也会增加乳腺癌的危险性,其直接作用有可能是因为能够促进乳腺癌细胞的增生,间接作用则是因为它可以转化为雌激素,进而发挥作用。

3.口服避孕药和激素替代疗法

乳腺癌发病危险度增加与使用口服避孕药无关联或仅有轻微关联。但是一级亲属患有乳腺癌的女性和乳腺癌易感基因(BRCAI)携带者使用口服避孕药则会增加乳腺癌发生危险。

4.人体测量学

对于绝经前女性,乳腺癌发病风险,随体质指数[body mass index,BMI＝体重(kg)/身高(m^2)]升高使乳腺癌风险升高,且与向心性肥胖无关。绝经后女性,乳腺癌发病危险的增加与身高、体重、BMI、腰臀比、腰围、体重增加均有关。体重减轻可以降低乳腺癌发病的风险,尤其是在中老年时期。

5.饮食因素

(1)脂肪:饮食营养因素一直被认为是乳腺癌最重要的环境高危因素之一。研究者认为高脂肪摄入有可能增加乳腺癌风险。

(2)乙醇:有研究发现,随着乙醇摄入量的增加,乳腺癌的风险也随之提高,这可能与每天增加饮酒量会提高体内的雌激素水平有关,成为乙醇导致乳腺癌的机制之一。

6.吸烟

吸烟不会增加整个人群的患乳腺癌的风险,但是在生育第一胎前开始吸烟并持续20年可能会增加乳腺癌的风险。

(二)预防

1.一级预防

在乳腺癌的危险因素中,有一些危险因素可以通过采用一级预防对生活习惯和饮食行为进行干预,比如选择健康的膳食、加强身体锻炼、戒烟酒及维持正常体重而达到预防癌症的发生。

国际癌症研究基金会和美国癌症研究院组织了特别专家组对全球的食物、营养、身体活动及癌症预防等进行系统综述和评估后,于2007年发表了工作组的研究结果,并提出了10项关于食物、营养和身体活动预防癌症的建议:

(1)保持体重在正常范围内。

(2)增加有氧运动频次。

(3)限制摄入高能量食物,避免含糖饮料。

(4)多植物来源的食物。

(5)限制红肉摄入,避免加工肉类。

(6)限制含乙醇的饮料摄入。

(7)限制盐的摄入量,避免发霉的谷类食物或豆类食物。

(8)膳食补充剂。

(9)母乳喂养。

(10)癌症幸存者应遵循癌症预防的建议。

2.二级预防

因目前缺乏针对乳腺癌病因行之有效的预防措施,故乳腺癌的二级预防尤为重要,二级预防的内容主要以乳腺癌的筛查为主,需要公众共同参与完成。

肿瘤筛查是针对无症状人群的一种人群防癌措施:乳腺癌筛查以通过简便、有效、经济的乳腺检查措施,对无症状妇女开展筛查,以期早期发现、早期诊断及早期治疗,最终目的是为降低人群乳腺癌的死亡率。国内外多项乳腺癌筛查随机对照试验荟萃分析显示,乳腺癌筛查有助于降低患者的死亡率。世界卫生组织也建议各国积极开展乳腺癌筛查,这是一项利大于弊的预防措施。

常用于乳腺癌筛查的检查措施包括乳腺 X 线检查、乳腺超声检查、MRI 等。其中乳腺 X 线检查对 40 岁以上亚洲妇女准确性高。但乳腺 X 线对年轻致密乳腺组织穿透力差,一般不建议对 40 岁以下、无明确乳腺癌高危因素或临床体检未发现异常的妇女进行乳腺 X 线检查。乳腺超声检查可作为乳腺 X 线筛查的联合检查措施或补充措施,特别有助于检出致密型乳腺中的病灶以及鉴别肿块的囊实性,两者结合是目前广为采纳的乳腺癌筛查方法。乳腺 MRI 检查可作为乳腺 X 线检查、乳腺临床体检或乳腺超声检查发现的疑似病例的补充检查措施。

中乳腺癌筛查指南如下:

(1)乳腺癌高危人群:即有明显的乳腺癌遗传倾向者,既往有乳腺导管或小叶中重度不典型增生或小叶原位癌患者,既往有胸部放疗史的患者。

筛查方法:①应提前进行筛查(40 岁前);②筛查周期推荐每半年一次;③筛查手段除了应用一般人群常用的临床体检、B 超、乳腺 X 线检查外,可以应用 MRI 等新的影像学手段。

(2)一般人群妇女乳腺癌筛查指南

①20～39 周岁:不推荐对非高危人群进行乳腺筛查。

②40～49 周岁:适合机会性筛查,每年一次乳腺 X 线检查;推荐与临床体检联合,对致密型乳腺(即乳腺腺体致密者)推荐与 B 超检查联合。

③50～69 周岁:适合机会性筛查和人群普查,每 1～2 年一次乳腺 X 线检查,推荐与临床体检联合,对致密型乳腺推荐与 B 超检查联合。

④70 周岁及以上:适合机会性筛查,每 2 年一次乳腺 X 线检查,推荐与临床体检联合,对致密型乳腺推荐与 B 超检查联合。

二、乳房及腋窝的解剖

（一）乳房的组织结构

乳房的皮肤包括外周皮肤及中央区乳晕，乳房皮肤在腺体周围较厚，弹性较好，在乳头乳晕附近较薄，但伸展度较大。乳腺组织内包含有纤维结缔组织组成的间质和乳腺导管系统组成的实质。每个导管系统即为一个乳腺腺叶，由输乳管、腺小叶及其腺泡组成，15～20个乳腺腺叶构成乳腺的实质。每个腺叶以乳头为中心呈轮辐样放射状排列，各有一导管向乳头引流，腺叶之间无相交通的导管。在乳腺小叶间垂直走行并互相连成网状的纤维组织束称为乳腺悬韧带（Cooper韧带），起到固定乳房和保持乳房移动性的作用。

（二）乳房的淋巴引流

乳房内含有丰富的淋巴管网，并互相吻合成丛，并同整个胸部、颈部、腋下、腹部、脊椎等处的淋巴管网相连通，经淋巴道转移是乳腺癌远处转移的主要途径之一。乳腺的淋巴系统主要包括乳腺实质内的淋巴管、由乳腺向外引流的淋巴管及区域淋巴结。

乳腺的淋巴管主要流入腋窝淋巴结，约占引流的75％，其次流入胸骨旁淋巴结，少数可注入锁骨上淋巴结，此外部分可引流到膈下、腹壁和对侧腋窝等。所以乳腺癌发生淋巴结转移时腋窝淋巴结为最重要的第一站，腋窝淋巴结转移的情况对疾病的预后有着重要意义。

（三）乳房的血供

乳房的血供来源于内乳动脉（胸内侧动脉）及胸外侧动脉。这两支动脉均起源于腋动脉，分别自乳腺的中上及外上的背面进入乳腺，其分支互相吻合另外，内乳动脉发出形成肋间后动脉，肋间动脉的分支自深面穿过达到乳腺表面。

（四）腋窝的组织结构

腋窝的内界为胸壁，外缘为背阔肌，上缘为腋静脉，后缘为肩胛下肌，下方为背阔肌与前锯肌的结合部。根据与胸小肌的解剖关系将腋窝分为三个水平，这对乳腺癌手术腋窝清扫范围的确定有特别重要的意义。腋窝自外侧缘至胸小肌的外缘为第一水平；胸小肌的外侧缘及内侧缘之间区域为第二水平；腋窝内侧至胸小肌内侧缘为第三水平。

腋窝内有许多具有重要临床意义的组织结构胸大肌与胸小肌之间有胸肌间淋巴结（Rotter淋巴结），这些淋巴结常常在胸大肌表面的后方看到。胸外侧神经沿胸大肌后表面走行，如术中损伤将导致胸大肌萎缩，支配胸大肌的下一外侧部分，手术中要注意保护。

第2肋间臂神经分布在距腋静脉下方1cm处，向中外侧方向走行。胸长神经支配前锯肌，在第2肋间隙肋间臂神经后方可发现，胸长神经在胸壁后下方呈曲线走行，其分支在第4或第5肋骨水平进入前锯肌，尽管胸长神经通常沿前锯肌走行，但也可以沿腋窝组织外侧走行，因此在腋窝清扫中必须妥善保护胸长神经。如果胸长神经受损将导致"翼状肩胛"。

胸背神经支配背阔肌，它首先走行于胸外静脉的后方（胸-腹静脉），沿外下方走行于肩胛下肌表面，并伴行肩胛下血管，由内侧进入背阔肌。

（五）乳房的生理

女性乳腺作为女性生殖系统的一部分，其生理变化受到神经体液的调节，即在神经系统的控制下,通过下丘脑、垂体和卵巢激素的作用,对乳腺的生理过程进行复杂和精细的调控。这些激素主要包括卵巢激素、脑垂体激素、肾上腺皮质激素、甲状腺激素、胎盘激素、胰岛激素等。这些激素在乳腺生长发育过程中、月经周期乳腺变化及哺乳期乳腺的生理调节过程中发挥相应作用。

1.哺乳

乳房最基本的生理功能,乳腺的发育与成熟就是为这一功能而做准备。

2.女性第二性征

乳房是女性第二性征的重要标志。

3.参与性活动

性活动中,乳房是女性敏感区之一。在抚摸、亲吻等刺激下,可出现乳头勃起、乳房胀满,有利于和谐的性生活。

三、组织及病理学

(一)乳腺癌的临床分期

临床分期代表肿瘤发展到何种程度,主要决定于三个方面:①肿瘤本身的生长情况,即肿瘤的大小和它的生长浸润范围(以 Tumor 的"T"为代表);②区域淋巴结转移程度,包括第一站淋巴结转移情况以及有无第二站的转移(以 Node 的"N"为代表);③远处脏器有无血行转移(以 Metastasis 的"M"为代表);如果在 T、N、M 三个字母下面再附加 0、1、2、3 等数字表示变化的程度,就可以表示出肿瘤的临床情况,简称为 TNM 分期法,见表 2-1。

表 2-1　乳腺癌的 TNM 分期

	T	N	M
0 期	Tis 原位癌	N_0	M_0
Ⅰ 期	$T_1 \leqslant 2cm$	N_0	M_0
Ⅱa 期	T_0	N_1	M_0
	$T_1 \leqslant 2cm$	N_1 腋淋巴结(+)	M_0
	$T_2 > 2cm$ 但 $\leqslant 5cm$	N_0	M_0
Ⅱb 期	T_2	N_1	M_0
	T_3	N_0	M_0
Ⅲa 期	T_1	N_2 腋下淋巴结转移	M_0
	T_1	N_1	M_0
	T_3	$N_{1\sim2}$	M_0
Ⅲb 期 T_4 侵犯胸壁皮肤	任意 N	M_0	
	任意 T	N_3 锁骨上下转移	M_0
Ⅳ 期	任意 T	任意 N	M_1 有远处转移

（二）乳腺癌的组织学分型

1.非浸润性癌

又称原位癌,指癌细胞局限在导管基底膜内的肿瘤。按组织来源可分为小叶原位癌和导管内癌。

2.早期浸润性癌

指癌组织突破基底膜,开始向间质浸润的阶段。根据其形态不同可分为早期浸润性小叶癌和早期浸润性导管癌两型。

3.浸润性癌

癌组织向间质内广泛浸润。可分为浸润性特殊型癌和浸润性非特殊型癌。

（1）浸润性特殊型癌:可分为乳头状癌、髓样癌(伴大量淋巴结浸润)、小管癌(高分化腺癌)、乳头 Paget 病、腺样囊性癌、黏液腺癌、鳞状细胞癌。

（2）浸润性非特殊型癌:可分为浸润性小叶癌、浸润性导管癌、单纯癌、硬癌、髓样癌、腺癌。

（三）乳腺癌的分子分型

在乳腺癌经典的组织病理学分类基础上,随着有关乳腺癌研究的深入,科学家逐渐发现乳腺癌是一类分子水平上具有高度异质性的疾病,即使是组织形态学相同的肿瘤,其分子遗传学改变也不尽相同,从而导致肿瘤治疗和预后的差异。乳腺癌分子分型迅速被应用于指导临床治疗、预测乳腺癌预后及化疗疗效的重要工具。

目前在众多的乳腺癌相关标志物中,ER、PR、HER-2 基因被公认为与乳腺癌关系最为密切,在乳腺癌的发生、发展及临床治疗和预后判断方面起着至关重要的作用。

目前临床上多采用基于免疫组化和原位杂交技术的方法,根据激素受体(ER、PR)表达水平和 HER-2 的扩增状况将乳腺癌分为 4 种分子亚型:Luminal A 型、Luminal B 型、HER-2 过表达型、基底细胞型。

四、扩散和转移

（一）乳腺癌的局部扩散

乳腺癌的浸润性生长的范围及速度,因患者的不同情况而异。肿瘤细胞繁殖增多,向周围组织浸润,也可出现融合性生长。继发性卫星结节形成一个新的浸润源,朝向中心肿瘤生长,互相融合,使肿块增大。乳腺内扩散的另一途径是肿瘤细胞由导管内向导管外蔓延,侵犯淋巴管,向心扩散到乳晕下淋巴网。肿块进一步扩大,肿瘤细胞超出乳腺范围,侵犯胸筋膜及肌肉,导致肿瘤与胸壁的固定。

（二）淋巴道转移

乳腺癌细胞侵入乳房淋巴管后,可在淋巴管内停留并生长繁殖,从而引起淋巴管阻塞,导致淋巴液反流,使癌肿在乳房内扩散以及发生皮肤水肿。癌细胞会以栓子形式转移至区域淋巴结,导致淋巴道扩散。同侧腋下淋巴结为乳腺癌转移的主要去处,是乳腺癌发生转移时最早受累处;内乳淋巴结虽然也属乳房淋巴引流第一站,但其转移率明显低于腋淋巴结。同侧锁骨上淋巴结转移主要为癌细胞自腋尖部淋巴结或内乳淋巴结逆行转移而发生,该处转移一旦发生,癌细胞极易通过静脉进入全身循环而发生远处转移。

(三)血道转移

以往的观念认为,血道转移常出现于淋巴道转移之后。近年研究表明,乳腺癌是全身性疾病,血道转移在乳腺癌早期即可发生,不少患者未见淋巴道转移时已出现血道转移。研究显示,乳腺癌术后常见的血道转移部位有胸内脏器、肋骨、肝和脑。

(四)远处转移

1.骨转移

最常见的,占30%～60%。以胸、腰椎和盆骨最多,其次为肋骨、股骨等,多数为溶骨性改变,少数为成骨性改变。长骨转移时可发生病理性骨折,脊柱转移时由于脊髓受压可引起截瘫,临床上有进行性加剧的疼痛。

2.肺转移

占5%～15%,多数表现为肺内大小不等的结节,偶为单个结节。少数病例表现为癌性淋巴管炎,临床上乳腺癌扩散的症状有明显的咳嗽、气急、发绀。

3.肝转移

占3%～10%,早期症状不明显,超声显像及CT检查有助于早期发现。

4.脑转移

有研究表明,乳腺癌是仅次于肺癌容易发生脑转移的恶性肿瘤,有15%～25%的脑转移瘤来源于乳腺。

5.胸膜转移

常继发于肺转移,亦偶见单纯胸膜转移者,主要表现为胸腔积液,可为血性,有时胸水内可找到癌细胞。

五、临床表现

(一)乳腺肿块

乳腺肿块是乳腺癌最常见的首发症状,可发生于乳腺的任何部位。乳房外上象限为乳腺癌的好发部位,约占1/3。肿块大小不一,形状不规则,表面欠光滑,边界欠清楚。乳腺肿块质地多为实性,较硬。

(二)皮肤表现

1.皮下受累

当肿瘤细胞侵犯皮下,累及连接腺体和皮肤的Cooper韧带并使之呈相对短缩状态,牵拉该处皮肤向深面凹陷,就会形成以一个点为中心的皮肤凹陷,称为"酒窝征",此为乳腺癌的早期征象。

当乳腺癌组织阻塞乳房淋巴引流时,可发生相应区域的皮肤水肿,而毛囊和皮脂腺的皮肤与皮肤下组织紧密相连,使该处水肿不明显,皮肤出现点状凹陷,临床上称之为"橘皮样变",此为乳腺癌的晚期征象。

2.皮肤破溃

乳腺癌局部晚期表现,癌瘤向乳房表面侵袭,局部皮肤正常结构被破坏,循环系统失常,进而发生坏死破溃,溃疡较大时呈"火山口"状。

3.炎性表现

癌瘤部位皮肤出现红肿等炎症表现,除见于肿瘤伴发感染外,也常见于炎性乳腺癌。炎性乳腺癌为癌细胞广泛侵入皮内淋巴管网后,引起的皮肤类似炎症性反应,乳房局部皮肤颜色有淡红转深红,同时伴有皮肤水肿,触之感皮肤增厚、粗糙、皮温升高、触痛,则是炎性乳腺癌的特征性表现。

4.卫星结节和铠甲状癌

卫星结节是乳腺癌局部晚期表现,多因癌细胞沿皮下淋巴管向周围扩散,在原发灶周围形成新的皮内结节,其间有正常的皮肤间隔。

铠甲状癌是无数的皮肤癌性结节集合成片的结果,致使皮肤显得坚硬而粗糙,韧而厚实,似象皮样,呈暗红色,最终使整个乳房变得粗糙坚硬,形如铠甲。

(三)乳头的改变

1.血性溢液

乳头溢液呈鲜血样或褐色溢液,可由恶性肿瘤引起,尤其是导管内乳头状癌。50岁以上妇女出现单侧乳头血性溢液时,应给予密切注意。

2.乳头回缩或抬高

正常乳头双侧对称,直向前方并略向下。发生于乳腺中央区的肿瘤,早期可引起乳头同缩。乳腺癌多位于乳房的外上象限,由于纤维组织增生及收缩的结果,还会导致整个乳房的抬高,患侧乳头往往高于对侧乳头。

3.乳头糜烂、脱屑

Paget病的临床表现为乳头湿疹样改变,即乳头脱屑、瘙痒、糜烂、溃疡、结痂,伴灼痛,偶见乳头溢液。

(四)区域淋巴结肿大

腋窝淋巴结转移最为常见,临床上转移发生率为 50%～60%。锁骨上淋巴结属于颈深组最下方的淋巴结,转移癌不大时不易触及

隐性乳腺癌可以仅表现为腋窝淋巴结肿大。

六、诊断

(一)乳腺钼靶 X 线检查

乳腺钼靶 X 线检查是最基本的乳腺影像检查方法,在乳腺良、恶性病变的鉴别诊断和乳腺癌早期诊断方面,目前还没有其他方法能够取代它。其优点是影像清晰、直观,能发现无任何临床表现的早期乳腺癌。

(二)超声检查

超声检查是乳腺钼靶 X 线检查最重要的补充和释疑方法,因其简便、经济、无创,尤其是高频彩超可以发现直径小于 5mm 的肿块,临床应用越来越广泛。目前临床工作中,乳腺钼靶 X 线检查和超声检查是乳腺影像学检查的"黄金组合"。

（三）CT 检查

X 线计算机断层扫描能清晰显示乳腺的解剖结构以及病灶的各种征象,能提高诊断准确率。

（四）MRI 检查

磁共振成像是一种新的影像诊断技术,它能更好地显示肿瘤的形态学和血流动力学特征,对诊断乳腺疾病的敏感性和特异性有了一定程度的提高。有研究表明,MRI 对早期乳腺癌的检出率优于乳腺钼靶和彩超。

（五）乳腺 PET-CT 检查

PET-CT 是一种在分子水平上显示活体生物活动的医学影像技术,它的应用价值广泛,特别是在肿瘤的定性、定位诊断、临床分期与再分期、治疗方案的选择与疗效评价以及复发和转移的监测等方面具有重要意义。

（六）肿瘤标志物检查

乳腺癌患者的某些血清生化指标将有升高,检测这些肿瘤标志物对乳腺癌的诊断、预测预后、监测复发和转移有重要意义,如癌胚抗原(CEA)、CA15-3、CA125、雌激素受体、孕激素受体、HER-2 等指标。

（七）病理学检查

1.细胞学检查

(1)乳头溢液细胞学检查:用于单乳头溢液者,诊断经济方便,但有一定的假阳性率。

(2)皮肤破溃的刮片细胞学诊断:对乳头乳晕有湿疹样病变的涂片或刮片检查,有助于诊断早期湿疹样乳腺癌。

2.组织学检查

(1)粗针吸细胞学检查:方法可靠,假阳性率低,一旦针吸发现癌细胞即可确诊。

(2)超声引导下的乳腺病变的穿刺活检:可用于临床触不到肿块,仅彩超下见可疑病灶者,在彩超下金属丝定位,大大提高了切取的准确性。对于腺体薄的患者,可采用体表定位。切除组织做冰冻及石蜡切片,一旦发现恶性细胞即可确诊,这对乳腺癌的早期诊断有重要意义。

(3)乳腺 X 线立体定位下切除活检:可用于临床触不到肿块,仅 X 线片上见可疑病灶者,在 X 线下金属丝定位,大大提高了切取的准确性。

(4)真空辅助麦默通活检术:麦默通系统是一种影像学引导下的新型真空辅助组织活检装置,主要用于乳腺病灶的活检诊断。它能切除较小的乳腺病灶,广泛应用于乳腺癌的早期诊断及乳腺良性小肿瘤的切除。

七、治疗

手术治疗是乳腺癌的主要治疗方法之一。目前多主张缩小手术范围,同时联合术后化疗、放疗、内分泌治疗及生物治疗等。临床常用的手术方式如下。①乳腺癌根治术,切除包括整个患侧的乳房、胸大肌、胸小肌、腋窝及锁骨下所有脂肪组织和淋巴结。②乳腺癌扩大根治术,是指在乳腺癌根治术的基础上同时切除胸廓内动、静脉和胸骨旁淋巴结。③乳腺癌改良根治术,有两种术式,一是保留胸大肌,一是保留胸大肌及胸小肌。④全乳房切除术,切除整个乳腺,包括腋尾部和胸大肌筋膜。⑤保留乳房的乳腺癌切除术,完整切除肿块和腋窝淋巴结清扫。乳腺癌根治术后,可引起的并发症有皮瓣坏死、皮瓣下积液、患侧上肢肿胀等。

八、护理评估

(一)术前评估

1.健康史及相关因素

患者的月经史、孕育史、哺乳情况、饮食习惯、生活环境等;既往有无患乳房良性肿瘤;有无乳腺癌家族史。

2.身体状况

(1)局部:①乳房外形和外表:两侧乳房的形状、大小是否对称,乳头是否在同一水平,近期有无出现一侧乳头内陷的现象;乳房浅表静脉是否扩张;乳房皮肤有无红、肿及橘皮样改变,乳头和乳晕有无糜烂。②乳房肿块:了解有无乳房肿块,肿块大小、质地和活动度,肿块与深部组织的关系,表面是否光滑、边界是否清楚;有无局限性隆起或凹陷等改变情况。

(2)全身:①有无癌症远处转移的征象,如锁骨上、腋窝淋巴结和其他部位有无肿大淋巴结,淋巴结的位置、大小、数目、质地及活动性;有无肺、骨和肝转移的征象。②全身的营养状况以及心、肺、肝、肾等重要器官的功能状态。

(3)辅助检查:包括特殊检查及与手术耐受性有关的检查结果。

3.心理-社会支持状况

患者面对恶性肿瘤对生命的威胁、不确定的疾病预后、乳房缺失致外形受损、各种复杂而痛苦的治疗(手术、放疗、化疗、内分泌治疗等)、婚姻生活可能受影响等问题所产生的心理反应,如焦虑、恐惧程度,能否很好地应对;患者对拟采取的手术方式以及手术后康复锻炼知识的了解和掌握程度;家属尤其是配偶对本病及其治疗、疾病预后的认知程度及心理承受能力。

(二)术后评估

皮瓣和切口愈合情况;有无皮下积液;患侧上肢有无水肿、肢端血循环情况、患肢功能锻炼计划的实施情况及肢体功能恢复情况;患者对康复期保健和疾病相关知识的了解和掌握程度。

九、护理诊断

(一)焦虑或恐惧

与对癌症的恐惧、担心预后、担心乳房缺失、害怕死亡等有关。

(二)自我形象紊乱

与手术切除乳房和术后瘢痕形成等有关。

(三)有组织完整性受损的危险

与留置引流管、患侧上肢淋巴引流不畅、头静脉被结扎、腋静脉栓塞或感染有关。

(四)知识缺乏

缺乏有关术后患肢功能锻炼等的知识。

十、护理措施

(一)做好心理护理,让患者正确对待手术引起的自我形象改变

护理人员应有针对性地进行心理护理,多了解和关心患者,向患者和家属耐心解释手术的必要性和重要性,鼓励患者表述手术创伤对自己今后角色的影响,介绍患者与曾接受过类似手术且已经痊愈的妇女联系,通过成功者的现身说法帮助患者度过心理调适期,使之相信一侧乳房切除将不影响正常的家庭生活、工作和社交;告知患者今后行乳房重建的可能,鼓励其树立战胜疾病的信心,以良好的心态面对疾病和治疗。对已婚患者,应同时对其丈夫进行心理辅导,鼓励夫妻双方坦诚相待,让丈夫认识其手术的必要性和重要性以及手术对患者的影响,取得丈夫的理解、关心和支持,并能接受妻子手术后身体形象的改变。

(二)促进伤口愈合,预防术后并发症

1.术前严格备皮

对手术范围大、需要植皮的患者,除常规备皮外,同时做好供皮区(如腹部或同侧大腿区)的皮肤准备。乳房皮肤溃疡者,术前每日换药至创面好转,乳头凹陷者应清洁局部。

2.体位

术后麻醉清醒、血压平稳后取半坐卧位,以利呼吸和引流。

3.加强病情观察

术后严密观察生命体征的变化,观察切口敷料渗血、渗液情况,并予以记录。乳腺癌扩大根治术有损伤胸膜可能,患者若感胸闷、呼吸困难,应及时报告医师,以便早期发现和协助处理肺部并发症,如气胸等。

4.加强伤口护理

(1)保持皮瓣血供良好

①手术部位用弹性绷带加压包扎,使皮瓣紧贴胸壁,防止积液积气。包扎松紧度以能容纳一手指、维持正常血运、不影响患者呼吸为宜。

②观察皮瓣颜色及创面愈合情况。正常皮瓣的温度较健侧略低,颜色红润,并与胸壁紧贴;若皮瓣颜色暗红,则提示血循环欠佳,有可能坏死,应报告医生及时处理。

③观察患侧上肢远端血循环情况,若手指发麻、皮肤发绀、皮温下降、动脉搏动不能扪及,提示腋窝部血管受压,应及时调整绷带的松紧度。

④绷带加压包扎一般维持7~10日,包扎期间告知患者不能自行松解绷带,瘙痒时不能将手指伸入敷料下搔抓。若绷带松脱,应及时重新加压包扎。

(2)维持有效引流:乳腺癌根治术后,皮瓣下常规放置引流管并接负压吸引,以便及时、有效地吸出残腔内的积液、积血,并使皮肤紧贴胸壁,从而有利于皮瓣愈合。护理时应注意以下五点。

①保持有效的负压吸引:负压吸引的压力大小要适宜。若负压过高会使引流管腔瘪陷,导致引流不畅;过低则不能达到有效引流的目的,易致皮下积液、积血。若引流管外形无改变,但未闻及负压抽吸声,应观察连接是否紧密,压力调节是否适当。

②妥善固定引流管:引流管的长度要适宜,患者卧床时将其固定于床旁,起床时固定于上身衣服。

③保持引流通畅:防止引流管受压和扭曲。引流过程中若有局部积液、皮瓣不能紧贴胸壁且有波动感,应报告医师,及时处理。

④观察引流液的颜色和量:术后1～2日,每日引流血性液50～200mL,以后颜色量逐渐变淡、减少。

⑤拔管:术后4～5日,每日引流液转为淡黄色、量少于15mL、创面与皮肤紧贴,一手指按压伤口周围皮肤无空虚感,即可考虑拔管。若拔管后仍有皮下积液,可在严格消毒后抽液并局部加压包扎。

5.预防患侧上肢肿胀

患侧上肢肿胀是患侧腋窝淋巴结切除、头静脉被结扎、腋静脉栓塞、局部积液或感染等因素导致的上肢淋巴回流不畅、静脉回流障碍引起的。护理方法如下。

(1)勿在患侧上肢测血压、抽血、做静脉或皮下注射等。

(2)指导患者保护患侧上肢:平卧时患肢下方垫枕抬高10°～15°,肘关节轻度屈曲;半坐卧位时屈肘90°放于胸腹部;下床活动时用吊带托或用健侧手将患肢抬高于胸前;需他人扶持时只能扶健侧,以防腋窝皮瓣滑动而影响愈合;避免患肢下垂过久。

(3)按摩患侧上肢或进行握拳、屈、伸肘运动,以促进淋巴回流。肢体肿胀严重者,可戴弹力袖促进淋巴回流;局部感染者,及时应用抗菌药物治疗。

(三)指导患者做患侧肢体功能锻炼

由于手术切除了胸部肌肉、筋膜和皮肤,使患侧肩关节活动明显受限制。随时间推移,肩关节挛缩可导致冰冻肩。术后加强肩关节活动可增强肌肉力量,松解和预防粘连,最大限度地恢复肩关节的活动范围。为减少和避免术后残疾,鼓励和协助患者早期开始患侧上肢的功能锻炼。

1.术后24小时内

活动手指及腕部,可做伸指、握拳、屈腕等锻炼。

2.术后1～3日

进行上肢肌肉的等长收缩,利用肌肉泵作用促进血液、淋巴回流;可用健侧上肢或他人协助患侧上肢进行屈肘、伸臂等锻炼,逐渐过渡到肩关节的小范围前屈、后伸运动(前屈小于30°,后伸小于15°)。

3.术后4～7日

患者可坐起,鼓励患者用患侧手洗脸、刷牙、进食等,并做以患侧手触摸对侧肩部及同侧耳朵的锻炼。

4.术后1～2周

术后1周皮瓣基本愈合后,开始做肩关节活动,以肩部为中心,前后摆臂。术后10日左右皮瓣与胸壁黏附已较牢固,循序渐进地做抬高患侧上肢(将患侧的肘关节伸屈、手掌置于对侧肩部,直至患侧肘关节与肩平)、手指爬墙(每日标记高度,逐渐递增幅度,直至患侧手指能高举过头)、梳头(以患侧手越过头顶梳对侧头发、扪对侧耳朵)等的锻炼。指导患者做患肢功能锻炼时应注意锻炼的内容和活动量应根据患者的实际情况而定,一般以每日 3~4 次,每次 20~30 分钟为宜;应循序渐进,功能锻炼的内容应逐渐增加;术后 7~10 日内不外展肩关节,不要以患侧肢体支撑身体,以防皮瓣移动而影响创面愈合。

(四)健康教育

1.活动

术后近期避免用患侧上肢搬动、提取重物,继续行功能锻炼。

2.避孕

术后 5 年内应避免妊娠,以免促使乳腺癌复发。

3.放疗或化疗

放疗期间应注意保护皮肤,出现放射性皮炎时及时就诊;放疗、化疗期间因抵抗力低,应少到公共场所,以减少感染机会;加强营养,多食高蛋白质、高维生素、高热量、低脂肪的食物,以增强机体的抵抗力。

4.义乳或假体

为患者提供改善自我形象的方法。

(1)介绍假体的作用和应用。

(2)出院时暂佩戴无重量的义乳(有重量的义乳在治愈后佩带),乳房硕大者,为保持体态匀称,待伤口一期愈合后即可佩带有重量的义乳。

(3)避免衣着过度紧身。

(4)根治后 3 个月可行乳房再造术,但有肿瘤转移或乳腺炎者,严禁假体植入。

5.乳房自我检查

20 岁以上的女性应每月自查乳房一次,宜在月经干净后 4~7 日进行。乳房自查方法如下。

(1)视诊:站在镜前取各种姿势(两臂放松垂于身体两侧、向前弯腰或双手上举置于头后),观察双侧乳房的大小和外形是否对称;有无局限性隆起、凹陷或皮肤橘皮样改变;有无乳头回缩或抬高。

(2)触诊:仰卧,肩下垫软薄枕,被查侧的手臂枕于头下,使乳房完全平铺于胸壁。对侧手指并拢平放于乳房,从乳房外上象限开始检查,依次为外上、外下、内下、内上象限,然后检查乳头、乳晕,最后检查腋窝注意有无肿块,乳头有无溢液。若发现肿块和乳头溢液,应及时到医院做进一步检查。

十一、护理评价

1.患者焦虑、恐惧有否缓解,情绪是否稳定,患者及家属能否正确接受手术所致的乳房外形改变。

2.置引流管期间患者有否出现感染征象,创面是否愈合良好,患侧肢体有否出现肿胀,功能有否障碍。

3.患者是否掌握患肢功能锻炼的方法。

第二节　肺癌

一、发病率与流行病学

20 世纪初期肺癌是一种比较罕见的疾病,从 20 世纪 30 年代开始,肺癌的发病率急速上升,很快成为全世界第 1 位的癌症死因。进入 20 世纪 90 年代后,尽管部分发达国家男性肺癌发病率缓慢下降,但更多的发展中国家和发达国家的女性肺癌发病率却持续上升。肺癌的发病率仍稳居目前全球癌症的首位,我国肺癌发病率在过去 30 年中显著上升,2006 年卫计委开展的第三次全国死亡原因回顾性抽样调查的结果显示,肺癌死亡率为 30.83/105,与前二次死因调查结果比较,死亡率较 70 年代的 5.60/105 和 90 年代的 15.19/105 均明显上升。我国肺癌的死亡率增加趋势明显,已经成为第一位的癌症死因,是我国人群死亡率上升最快的癌症。中国 2010 年恶性肿瘤发病和死亡分析报告,2010 年我国癌症发病第 1 位的是肺癌,发病率为 46.08/10 万,占所有恶性肿瘤 19.59%,年新发病例约 61 万,死亡第 1 位的也是肺癌,占所有恶性肿瘤死亡的 24.87%,年死亡约 49 万,死亡率为 37.00/10 万。从分布来看,上海、北京、东北和沿海几个较大城市的肺癌死亡率最高。肺癌发病率和死亡率均随年龄增长而上升,一般 40 岁以后肺癌发病率明显上升,发病率和死亡率到 75 岁左右达到高峰,然后有所下降。几乎所有国家和地区,肺癌的发病率和死亡率均是男性高于女性。

二、病因学

80%～90% 的肺癌与吸烟相关,被动吸烟增加肺癌发生的危险,其中小细胞肺癌(SCLC)约 95% 归因于吸烟。空气污染,特别是工业废气也是肺癌的高危因素。肺癌的发生与环境和职业接触史相关,石棉暴露能明显增加肺癌发生的危险性,其中吸烟者的危险性尤为显著。我国肺癌高发区云南个旧锡矿和宣威的病因和流行病学研究显示了职业暴露(氡及其子体)和环境因素(室内燃煤空气污染)对肺癌发生影响的重要性。慢性肺部疾病、结核继发肺部疤痕者发生肺癌危险性增加。肺癌家族史以及氯甲基醚、多环芳香烃、铬、镍、有机砷等致癌物质暴露史也增加发生肺癌的危险性。

三、临床病理特点

鳞癌约占肺癌的 30%,其中 2/3 表现为中心型,1/3 为周围型,体积可以巨大并有空洞形成,伴有空洞的肺癌大部分为鳞癌,位于中心时可呈息肉状突向支气管腔。鳞癌的淋巴和血行转移多见,可直接侵犯纵隔淋巴结、支气管旁和纵隔软组织。术后局部复发比其他类型肺癌常见。发达国家中,腺癌是非小细胞肺癌(NSCLC)中最常见的病理类型,约占 40%,腺癌最常见于不吸烟者和既往吸烟者,是女性最常见的病理类型。腺癌可单发、多发或表现为弥漫性,发生于外周并累及肺膜是最常见的临床表现,其余可发生于肺中央或支气管部位,弥漫性如双侧肺炎改变、单侧肺内播散结节、广泛胸膜转移或类似恶性胸膜间皮瘤。淋巴和血行转移是其主要播散途径,极易出现区域淋巴结和远处转移。大细胞肺癌是一种缺乏小细胞肺癌、腺癌或鳞状细胞癌细胞分化特点的未分化恶性上皮细胞癌。临床上常表现为肺外周大肿块、侵犯亚段支气管或更大气道,但同腺癌相似,易于出现区域淋巴结和远处转移。组织常见坏死但一般不形成空洞。SCLC 常见于主支气管和叶支气管,中心型占 90%~95%,典型表现为大的中心型原发病灶,伴肺门、纵隔淋巴结广泛转移,诊断时约 2/3 有远处转移。SCLC 在光镜下表现为原始的、未分化的小圆细胞肿瘤。电镜可发现粗颗粒的神经内分泌物质。免疫组化可显示嗜银颗粒、突触素及其他神经内分泌蛋白,与抗利尿激素分泌异常综合征(SIADH)、库欣综合征以及重症肌无力综合征等副肿瘤综合征相关。

四、症状和体征

肺癌早期可无明显症状,即使是有症状的患者,也因其临床表现的非特异性,容易与先前存在的一些症状或体征相混淆,从而影响诊断的及时性和准确性,因此对高危人群进行定期体检是早期发现肺癌的有效方法。肺癌的临床表现复杂,大致可归纳为原发肿瘤、胸内蔓延、远处转移和副肿瘤综合征的肺外表现等四类。原发肿瘤引起的症状包括咳嗽、咯血、呼吸困难、胸痛、喘鸣等;肿瘤在胸内蔓延可导致声嘶、膈神经麻痹、吞咽困难、上腔静脉压迫综合征、胸腔积液、心包积液、肺尖肿瘤综合征等;远处转移包括脑、骨、肝、肾上腺及其他器官转移的相应临床表现;肺外表现指与肿瘤侵犯或转移不直接相关的症状和体征,即副肿瘤综合征。副肿瘤综合征实际上可以影响到全身每一个器官,有时还预示着肿瘤的出现或复发。包括库欣综合征、抗利尿激素综合征、高钙血症、类癌综合征、副癌神经综合征、皮肤副癌综合征、凝血和造血系统异常、副癌类风湿综合征及继发增殖性骨关节病等。

五、诊断

(一)无创性检查
1.胸部 X 线

胸片因其简便易行、经济有效,目前仍是肺癌初诊时最基本的检查方法,是早期发现肺癌的一个重要手段,也是术后随访的方法之一。

2.胸部 CT

胸部 CT 目前已成为估计肺癌胸内侵犯程度及范围的常规检查方法,尤其在肺癌的分期上更有其无可替代的作用。低剂量螺旋胸部 CT 可以有效地发现早期肺癌,CT 引导下经胸肺肿物穿刺活检是重要的获取细胞学、组织学诊断的技术。

3.B 型超声

因为含气肺组织不是超声的理想介质,且超声对肺部肿块的良恶性鉴别缺乏特异性,故超声检查在肺癌诊断中较少应用。主要用于诊断腹部重要器官以及腹腔、腹膜后淋巴结有无转移,也用于双侧锁骨上窝淋巴结的检查;对于邻近胸壁的肺内病变或胸壁病变,可鉴别其囊、实性及进行超声引导下穿刺活检;超声还常用于胸水抽取定位。

4.MRI

MRI 较 CT 检查更容易鉴别实质性肿块与血管的关系,MRI 检查对肺癌的临床分期有一定价值,特别适用于判断脊柱、肋骨以及颅脑有无转移。

5.骨扫描

骨扫描是判断肺癌骨转移的常规检查。当骨扫描检查提示骨可疑转移时,应对可疑部位进行 MRI、骨 X 片检查加以验证。

6.PET-CT

主要用于排除纵隔淋巴结和远处转移,但因价格昂贵,且约有 20% 的假阴性和假阳性,目前还不能广泛应用。

(二)内镜检查

1.纤维支气管镜

纤维支气管镜检查技术是诊断肺癌最常用的方法,包括纤维支气管镜直视下刷检、活检以及支气管灌洗获取细胞学和组织学诊断。上述几种方法联合应用可以提高检出的阳性率。

2.经纤维支气管镜引导透壁穿刺纵隔淋巴结活检术(TBNA)和纤维超声支气管镜引导透壁淋巴结穿刺活检术(EBUS-TBNA)

TBNA 有助于治疗前肺癌 TNM 分期的精确 N_2 分期。但不作为常规推荐的检查方法,有条件的医院应当积极开展。EBUS-TBNA 更能就肺癌 N_1 和 N_2 的精确病理诊断提供安全可靠的支持。

3.纵隔镜

作为确诊肺癌和评估 N 分期的有效方法,纵隔镜是目前临床评价肺癌纵隔淋巴结状态的金标准。尽管 CT、MRI 以及近年应用于临床的 PET-CT 能够对肺癌治疗前的 N 分期提供极有价值的证据,但仍然不能取代纵隔镜的诊断价值。

4.胸腔镜

胸腔镜可以准确地进行肺癌的诊断和分期,对于经纤维支气管镜和经胸壁肺肿物穿刺针吸活检术等检查方法无法取得病理标本的早期肺癌,尤其是肺部微小结节病变行胸腔镜下病灶切除,可以明确诊断。对于中晚期肺癌,胸腔镜下可以行淋巴结、胸膜和心包的活检,胸水及心包积液的细胞学检查,为制定治疗方案提供可靠依据。

(三)肿瘤标志物(TMs)

肺癌相关的血清肿瘤标志物包括 CEA、CA125、Cyfra21-1、CA153、SCC 等,SCLC 具有神经内分泌特点,与促胃液素释放肽前体(ProCRP)、神经元特异性烯醇化酶(NSE)、肌酸激酶BB(CK-BB)以及嗜铬蛋白 A(CGA)等相关。但这些标志物的敏感性和特异性均不高,因此在肺癌的筛查、诊断中的价值有限,目前主要是作为监测治疗反应和早期复发的辅助指标。

(四)其他检查技术

1.痰细胞学

痰细胞学检查是目前诊断肺癌简单方便的无创伤性诊断方法之一,连续三天留取清晨深咳后的痰液进行痰细胞学涂片检查可以获得细胞学诊断。60%~80% 的中央型肺癌和15%~20% 的外周型肺癌患者,可以通过重复的痰细胞学检查得到阳性结果。

2.经胸壁肺内肿物穿刺针吸活检术(TTNA)

TTNA 可以在 CT 或 B 超引导下进行,在诊断周围型肺癌的敏感度和特异性上均较高。

3.胸腔穿刺术

当胸水原因不明时,可以进行胸腔穿刺以获得细胞学诊断,并可以明确肺癌的分期。

4.胸膜活检术

当胸水穿刺未发现细胞学阳性结果时,胸膜活检可以提高阳性检出率。

5.浅表淋巴结活检术

对于肺部占位病变或已明确诊断为肺癌的患者,如果伴有浅表淋巴结肿大,应当常规进行浅表淋巴结活检,以获得病理学诊断、明确分期并指导治疗。

六、分　期

(一)非小细胞肺癌

原发肿瘤(T)

Tx　原发肿瘤不能评价;或痰、支气管灌洗液找到肿瘤细胞,但影像学或支气管镜没有可视肿瘤

T_0　没有原发性肿瘤的证据

Tis　原位癌

T_1　肿瘤最大径≤3cm,周围为肺或脏层胸膜包绕,气管镜检查肿瘤没有累及叶支气管近端以上位置(即没有累及主支气管)

　　T_{1a}　肿瘤最大径≤2cm

　　T_{1b}　肿瘤最大径>2cm 但≤3cm

T_2　肿瘤>3cm 但≤7cm 或符合以下任何一点:

累及主支气管,但距隆突≥2cm

侵犯脏层胸膜

伴有扩展到肺门的伴肺不张或阻塞性肺炎,但未累及全肺

　　T_{2a}　肿瘤最大径>3cm 但≤5cm

　　T_{2b}　肿瘤最大径>5cm 但≤7cm

T_3　肿瘤>7cm 或肿瘤直接侵犯了下述部位之一者:胸壁(包括上沟瘤)、膈肌、膈神经、纵隔胸膜、壁层心包;肿瘤位于距隆突 2cm 以内的主支气管,但未侵及隆突;或伴有累及全肺的肺不张或阻塞性炎症或同一肺叶内出现分散的单个或多个卫星结节

T_4　任何大小的肿瘤直接侵犯了下述部位之一者:纵隔、心脏、大血管、气管、食管、喉返神经、椎体、隆突;同侧非原发肿瘤所在肺叶的其他肺叶内出现单个或多个肿瘤结节

区域淋巴结(N)

Nx　区域淋巴结不能评价

N_0　没有区域淋巴结转移

N_1　转移至同侧支气管旁淋巴结和(或)同侧肺门淋巴结;和肺内淋巴结,包括直接侵犯

N_2　转移至同侧纵隔和(或)隆突下淋巴结

N_3　转移至对侧纵隔、肺门淋巴结,同侧或对侧斜角肌或锁骨上淋巴结转移

远处转移(M)

Mx　远处转移不能评价

M₀　没有远处转移

M₁　有远处转移

M₁ₐ　对侧肺叶内出现分散的单个或多个肿瘤结节;胸膜结节或恶性胸腔(或心包)积液

M₁ᵦ　远处转移

注:①任何大小的、少见的表浅性肿瘤,只要局限于支气管壁,即使累及主支气管,也定义为 T_{1a}。②肿瘤大小≤5cm 或者大小无法确定的 T_2 肿瘤定义为 12a,肿瘤>5cm 但≤7cm 的肿瘤定义为 T_{2b}。③绝大多数肺癌患者的胸腔积液(以及心包积液)是由肿瘤引起的,但有极少数患者的胸腔积液(心包积液)经多次细胞学检查未能查到肿瘤细胞,而积液又是非血性和非渗出性的,临床判断积液与肿瘤无关,积液不影响分期,应被定义为 M_0。

表 2-2　国际肺癌研究协会肺癌 TNM 分期

分期		TNM
隐性肺癌		TxN_0M_0
原位癌 0 期		$TisN_0M_0$
Ⅰ期	Ⅰ A 期	$T_{1a,b}N_0M_0$
	Ⅰ B 期	$T_{2a}N_0M_0$
Ⅱ期	Ⅱ A 期	$T_{2b}N_0M_0$
		$T_{1a,b}N_1M_0$
		$T_{2a}N_1M_0$
	Ⅱ B 期	$T_{2b}N_1M_0$
		$T_3N_0M_0$
Ⅲ期	Ⅲ A 期	$T_3N_1M_0$
		$T_{1a,b}N_2M_0$
		$T_{2a,b}N_2M_0$
		$T_3N_2M_0$
		$T_4N_0M_0$
		$T_4N_1M_0$
	Ⅲ B 期	$T_4N_2M_0$
		$T_4N_3M_0$
		任何 T,N_3,M_0
Ⅳ期		任何 T,任何 N,M 1a,b

(二)小细胞肺癌

对于接受非手术治疗的小细胞肺癌患者采用美国退伍军人肺癌协会(VALC)的局限期(LD)和广泛期(ED)分期方法,对于接受外科手术的患者采用国际肺癌研究协会分期标准。

VALG 将局限期定义为病变局限于一侧胸腔、可被包括于单个可耐受的放射野里，广泛期为病变超出同一侧胸腔，包括恶性胸腔、心包积液及远处转移。目前国内常用的局限期定义为病变局限于一侧胸腔、纵隔、前斜角肌及锁骨上淋巴结，但不能有明显的上腔静脉压迫、声带麻痹和胸腔积液。

七、治疗

（一）外科手术治疗

肺癌手术分为完全性切除、不完全性切除和不确定性切除。应力争完全性切除，以达到完整地切除肿瘤，减少肿瘤转移和复发，并且进行精准的病理 TNM 分期，力争分子病理分型，指导术后综合治疗。电视辅助胸腔镜外科（VATS）已经成熟的胸部微创手术技术，在没有手术禁忌证的情况下，推荐使用 VATS 及其他微创手段。

手术适应证主要有：

1.Ⅰ、Ⅱ期和部分Ⅲa 期（$T_{1-2}N_2M_0$；$T_3N_{1-2}M_0$；$T_4N_{0-1}M_0$ 可完全性切除）非小细胞肺癌和Ⅰ期小细胞肺癌（$T_{1-2}N_0M_0$）。

2.部分Ⅳ期非小细胞肺癌，有单发对侧肺转移，单发脑或肾上腺转移者。

3.临床高度怀疑肺癌的肺内结节，经各种检查无法定性或诊断，可手术探查。

（二）化疗

分为姑息化疗、辅助化疗和新辅助化疗，应当严格掌握治疗的适应证，在肿瘤内科医师主导下进行。化疗应当充分考虑患者的病情、体力状况，评估患者可能的获益和对治疗的承受能力，及时评估疗效，密切监测并有效防治不良反应。

适应证主要有：

1.失去手术机会的晚期肺癌患者，体力状况（PS）评分≤2 分，重要脏器功能可耐受化疗，对于小细胞肺癌的化疗，PS 评分可放宽到 3 分。

2.术后辅助治疗：具有高危险因素的Ⅰb 期患者可以考虑选择性地进行辅助化疗。高危因素包括：分化差、神经内分泌癌（除外分化好的神经内分泌癌）、脉管受侵、楔形切除、肿瘤直径＞4cm、脏层胸膜受累和淋巴结清扫不充分等。完全切除的Ⅱ～Ⅲ期非小细胞肺癌患者，推荐含铂两药方案术后辅助化疗 4 个周期。

3.新辅助化疗：对可切除的Ⅲ期非小细胞肺癌患者可选择 2 个周期的含铂两药方案行术前短程新辅助化疗。手术一般在化疗结束后 2～4 周进行。

4.小细胞肺癌患者的药物治疗：局限期小细胞肺癌患者推荐化疗、手术和放疗为主的综合治疗。

（三）放射治疗

肺癌放疗包括根治性放疗、姑息放疗、辅助放疗、预防性放疗等。放疗的适应证：放疗可用于因身体原因不能手术治疗的早期非小细胞肺癌患者的根治性治疗、可手术患者的术前及术后辅助治疗、局部晚期病灶无法切除患者的局部治疗和晚期不可治愈患者的重要姑息治疗手段。Ⅰ期非小细胞肺癌患者因医学条件不适合手术或拒绝手术时，大分割放射治疗是有效的根治性治疗手段,推荐使用立体定向放射治疗(SBRT)。对于接受手术治疗的非小细胞肺癌患者,如果术后病理手术切缘阴性而纵隔淋巴结阳性(pN2 期),除了常规接受术后辅助化疗外,建议加用术后放疗,建议采用先化疗后序贯放疗的顺序。对于切缘阳性的 pN2 期肿瘤,如果患者身体许可,建议采用术后同步放化疗。对切缘阳性的患者,放疗应当尽早开始。对于因身体原因不能接受手术的Ⅱ～Ⅲ期非小细胞肺癌患者,如果身体条件许可,应当给予适当放疗结合同步化疗。

(四)分子靶向治疗

肺癌分子靶向药物治疗是近年来发展非常迅速的新兴肿瘤治疗方式。与毒副作用很大的化疗相比,肺癌的分子靶向药物疗法最显著的优势就是能够瞄准肿瘤细胞上特有的靶点,准确打击肿瘤而又不伤害正常的细胞。

目前临床常用的分子靶向治疗包括以下 2 种。①以 EGFR 为靶点的肺癌靶向治疗:如吉非替尼、厄洛替尼等。②以肺癌血管生成为靶点的靶向治疗:如贝伐单抗、血管内皮抑素等。

(五)免疫治疗

随着肿瘤免疫学及分子生物学研究的不断深入,肺癌的免疫治疗逐渐得到广泛关注,并为临床肺癌患者提供了一种新的治疗方向。例如,肺癌单克隆抗体依普利单抗是针对细胞毒 T 淋巴细胞相关抗原 4(CTLA-4)的一种单克隆抗体,可通过阻断细胞毒 T 淋巴细胞相关抗原 4 与其配体 B7 分子的结合,从而可以促进 T 淋巴细胞的活化与增殖,提高机体对肿瘤免疫能力。程序性死亡分子 1 抗体能够阻断 PD-1 与其受体的结合,从而避免因 T 细胞的免疫耐受所导致的免疫逃逸,这些研究成果均预示着免疫疗法在肺癌治疗方面广阔的前景。

(六)肺癌其他治疗

目前包括中医中药、射频消融等治疗方式。

八、护 理 措 施

(一)术前护理

1.心理护理

因肺癌患者多有不同程度的咳嗽和呼吸困难病史,呈现烦躁、焦虑等心理状态。当出现咯血或病情加剧时更有恐惧感。同时在整个诊治、康复过程中,患者多伴随着较大的心理变化,表现出烦躁、抑郁等多种不良心态,这些心理的失衡或障碍可直接影响到治疗的效果和患者的生活质量。故在护理过程中要实施有效的心理干预,为患者创造舒适的环境、转移患者对自身疾病的注意力、鼓励家属给予有效的心理支持,从而引导患者保持积极乐观的健康心态,促进疾病的康复。

2.戒烟

目前常规要求患者至少术前两周戒烟。有针对性戒烟计划可提高戒烟成功率。

参照《中国临床戒烟指南》,对戒烟者采取 5A 法:询问(ask)询问吸烟者的基本情况;建议(advice)强化吸烟者的戒烟意识,用清晰的、强烈的、个性化的方式,敦促吸烟者戒烟,让他们知晓吸烟的危害,并走出误区;评估(assess)明确吸烟者戒烟的意愿;帮助(assist)包括帮助吸烟者树立正确观念、审查戒烟的理由、确定开始戒烟日期、签署戒烟协议、选择适当的戒烟方法、使用戒烟药物、处理戒断症状等;安排(arrange)在吸烟者开始戒烟后进行有效监督。

对患者实施个体化有效干预方法,指导患者主动参与戒烟计划,具体内容:①根据患者吸烟量,制订逐步减少吸烟量的计划;②餐后喝水、吃水果或户外散步,做深呼吸 15～30 分钟;③指导患者饭后刷牙或漱口,穿干净没烟味的衣服;④烟瘾来时,立即做深呼吸活动或咀嚼无糖分的口香糖,避免用零食代替香烟,否则会引起血糖升高、身体过胖;⑤戒烟过程中充分休息,保持规律的生活习惯等。在患者遇到问题时提供进一步建议和支持,并指导其亲友给予患者劝告和鼓励。同时使用 WHO 推荐的其他诸如健康教育、心理支持、药物干预等措施也有助于患者戒烟或减少吸烟。

3.呼吸道准备

(1)呼吸功能锻炼:有意识地进行深呼吸及咳嗽的训练,使胸廓、肺泡充分扩张,提高肺功能,预防肺不张等并发症的发生。术前呼吸锻炼方法包括:①缩唇呼吸(用鼻深吸气,然后用口呼气,呼气时口唇收拢,做口哨样,缓慢将气体呼出。呼吸需按规律进行,吸气与呼气时间之比为 1:2 或 1:3,每次 10 分钟,每日两次);②膈肌呼吸锻炼(一只手轻捂胸部,另一只手轻捂腹部,然后吸气,感到放在腹部的手起伏较大,加强膈肌运动,做深而缓慢的呼吸,以增进肺泡通气量,缓解缺氧。腹式呼吸的要点是吸气时使腹部尽量鼓起,呼气时使腹部尽量内收,每次 10～15 分钟,每日 2～3 次或更多);③咳嗽、排痰训练(方法 1:深吸气-屏住呼吸-用力咳嗽,咳嗽时应引起胸腔震动,将气管内的痰液排出,避免只用喉头震动引起的咳嗽,那样仅仅能将咽喉部的痰液咳出,对清理气管内的痰液是无效的。每天 4～5 次,每次 20 下。方法 2:先进行深呼吸 5～6 次,深吸气后浅咳一下将痰咳出至咽部,再迅速将痰咳出);④其他辅助方法,如爬楼梯、吹气球等(爬楼梯主要是通过吸与呼的配合,在运动中使患者增加膈肌活动,使胸部扩张,锻炼肋间肌等参与呼吸的重要肌群;吹气球法则可使气道正压增大,在扩张萎缩的细小支气管及肺泡等方面作用明显,而且在不断用力吹的同时使膈肌得到一定程度的锻炼。训练强度由小到大,锻炼后以不感到心慌气短和疲劳为宜)。

(2)药物治疗改善呼吸道梗阻:对于存在呼吸道梗阻者遵医嘱给予药物雾化或口服,常用药物有沐舒坦、吉诺通(强力稀化黏素)、β肾上腺能受体激动剂(沙丁胺醇、比托特罗定、特布他林等)、抗胆碱药物(异丙托溴铵)、抗感染药物(皮质激素药物)、甲基黄嘌呤(茶碱类药物)、抗生素等。许多治疗气道梗阻有效的药物都可以通过吸入途径使用,相比全身给药有突出的优点,尤其是良好的气道利用率和明显减低的全身不良反应。在吸入过程中,指导患者尽可能深呼吸,以使药液充分吸入支气管和肺内,以更好发挥疗效。

4.皮肤准备

手术前一天常规进行手术部位皮肤准备。范围:上起手术侧锁骨上部,包括肩、腋窝、上臂上 1/3,下至脐平线,前过胸骨中线,后至对侧肩胛线。方法同外科常规备皮。

(二)术后护理

1.生命体征的观察

术后密切观察患者的生命体征(呼吸、血压、脉搏、体温)、血氧饱和度、面色等,及时发现病情变化。观察患者呼吸频率、幅度及节律,以及双肺呼吸音;密切观察血氧变化,注意患者有无气促、发绀等缺氧征象,若有异常及时告知医师予以处理;术后 24～36 小时,血压会有波动现象,需严密观察。若血压持续下降,心率加快,应考虑是否为心脏疾病、出血、组织缺氧或循环血量不足所造成。

2.术后体位

全身麻醉未清醒前取平卧位,头偏向一侧,患者清醒后如生命体征平稳,可给予头下垫枕床头抬高 30°～45°角;术后第一天可取半卧位,避免腹部脏器影响膈肌的活动,并使处于低位的肺小泡充气,有利于增加深吸气的幅度。全肺切除术者,避免过度侧卧,可采取 1/4 侧卧位,以预防纵隔移位和压迫健侧肺而导致呼吸循环功能障碍,产生生命体征变化。

3.氧疗

术后给予正确的氧疗可以减少低氧血症的发生。因为氧气也是一种治疗用药,使用时应根据患者病情特点,选择适宜的给氧方式,以避免并发症发生。肺叶切除后由于肺泡毛细血管床减少、麻醉剂抑制、伤口疼痛、肺膨胀不全及胸带包扎等因素可使呼吸频率和幅度受限,造成不同程度的低氧,一侧全肺切除后肺泡交换面积减少,健侧肺和右心负荷加重,肺功能急骤下降到术前的 35%～44%,易发生低氧血症;故术后应持续吸氧 4～6L/min,直到麻醉恢复后,动脉血氧分压(PaO_2)大于 10.6kPa(80mmHg),血氧饱和度值大于 95%,即可选用鼻导管持续低流量给氧(即氧流量为 1～2L/min)。

4.呼吸道管理

保证病室空气流通,每天开窗通风至少 2 次,每次至少 30 分钟。同时应限制陪护及探视人员的数量。术后协助患者排痰,保证呼吸道通畅,是胸部术后护理的关键之一。

(1)咳嗽、排痰:全麻清醒后立即鼓励患者咳嗽和深呼吸,以形成呼吸道冲击力,使分泌物排出。术后 24～48 小时内,每隔 1～2 小时协助患者咳嗽、深呼吸 5～10 次,借助重力和震荡力,使黏附在呼吸道的分泌物松动脱落,以利于引流,采取以下方法可协助有效咳嗽。

①叩击排痰法:协助患者取舒适的体位,固定好各引流装置,按时协助患者翻身,拍打背部,震动支气管,使附着在气管、支气管、肺内的分泌物松动,以利排出,防止肺泡萎缩和肺不张。方法:协助患者坐位或侧卧位,护士五指并拢呈弓形,用力中等,以患者能承受为宜,腕关节用力,以 40～50 次/分的频率由下至上,由外至内,反复扣拍 10～15 分钟,同时指导患者深吸气后用力咳痰。

②刺激气管法:一手在背后扶住患者,另一只手的拇指指腹在患者深吸气末用力咳嗽时按压胸骨上窝处气管,刺激气管黏膜引起刺激性咳嗽,以利于排痰。注意压迫气管松紧适宜,过松达不到刺激作用,过紧不利于咳嗽,患者咳嗽时及时放开拇指。

③振动排痰机排痰法:振动排痰机通过物理定向叩击作用,使附着在支气管内的黏稠分泌物松动脱落并借助重力作用流入较大支气管,排出呼吸道,从而改善呼吸功能。方法:根据患者年龄、病情等调节频率、时间,一般为 10 分钟。一手持叩击接头,另一手轻触振动位置,以感受振动的力度。先从肺下叶开始,自下而上,由外向内进行叩击和振动排痰,停留 10～15 秒后更换部位,然后翻身振动叩击另一侧。对于肺部感染部位,延长叩击时间,增加频率,并用手对叩击头增加压力,促进其深部排痰。

④智能呼吸排痰系统排痰法:智能呼吸排痰系统使用时患者需穿一自动排痰背心或胸带,

本系统采用"高频胸壁震荡"（HFCWO）技术，通过主机发出脉冲信号，使自动排痰背心产生300～500次/分高频震荡，形成定向自主引流力，促使呼吸道及肺叶深部分泌物松弛、液化、脱落，并轻松排出体外。方法：根据术式及胸围选择相应型号的背心或胸带；振荡频率以Hz为单位，一般选择10～14Hz，平均12Hz；振荡强度一般选择1～4档；普通患者振荡时间每次15～30分钟为宜，2～3次/天，因术后患者耐受性较差，减少每次振荡时间，而增加使用的次数，以15分/次、4次/天较好。在治疗过程中多和患者沟通，提高配合度，增加振荡压力的稳定性，提高实施效果。

（2）其他方法：若患者呼吸道分泌物黏稠，可用沐舒坦、糜蛋白酶、地塞米松、氨茶碱、抗生素等药物进行超声雾化，以达到稀释痰液、消炎、解痉、抗感染的目的。若以上方法均不能奏效，可采取环甲膜穿刺、鼻导管或支气管镜吸痰。

5.胸腔闭式引流的护理

术后通常于腋中线第8肋间安置胸腔闭式引流管以引流胸腔渗液；若是上叶切除，再在第2前肋间放置另一根引流管，以排出气体。全肺切除术后，胸腔内放置一根引流管，接无菌胸瓶以调节胸腔内压力，此引流管通常持续夹闭，防止纵隔向健侧移位，当出现胸腔积液、积气过多，气管偏向健侧时，立即开放引流管排出积液、积气，以纠正纵隔移位。胸腔闭式引流主要靠重力引流，胸瓶应放置在患者胸部水平以下60～100cm处，太短会影响引流，太长易扭曲且增大无效腔，影响通气。护理时注意各管道连接有无错漏。具体护理措施如下。

（1）保持整个引流系统的密闭性，更换时注意无菌操作，并做好记录。更换前先钳夹胸引管，防止气体进入胸腔。胸瓶位置不能高于胸腔，胸瓶长管需入水2～4cm，并保持直立位。注意观察胸水的颜色、性状、量和水柱波动情况，术后24小时内，正常的水柱波动4～6cm，胸腔引流液呈暗红色，少于500mL。如引流液呈鲜红色，每小时超过100mL者，警惕胸内出血。如水柱波动较弱，引流液少，注意检查：连接管道是否正确；管道是否被血块堵塞；导管是否下垂、成角、扭曲或受压；管道接头是否漏气；管道内口是否脱出胸腔。出现上述情况，迅速予以相应处理。如胸腔引流管上端血块堵塞，应钳夹胸管离胸壁20cm处，反复挤压胸引管近端部使其通畅。若胸引管脱出，应立即捏紧引流口皮肤并通知医生处理。

（2）全肺切除术后观察气管有无移位，气管位置是否居中是了解纵隔位置、判断胸腔内压力的标志。判断气管位置是否居中的方法：护士站在患者术侧，面向患者，用靠近患者一侧手的示指、无名指分别放在患者胸锁乳突肌与气管的夹角处，中指放在胸骨上窝，若中指恰位于示指和无名指的中间则说明胸腔两侧压力平衡、气管位置居中，此时不予开放引流管；若无名指偏向中指，则气管向术侧偏移，原因是术侧胸腔内的液体和气体经引流管排出过多，术侧胸腔内压力减低或对侧胸腔因肺大泡破裂造成自发性气胸使对侧胸腔内压力增高，若示指偏向中指，则气管向健侧偏移，应及时通知医生，并协助开放胸引管，放出适量液体或气体。

（3）手术后48～72小时，肺复张良好，引流管中无气体排出，胸腔引流量在100mL/24h以下，引流管中液面波动小或固定不动，听诊肺呼吸音清晰，胸部X线片显示肺复张良好，即可拔除引流管。拔管后观察患者有无胸闷、呼吸困难、气胸或皮下气肿。检查引流管口有无渗液及出血等症状，一旦出现以上症状应立即通知医生，并协助医生进行吸氧、吸痰、伤口换药等。

6.早期活动

术后早期活动有利于增加肺活量,减少肺部并发症;有利于改善全身的血液循环,促进伤口愈合;有利于防止深静脉血栓形成;有利于胃肠功能和膀胱收缩功能恢复,减少腹胀和尿潴留。术后患者病情稳定后协助其进行被动、主动功能锻炼,循序渐进,以患者实际情况为度。需要注意的是,开胸手术后,由于切口长,肋骨被切除,患者常因疼痛而不敢活动术侧手臂,以致肩关节活动范围受限,造成肩下垂。因此,术后应指导患者进行肩关节功能锻炼,主要为上举与外展,逐渐练习术侧手扶墙抬高和拉绳运动,使肩关节尽快恢复到术前水平。

7.并发症的预防、观察及护理

(1)乳糜胸:常发生于术后 2～7 天。由于胸导管的走行不固定,并且各淋巴管之间、胸导管和属支之间存在交通,故肺癌淋巴结广泛清扫时游离大块淋巴结组织、电刀或超声刀操作时容易损伤胸导管和右淋巴导管及其属支,有时术中即使远离常规胸导管走行的部位操作,亦有可能损伤其迷走变异的分支。临床通常采取保守治疗,护士要密切观察引流情况,维持有效的胸腔闭式引流,使肺膨胀良好。乳糜液的主要成分为脂肪、蛋白质、葡萄糖、电解质。引流量过多时可致患者营养不良,免疫功能下降。因此须加强支持治疗,从静脉给予补充液体、血浆、氨基酸、全血、维生素等,同时保证水、电解质平衡。饮食方面,如果胸引量大于 1000mL/d,应禁食水,并常规应用中心静脉高营养支持;如果胸引量为 600～1000mL/d,可低脂饮食或禁食不禁水;如果小于 600mL/d,低脂饮食即可。

(2)支气管胸膜瘘:近年来肺癌术后支气管胸膜瘘已很少见,发生率为 1%～1.8%。常发生于术后 7 天以后,患者有发热、刺激性咳嗽、脓性痰。咳出与胸腔积液性质相同的痰液。胸片显示低位气液平。胸腔引流有大量气体逸出,拔除胸管者可出现气胸。与支气管缝合不严密、缝合处感染破裂、支气管残端过长或血供受损有关。护理方面要特别重视营养支持,遵医嘱给予充足静脉及肠内营养;遵医嘱及时应用敏感的抗生素,有效控制感染;同时给予充分的胸腔引流,密切观察胸引液的变化。严格执行胸引管的护理常规及无菌操作。

(3)胸腔内感染:多在术后 4～5 天后出现症状,表现为高热、寒战、呼吸急促、气短、咳嗽加重。多由胸腔内积液继发感染、手术后胸腔内止血不彻底或余肺有持续漏气导致。充分引流、应用有效抗生素抗感染治疗及给予充足的营养支持是治疗胸腔内感染的三大原则。护理方面要遵医嘱使用抗生素液或甲硝唑液经胸腔引流管进行胸腔冲洗;给予患者充足肠内外营养;指导患者进行有效呼吸功能锻炼,促使患侧余肺复张。

(4)肺不张:约占所有手术后肺部并发症的 90%,主要原因一般是术毕未能吸净气管、支气管内积存的分泌物、痰液和血块;术后因伤口疼痛而咳嗽无力,未能有效排痰;另外,吸烟、哮喘、肥胖和肺气肿都是术后患者容易发生肺不张的重要因素。肺不张的症状一般表现为发热、心动过速和呼吸急促。查体可发现患侧呼吸音减低,管状呼吸音和肺底啰音。而肺不张面积较大者则出现呼吸困难、发绀和血压下降等。胸部 X 线检查见不张的肺阴影。预防的环节是:术前 1～2 周严格禁烟,并积极治疗急、慢性呼吸道感染;术后强调早期活动,帮助患者咳嗽、排出痰液;进行有效的胃肠减压,减少胃肠胀气对呼吸的影响。遵医嘱进行雾化吸入稀释痰液,同时有效应用镇痛药物,指导患者进行有效呼吸功能锻炼,合并肺部感染时,可遵医嘱适当应用抗生素。

(5)肺水肿:术后肺水肿比较少见,发生率为 2%～5%,但后果严重,多见于既往有心源性疾病、输液过多过快、低蛋白血症、年老、体弱、呼吸道梗阻和误吸的患者。主要表现为呼吸急促、呼吸困难,咳大量粉红色泡沫痰。肺部听诊有湿性啰音,而以肺底部最为明显。湿性啰音的位置可随体位而改变。出现肺水肿后立即停止输液或减慢输液速度,保留静脉通路;及时与医生联系进行紧急处理;将患者置于端坐位,双下肢下垂,减少回心血量;高流量给氧或遵医嘱使用无创呼吸机辅助呼吸;遵医嘱给予镇静、利尿、扩血管和强心药物;必要时进行四肢轮扎。

(6)肺栓塞:肺癌术后发生肺栓塞目前已不少见,发生率为 1%～5%,文献报道死亡率为50%。对于肥胖、血脂和胆固醇高、凝血酶原时间异常、心肌梗死及心功能不全、术后活动少、双下肢做静脉穿刺,尤其是有静脉血栓栓塞史的高危人群术后,可遵医嘱行间歇充气压力泵治疗,预防下肢血栓形成。当术后患者发生不明原因的呼吸困难,大汗淋漓、胸骨后挤压性剧痛,同时伴心率加快、血氧饱和度下降,特别是活动后加重应考虑为肺栓塞的可能。如怀疑肺栓塞,首先检测 D-二聚体水平,如果 D-二聚体>500ng/mL,则高度支持肺栓塞的诊断,若患者一般情况允许,做胸部强化 CT 即可诊断。发生肺栓塞后立即给予患者平卧制动。遵医嘱充分吸氧(2～5L/min),密切监测生命体征,给予抗凝剂,必要时通知麻醉医生给予气管插管,呼吸机辅助呼吸。

(7)心律失常:肺切除术后并发心律失常的发生率为 3.4%～30%,房性多见,表现为心房颤动、心房扑动和室上性心动过速。一般发生于大于 60 岁的患者。常见危险因素包括:术前因素,与患者的年龄、心肺功能及吸烟史有关;术中因素,与手术方式、手术时间、术中失血量、麻醉药物及是否心包剥离有关;术后因素,与血流动力学改变、低氧血症、纵隔摆动、疼痛、便秘等因素有关。术后密切观察患者生命体征变化,尤其是心电图波形的节律和频率变化,及时发现异常变化,遵医嘱用药,常规用药有毛花苷 C、维拉帕米、胺碘酮等。严密监测心肺功能,严格控制出入量,24 小时补液量控制在 1000～1500mL,静脉输液速度 30 滴/分;此外严格记录24 小时出入量。

8.胸腔镜手术的护理

(1)术前护理:同常规开胸术前护理。

(2)术后护理:胸腔镜手术后护理同常规开胸术后护理。此外,还应密切观察胸瓶内有无气泡逸出,如有气泡不断逸出肺断面持续漏气,应及时联系医生给予相应处理;观察引流液的颜色、性质和量,以及患者的面色、神志等,密切观察有无活动性出血的发生征象,同时应注意观察患者有无皮下气肿的发生。

(3)并发症的护理

①胸腔漏气:胸腔漏气是电视胸腔镜手术(VATS)最常见的并发症,并可导致皮下气肿、气胸等。术后应密切观察胸腔闭式引流管中有无气体溢出,如胸瓶内有气泡不断逸出表明有空气自肺组织漏出,这是由肺泡未闭合引起的。漏气可分为 3 度。漏气较轻,仅在患者咳嗽时才有气泡从引流管内逸出,且气泡量少为Ⅰ度;漏气略重,患者说话或深呼吸时即有气泡逸出为Ⅱ度;漏气较重,患者在平静呼吸时即有大量气泡逸出,有时由于大量气泡,胸瓶内向外逸出液体为Ⅲ度,此时可向胸瓶内倒入少许 75%乙醇,以减轻气泡的表面张力,使胸瓶内的气泡液不至于逸出。出现肺泡漏气时,嘱患者绝对卧床休息,避免剧烈咳嗽,保持大便通畅,持续胸腔

闭式引流等。

②广泛性皮下气肿:常与肺持续漏气并发,其产生原因有多种,如手术操作粗暴、切口过多、胸壁软组织损伤和壁层胸膜撕裂、引流管放置后缝合不严密等。如出现广泛性皮下气肿后,首先患者采取半卧位。如果是轻度的皮下气肿可用双手轻压皮肤,并将皮下气体引向放置引流管的切口处,以助气体排出;严重皮下气肿者,可行皮下穿刺排气。

9.健康教育

(1)合理饮食:除常规外科术后饮食外,应严格戒烟酒,多吃具有润肺化痰功效的食物,水果宜选用梨(有润肺、止咳化痰作用)、白果(有敛肺、定喘作用)、柿饼(润肺)、甘蔗(其汁可润燥止咳)、百合(镇静止咳)。少吃刺激性食物及生痰伤肺之物,如辣椒、生葱蒜、肥肉等食物。

(2)带管期间的健康教育:告知患者胸腔引流的目的和配合方法,指导并协助患者咳嗽、深呼吸及改变体位;患者下床活动时,引流瓶的位置应低于膝盖且保持平稳,保证长管没入液面下;外出检查前须夹闭引流管;漏气明显的患者不可夹闭引流管。

(三)居家护理

1.出院指导

(1)指导患者加强营养支持,注意劳逸结合,保证良好的身体状态,养成良好的卫生及生活习惯;宣传吸烟对健康的危害性,提倡不吸烟并避免被动吸烟。鼓励患者做一些力所能及的事,出院后体力恢复后可适当工作,从事体力劳动者应该在第一次门诊复查后决定是否开始工作。注意改善工作和生活环境。家属应该为患者创造良好的居住环境,保持室内空气新鲜,定时开窗通风,避免接触煤烟、油烟污染,避免易产生致癌因素的环境及食物。同时要注意预防呼吸道感染,防止肺癌患者病情加重。

(2)给予患者及家属心理上的支持,使之正确认识疾病,增强治疗信心,提高生活质量。指导患者如感觉手术伤口有针刺样疼痛和麻木感,与手术时切断胸壁的神经有关,这是正常的愈合过程,数月后这种不适感会慢慢消退。如果有一些刺激性咳嗽,指导患者不必紧张,因为肺切除后,支气管残端在愈合过程中可能会引起咳嗽。

(3)肺叶切除术后患者出院后,如在外院输液需提醒相关医务人员有肺叶切除术病史,注意输液速度不超过60滴/分,左全肺切除患者不超过30滴/分,右全肺患者不超过20滴/分。

2.定期复查

出院后为了及早发现肿瘤的转移复发,需要定期复查,一般根据医嘱,在出院后的1个月、3个月、6个月、1年、3年到医院复查,其间如有异常(如剧烈咳嗽、咯血等)应及时来院检查。术后复查一般检查的项目:相关血液检查、胸片或者CT。复查前准备好既往病例及相关影像学资料,家属陪同,提前预约,保持平稳情绪,居家期间的疑问或身体不适需及时向医务人员咨询。

3.居家锻炼的方法

同术后肢体功能锻炼及呼吸功能锻炼方法,同时可结合爬楼梯、慢跑、太极拳等有氧活动锻炼肺功能,循序渐进,劳逸结合。

第三节 房间隔缺损

房间隔缺损(ASD)是最常见的先天性心脏病之一,在先天性心脏病中占第5位,为总发病率的17.7%。约每13500名小于14岁的儿童中占1例。女性多见,女性与男性之比约为1.6∶1。房间隔缺损的形成是由于原始心房间隔在发生、吸收和融合时出现异常,左右心房之间仍残留未闭的房间孔。房间隔缺损可单独存在,也可与其他心血管畸形合并存在。

一、病因

房间隔缺损的确切病因还不十分清楚,研究表明,遗传性疾病、孕妇在妊娠3个月内患风疹或服用药物反应等,均可能导致房间隔缺损。

二、病理及分类

在胚胎发育的第4周末,原始心腔开始分隔为4个房室腔。心房间隔自后上壁中线开始,对向心内膜垫生长,下缘呈新月形,与心内膜垫融合后形成原始房间隔。如在发育过程中受某种因素影响,原始房间隔在与心内膜垫融合前停止生长,即成为原发孔缺损。在原始房间隔与心内膜垫融合前,其上部逐渐吸收,构成两侧心房新的通道,称为继发孔。同时,在原始房间隔右侧出现继发房间隔,向下腔静脉入口生长,与原始房间隔上缘接触形成卵圆窝,如果继发房间隔发育障碍或原始房间隔吸收过多,则上、边缘不能接触,遗留的缺口称之为继发孔缺损。房间隔缺损致使左、右心房间隔留存通道,于心房水平发生左向右血液分流。最基本的血流动力学改变是心房水平的左向右分流,早期因肺循环能容纳大量血液,能维持正常的肺动脉压。但长期大量的左向右分流,肺小动脉产生内膜增生和中层肥厚,形成肺动脉高压。如果仍未及时矫治缺损,肺动脉高压不断加重,最后发展为艾森门格综合征。

临床上根据房间隔缺损在右心房的部位不同,将其分为四型。

(一)卵圆窝型缺损或中央型缺损

最常见,占总数的5%以上。与原发孔缺损的重要区别是,前者位于冠状窦口后上方,而后者则位于前下方。

(二)低位缺损或下腔型缺损

仅占10%,其下缘即为下腔静脉口,伴有较大的下腔静脉瓣;手术中易将此瓣误作缺损下缘缝合,导致下腔静脉血液直接回流入左心房。

(三)高位缺损或称上腔型缺损、静脉窦型缺损

约占4%,其上缘为上腔静脉开口,下缘为房间隔,几乎均伴有右上肺静脉异位引流,并使上腔静脉血液同时回流入左、右心房。

(四)混合型缺损

缺损巨大,兼有上述两种类型的特点,临床上较为少见。

三、诊断

（一）临床表现

1.病史、症状

早期无症状或仅易患呼吸道感染。后可有活动后心慌气短、易疲劳、咳嗽等症状。疾病晚期可出现活动后晕厥、右心衰竭、咯血、发绀。

2.体征

胸骨左缘第2、3肋间可闻及Ⅱ～Ⅲ级吹风样收缩期杂音，无震颤。肺动脉区第二心音亢进，伴固定分裂。

（二）特殊检查

1.X线

肺血增多，右心房室增大，肺动脉段突出，主动脉结缩小。大量分流者透视下见"肺门舞蹈"征。

2.心电图检查

电轴右偏，P波高。大部分伴有不完全性右束支传导阻滞。

3.超声心动图

可查出房间隔回声中断的征象，并可确定缺损的类型。

4.心导管检查

了解心腔各部压力和肺血管阻力，部分病例心导管可通过缺损进入左心房和肺静脉。

四、鉴别诊断

对临床不十分典型的病例常需与以下疾病鉴别。

（一）部分型心内膜垫缺损

心前区能听到二尖瓣反流的收缩期杂音，心电轴左偏，PR间期延长和QVF主波向下的心电图改变，以及超声心动图示原发孔处房间隔回声脱失，常伴有二尖瓣前叶中间裂隙。

（二）肺静脉异位引流

部分型肺静脉异位引流常合并房间隔缺损，临床症状较重，因左向右分流量较大容易合并肺动脉高压，右心导管检查时，心导管从右心房进入右肺上或下静脉。

五、治疗

小缺损在出生后1年内有可能自行闭合，1岁以后自行闭合的可能性很小。房间隔缺损可通过手术完全矫正，手术适宜年龄随缺损大小而异，手术年龄以5岁左右最为理想，但缺损大的幼儿期即有充血性心力衰竭者不应受年龄限制及早手术，避免引起肺动脉高压和心内膜炎。病情进入晚期，肺动脉高压和阻力重度增高，甚至造成右向左分流，则属手术禁忌证。

手术方法已取得比较一致的意见，主张在体外循环下直视修补缺损，以获得充裕的时间和良好的显露，使修补更为精细、完全。心外探查注意是否合并左上腔静脉和部分型肺静脉畸形引流。切开右心房后检查冠状静脉窦开口位置,并通过缺损检查二尖瓣及四个肺静脉开口,排除原发孔房间隔缺损、三房心和肺静脉畸形引流等畸形。

缺损小,左心房发育好,可直接缝合;缺损大则应补片修补。对下腔型缺损,应看清下腔静脉心房入口,以避免误将下腔静脉缝至左心房。对上腔型缺损或伴有右上肺静脉异位引流者,直接缝合缺损常会造成肺静脉入口处狭窄,故宜用补片修补。冠状静脉窦至三尖瓣之间的Koch 三角区为传导系统所在部位,不宜用吸引器刺激或用器械钳夹。缝合缺损左缘应避免进针过远,以防损伤或牵拉传导束。

六、护理措施

(一)术前护理要点

1.积极控制感染。

2.纠正心力衰竭改善循环。

3.预防和治疗低氧血症。

4.控制肺动脉高压。

5.纠正水电平衡紊乱。

6.加强呼吸道管理。

7.改善营养。

(二)术前准备

1.入院宣教,帮助患者及家属熟悉病区环境,以降低患者的恐惧和焦虑情绪。

2.术前宣教工作。

(1)介绍手术前后注意事项,指导患者练习深呼吸、有效咳嗽、床上排尿、排便,要求患者戒烟 2 周以上。

(2)介入封堵手术,术前介绍手术的方法、必要性、优点,手术前后注意事项。

3.仔细了解病情,注意皮肤、口腔有无感染病灶,女患者妇科病史及月经来潮日期,发现异常及时向医师报告。

4.术前 1 天,按医嘱准备。

(1)抽血化验、备血,药物过敏试验,备皮,测量体重。

(2)理发,修剪指(趾)甲、胡须,沐浴并更换衣裤。

(3)胃肠道准备:术前 1 天给予药物排便,晚餐清淡饮食,成人术前 8 小时禁食,小儿 4~6 小时禁饮食,2~4 小时禁水。术前按医嘱可行静脉补液。

5.手术当天去手术室前工作。

(1)术晨测体温、脉搏、呼吸并记录。

(2)术前 30 分钟按医嘱使用安定、阿托品等。

(3)备齐病历等手术需要资料送患者入手术室。

(三)术后护理

1.术后常规护理

(1)ICU 准备工作

①床单位准备:常规铺好麻醉床、备无菌吸痰盘、准确填写床头牌放到规定位置。

②仪器准备:根据患者情况选择合适的呼吸机及所用管道,预先调试好各种仪器,如呼吸机、心电监护仪、除颤仪、微量注射泵、负压吸引装置、吸氧装置、体外起搏器、简易呼吸器、ACT监测仪、血气分析仪等。

③药品、液体准备:备好各种血管活性药物、抗心律失常药物、镇静药物及各种液体。

④其他准备:精密集尿器、中心静脉及动脉测压传感器及管路、固定各种管道胶布及绷带等。

(2)ICU接收术后患者工作

①接患者前再检查一遍床位的准备情况,患者入室前30分钟打开呼吸机。

②连接呼吸机、心电监护仪等仪器并观察各仪器运作过程有无报警或异常情况。

③与麻醉科、外科医师和手术室护士进行交接:了解麻醉和体外循环情况、术中情况,出血量、血容量情况,手术方式和名称、手术矫正是否满意、术中有无意外及护理中应注意的特殊情况,了解各静脉通道用药名称、剂量及速度。

④抽取各种血标本送检,有异常指标及时遵医嘱处理。

⑤密切观察病情变化及指标变化主要有心率、心律、经皮脉搏血氧饱和度、体温、有创动脉压、中心静脉压、神志、瞳孔的变化、引流液量和性质、血气分析等各项化验指标检测,准确记录每小时尿量和24小时出入量并做好记录。

⑥预防急性左心衰竭,术后早期限制液体入量和速度。大心房缺损者,应用药物降低心脏后负荷,改善心功能。伴肺动脉高压者按肺动脉高压术后处理。

⑦做好基础护理,防止并发症的发生。

⑧保持各输液管、测压管、尿管、气管插管及引流管固定通畅。密切观察引流液的量及性质、切口有无渗血现象。

⑨一般清醒、有自主呼吸、病情稳定者拔除气管插管后4～6小时开始进流质,术后2～3天开始床上活动,活动后无心慌、气促、呼吸困难者可鼓励逐渐下地活动。

⑩做好心理护理,鼓励患者,增强其战胜疾病的信心。与患者多交流使其产生信任感,建立融洽的护患关系。

2.心包纵隔引流管的观察与护理

(1)定时、准确记录引流液的量、颜色、性质,有无血凝块,渗出血液较多时应30分钟观察记录一次,并及时补充血容量。

(2)若引流量成人＞200mL/h,小儿＞4mL/(kg・h),颜色为鲜红色或暗红色、性质较黏稠,持续观察3小时未见减少,应根据检测ACT结果补充鱼精蛋白并给予止血药。效果不佳时应及时准备行二次开胸止血术。

(3)如果引流液偏多以后突然减少或引流不畅,经挤捏引流管仍不通畅,且伴有心率增快、脉压差小、血压低、CVP升高、尿量少、末梢凉,精神差,听诊心音遥远,考虑心包压塞,可行床边B超协助诊断。明确后及时行二次开胸止血、清除血块。

(4)引流管的管理。

(5)保持密闭、引流通畅。引流管长度以患者能够翻身活到为宜,避免管道脱落、受压、扭曲或打折。引流瓶应低于胸壁引流口平面60～100cm,水封瓶长管没入无菌生理盐水中3～

4cm,并保持直立。定时挤捏引流管,持续低负压吸引,保持通畅。术后抬高床头 30°,循环稳定后取半卧位以利于呼吸和引流。

(6)保持无菌。严格无菌操作,防止逆行感染。搬动患者或更换水封瓶时,需双重夹闭引流管;挤捏引流管时要防止引流液自引流管内逆流入胸腔或心包,切口有渗出及时更换敷料。

(7)拔管。胸腔无积气、积液,引流液逐渐转为淡红色,每天量<50mL,X线显示肺膨胀良好即可拔管。拔管后注意患者是否有不适症状,敷料有无渗液。

3.房间隔缺损手术后并发症的观察与护理

(1)急性左心衰竭:缺损较大或左心发育不良者,术后可能发生左心衰竭,术后早期限制液体入量和速度;如发生左心衰竭应及时应用镇静剂、强心利尿剂、血管扩张药,以及及时吸除气管内分泌物、增加吸入氧浓度、应用 PEEP 延长呼吸机辅助时间等。

(2)心律失常:常见的有心房颤动、房性或室性期前收缩、结性心律,房室传导阻滞等。一般经对症处理可恢复正常,如果发生Ⅲ度房室传导阻滞需安装心脏永久起搏器。

(3)低心排综合征:多见于术前心功能差,年龄大或伴有中度肺动脉高压患者,为预防其发生,术前应积极控制心力衰竭,改善心功能。

(4)残余分流:小的残余分流无血流动力学意义,术后临床症状仍可得到改善,可不予处理。如果修补下腔型缺损失误造成下腔静脉开口被隔到左心房,则必须再次行手术矫正。

4.房间隔缺损封堵术后并发症的观察与护理

(1)封堵器移位或脱落:密切观察患者病情,若术后突然出现胸闷、气短、呼吸困难或心律失常,应注意有无封堵伞脱落或移位,及时汇报医师。一般脱入左心房、左心室、右心房、右心室和肺动脉。确诊后须行再次手术的准备。

(2)封堵器血栓形成:术后应密切观察患者神志、意识、瞳孔、足背动脉搏动情况及下肢皮肤温度、颜色的改变,注意患者有无咳嗽、气喘、发绀等表现。为防止血栓形成,术中、术后 12 小时遵医嘱静脉注射肝素后改口服肠溶阿司匹林,连服 3~4 个月,抗凝治疗期间,注意检查患者的 PT,观察皮肤伤口、皮肤黏膜及吐泻物中有无出血征兆。

(3)穿刺部位出血:术后患者卧床休息 24 小时,保持穿刺肢体制动 6~8 小时。拔管后按压穿刺点 20 分钟,用纱布垫加压包扎,沙袋压迫 4 小时。观察局部有无出血及血肿形成。

5.房间隔缺损手术后的疼痛管理

(1)充分止痛是有必要的,可使患者舒适,防止有害的机体反应,如呼吸急促、心动过速、肺膨胀不全、活动减弱及组织缺血等。因此要做好时疼痛的管理,对患者进行疼痛程度的评估。

(2)患者胸壁切口范围大,加上进行呼吸功能锻炼时疼痛会加重,因此咳嗽时可用双手扶住伤口位置,减轻疼痛。必要时可给予胸带固定胸部。

(3)评估患者疼痛承受能力,告知患者一些非药物止痛的方法,如幼儿可用抚慰、抱、低调声音和母亲的心跳声音等,大儿或成人可进行合适的活动、游戏、听音乐、看电视等。

(4)必要时遵医嘱予药物止痛。

(四)健康宣教

1.成良好的生活作息、适当活动、避免过度劳累。如患者出现气促,心悸,无力等症状。请停止活动,卧床休息。

2.手术后会有很多不适,为了顺利恢复,患者需配合医护人员。可采取听音乐、看电视、玩玩具等分散注意力的方法来缓解疼痛等不适。保持心情舒畅,根据医嘱给予少量止痛药等。

3.发热的患者家属应配合医护人员做好物理降温,如冰敷、温水擦浴。冰袋请放在患儿额部、颈部、腋下或双侧股动脉处。体温下降时出汗较多,应及时更换衣服。

4.采取半卧位,床头摇高 $30°\sim45°$,这样有利于患者的呼吸及管道的引流。半卧一段时间后可更换为平卧位或侧卧位,也可以在臀下放置水垫,每 2 小时更换。翻身或活动时注意管道,防止脱落、打折或堵塞。

5.术后家长要经常给患儿翻身、拍背,鼓励患儿多咳嗽。预防肺部感染及肺不张。咳嗽时可用双手扶住伤口位置,减轻患儿疼痛。

6.告知患儿及家长保持引流管通畅。不要折叠、抓脱、扭曲。注意观察引流物的颜色和量。如有异常变化及时通知医护人员。

7.切口护理。指导家属注意观察切口有无出血、渗血,伤口敷料有无脱落。切口局部有无红、肿、热、压痛等症状。告知患者不要自行抓脱敷料,必要时指导家属做好四肢约束。

8.术后家长每天要准确记录患者的尿量,有助于医务人员观察病情。若是婴儿每次更换尿布前后需对尿布进行称重。以便记录患儿的尿量。

9.饮食。拔除气管插管 6 小时后无呛咳、呕吐,可进流食,注意少量多餐,避免进食过饱加重心脏负担,适当添加清淡、易消化、高蛋白、高能量的食物,如乳类、粥、瘦肉、鱼虾等食品。可适当食些水果、蔬菜、尚不可进食补气活血等中药材。

(五)出院指导

1.术后患儿体质虚弱,应少食多餐。指导家长给予高维生素、高蛋白、清淡易消化的乳类、瘦肉、鱼虾等食品。可适当摄入水果、蔬菜。病症复杂、心功能低下及术后持续有充血性心力衰竭者,应少食盐。

2.术后半年内根据心功能恢复情况逐渐增加活动量,避免剧烈运动。活动原则是先户内再户外,活动量由小到大,循序渐进。

3.术后患者应减少去公共场合,外出时戴好口罩,并随天气变化增减衣物。休养环境应安静舒适,室内保持适宜的温湿度。勤通风,保持清洁。

4.术后注意患者体温的变化,如有感眩晕、腹泻、牙龈炎、扁桃体炎、不明原因发热等,应及时就医。避免情绪激动,保证充足睡眠。前胸正中切口者为防止术后胸骨形成"鸡胸",睡眠时尽量仰卧,避免侧卧。

5.遵医嘱服药,每次服用强心药物前测量脉搏数,心率低于 60 次/分者应停服。术后定期称体重,短期内体重增加明显者可咨询医师是否加用利尿剂。

6.交代患者定期回医院复诊,以了解其恢复情况。发现异常情况及时给予干预,包括药物的调整,甚至需要再次行手术或介入治疗。

(1)一般时间安排为出院后 2 周、1 个月、3 个月回院复查,其中第 3 个月为全面检查,如恢复较好建议每 $1\sim2$ 年复查一次,直到成年。

（2）建议到接受手术的医院进行复查，以便对手术前后的资料及每次复查的资料进行对比。

（3）复查时需告知医师自出院或上次复查以来的精神、饮食、活动、大小便情况、身高体重增长情况及患者的服药情况等。

（4）需要复查的内容有心电图、胸部 X 线片、心脏彩超等。

第四节　室间隔缺损

室间隔缺损（VSD）是指左右心室间隔上单发或多发的缺损，为最常见的先天性心脏病之一，男与女发病率大致相等，存活新生儿中发病率约为 0.2%。VSD 可作为单独疾病发生，也可能是其他复杂畸形的一部分，如法洛四联症、大动脉转位、三尖瓣闭锁等。

一、病理生理

室间隔缺损是胚胎期心室间隔组成部分发育不良形成的异常交通，属左向右分流型先心病，分流量大小与缺损直径大小、部位、肺循环阻力和两心腔间压力阶差有关，而血流动力学的变化与分流量的大小直接相关。小型缺损心脏和肺动脉基本正常。中大型缺损致使左心房、左心室肥大，由于肺循环血流增大，肺血管早期发生痉挛现象，随后出现内膜和中层增厚，管腔部分阻塞等器质性病变，导致肺动脉高压和右心室肥大，左向右分流减少或产生双向分流，最后形成右向左分流的逆向分流，形成艾森门格综合征，而失去手术治疗机会。临床上较常见的室间隔缺损可分为以下四型。

（一）漏斗部缺损
又分成以下两型，干下型和嵴上型。

（二）膜部缺损
也可分成以下两型，嵴下型和隔瓣下型。

（三）肌部缺损

（四）左心室-右心房分流型缺损

二、诊断

（一）临床表现
1.症状

小的缺损一般无明显症状。缺损较大伴有大量分流者，活动后可出现心慌、气促、反复呼吸道感染，严重者可有充血性心力衰竭。

2.体征

典型病例可在胸骨左缘第3、第4肋间闻及响亮、粗糙的全收缩期杂音，伴有震颤。分流量较大的缺损于肺动脉瓣听诊区可闻及第二心音增强或亢进。

(二)特殊检查

1.X 线

小型缺损的胸部平片示心肺基本正常,肺纹理正常或稍增粗、增多。中大型缺损有大量分流者肺纹理明显增粗增多,肺动脉段突出,肺门动脉扩张,搏动增强,甚至呈"肺门舞蹈"征,左、右心室增大,左心房轻度增大。并发重度肺动脉高压者,肺动脉段呈瘤样扩张,肺门血管呈"残根状",肺血流量减少。

2.心电图检查

小型缺损的心电图多为正常或左心室高电压。中大型缺损的心电图示左心室肥厚,并随着肺血管阻力的逐步增高,心电图也由左心室肥厚转变为双室肥厚。

3.超声心动图

超声心动图可查出室间隔回声中断的征象,有时还可根据中断的部位来确定缺损的类型。

4.心导管检查

能更好地判断缺损的部位、直径、分流量,并了解心腔各部压力和肺血管阻力,以便为病情、手术适应证选择及手术方法的决定等提供进一步的资料。

三、鉴别诊断

对临床不十分典型的病例需与以下疾病鉴别。

(一)轻症肺动脉瓣狭窄

鉴别点为肺动脉狭窄的心电图示右心室肥厚,X 线检查示肺动脉突出明显,右心导管无血氧差别而有右心室-肺动脉压力差。

(二)房间隔缺损

其杂音位置较高且柔和,大多无震颤,大分流量者可听到相对性三尖瓣狭窄的舒张期杂音,右心导管检查时导管能经缺损进入左心房,则可明确房间隔缺损的诊断。超声心动图对鉴别诊断也具重要价值。

(三)心内膜垫缺损

其心尖部可闻及二尖瓣关闭不全的收缩期杂音,左心室造影也可见二尖瓣反流征象。

(四)动脉导管未闭或主-肺动脉间隔缺损

二者之间的鉴别有赖于右心导管检查及升主动脉造影。

四、治疗

1.小型缺损无临床症状或临床症状逐渐减轻,缺损有自行闭合征象时,可暂不手术,观察到 10 岁左右再决定是否手术。有症状的小型缺损及中型缺损应尽早手术。大型缺损合并肺动脉高压者,只要肺血管病变为可逆性,未出现艾森门格综合征,仍可争取手术治疗。

2.室间隔缺损手术治疗年龄有逐渐提早的趋势。但对有心力衰竭、肺部感染无法控制的婴儿,仍可考虑行肺动脉环束术,以减少肺血流量,改善心肺功能,至 2 岁后再行根治术。一般病例,根据缺损自然闭合 90% 发生在 8 岁以前,故宜于学龄前期进行缺损修补术。

3.常用手术方法是于体外循环下修补缺损。

常用手术切口有：

(1)右心房切口：除干下型和部分肌部缺损不适用外，其余类型缺损均可采用。

(2)右心室切口：几乎所有类型室间隔缺损均可用此切口修补。缺点是右心室心肌受损，可能损伤冠状动脉，对缺损后下缘危险区显露困难。

(3)主动脉切口：适用于干下型缺损，避免右心室的损伤，有利于心功能的保护。

4.根据缺损大小不同，修补的方法有以下几种。

(1)单纯缝合法：适用缺损小于1cm，且边缘为白色组织者。一般采用间断带小垫片褥式缝合，直接缝在纤维组织上使缺损闭合。

(2)补片修补法：适于较大缺损、周边纤维组织不全以及干下型、隔瓣下型缺损。可采用带垫片的褥式缝合，也可直接缝合，但均要避免对传导系统和主动脉瓣的损伤，以防造成术后完全性房室传导阻滞和主动脉关闭不全并发症。

五、护理措施

(一)术前护理

1.观察病情变化。

2.改善心功能。

3.积极控制感染。

4.加强营养情况，纠正营养不良、贫血。

5.心理护理。

(二)术前准备

1.入院宣教，帮助患者及家属熟悉病区环境，以降低患者的恐惧和焦虑情绪。

2.术前患者应以高蛋白、高维生素易消化的饮食为主，加强营养。多注意休息，预防感冒及呼吸道感染。

3.术前宣教。介绍手术前后注意事项，指导患者练习深呼吸、有效咳嗽、床上排尿、排便，要求患者戒烟2周以上。

4.仔细了解病情，注意皮肤、口腔有无感染病灶，女性患者妇科病史及月经来潮日期，如发现异常及时向医师报告。

5.术前1天，按医嘱准备。

(1)抽血化验、备血，药物过敏试验，备皮，测量体重。

(2)理发，修剪指(趾)甲、胡须，沐浴并更换衣裤。

(3)胃肠道准备：术前1天给予药物排便，晚餐清淡饮食，成人术前8小时禁食，小儿4～6小时禁饮食，2～4小时禁水。术前按医嘱可行静脉补液。

6.手术当天去手术室前工作。

(1)术晨测体温、脉搏、呼吸并记录。

(2)患者洗漱毕更换病号服，不可穿内衣裤，义齿、眼镜和其他贵重首饰应取下，交给家属保管,留长发女性梳成辫子。

(3)按医嘱注射术前基础麻醉药。

(4)备齐病历等手术需要资料送患者入手术室。

(三)术后常规护理

1.ICU 准备工作

(1)床单位准备。

(2)常规铺好麻醉床、备无菌吸痰盘、准确填写床头牌。

(3)仪器准备。

(4)预先调试好各种参数备用的呼吸机、心电监护仪、除颤仪、微量注射泵、负压吸引装置、吸氧装置、体外起搏器、简易呼吸器、ACT 机、血气分析仪等。

(5)药品、液体准备。

(6)备好各种血管活性药物、抗心律失常药物、镇静药物及各种液体。

(7)其他准备。

(8)精密集尿器、中心静脉及动脉测压传感器及管路、固定各种管道胶布及带子等。

2.ICU 接收术后患者工作

(1)进入 ICU 后立即连接呼吸机、心电监护仪等仪器并观察各仪器运作过程有无报警或异常情况。

(2)与麻醉科、外科医师和手术室护士进行交接:了解麻醉和手术方式、术中情况、出血量、血容量情况,手术方式和名称、手术矫正是否满意、术中有无意外及护理中应注意的特殊情况。

(3)抽取各种血标本送检,有异常指标及时遵医嘱处理。

(4)监测生命体征、密切观察病情变化,观察指标主要有心率、心律、经皮脉搏、血氧饱和度、体温、神志、瞳孔的变化、有创动脉压、中心静脉压、引流液及血气分析等各项化验指标检测,准确记录每小时尿量和 24 小时出入量并做好记录,周围末梢循环差者予保暖。

(5)保持各输液管道通畅,了解各管道泵注的血管活性药物,根据患者的情况调整。

(6)患者清醒后、有自主呼吸、病情稳定者可拔除气管插管,4～6 小时后可开始进流质,逐渐过渡到正常饮食。

(7)术后鼓励患者早期活动,2～3 天开始床上活动,活动后无心慌、气促、呼吸困难者可鼓励逐渐下地活动。

(8)病情稳定者,可由专人转送至普通病房。

(9)做好心理护理,鼓励患者,增强其战胜疾病的信心。与患者多交流使其产生信任感,建立融洽的护患关系。

3.术后并发症的观察与护理

(1)残余分流:如术后恢复顺利,仅听诊有收缩期杂音而无自觉症状,残余分流量小者,可随诊观察,有可能愈合,残余分流量较大,有明显血流动力学影响可考虑再次手术修补。

(2)Ⅲ度房室传导阻滞:表现为房室脱节、心动过缓如心脏骤停的危险,可用异丙肾上腺素治疗,术中注意保护心肌及传导系统,术终安装心外膜起搏导线作为临时起搏,3 个月后不能恢复者安装永久性起搏器。

(3)急性左心衰竭:VSD 修补术后,由左向右分流消除,左心血容量增大,容易诱发左心衰竭,表现为呼吸困难、咳嗽、咳痰、咯血等急性肺水肿症状,治疗护理上应以维护左心功能为重,控制出入量,遵医嘱给予强心利尿等处理。

(四)术后的健康宣教

1.养成良好的生活作息、适当活动,避免过度劳累。如患者出现气促、心悸、无力等症状,立即停止活动,卧床休息。

2.手术后会有很多不适,为了顺利恢复,需要患者配合医护人员。可采取听音乐、看电视、玩玩具等分散注意力的方法来缓解疼痛等不适,保持心情舒畅,我们也会根据医嘱给予少量止痛药等。

3.发热的患者家属应配合医护人员做好物理降温,如冰敷、温水擦浴、冰袋请放在患儿额部、颈部、腋下或双侧股动脉处。体温下降时出汗较多,应及时更换湿衣服。

4.卧位。采取半卧位,床头摇高 30°～45°,这样有利于患者的呼吸及管道的引流,半卧一段时间后可更换为平卧位或侧卧位,也可以在臀下放置术垫,每 2 小时更换 1 次,翻身或活动时注意管道,防止脱落、打折或堵塞。

5.术后家长要经常给患儿翻身、拍背,鼓励患儿多咳嗽。这样可以预防肺部感染及肺不张。咳嗽时可用双手扶住伤口位置,减轻患儿疼痛。

6.告知患儿及家长保持引流管通畅。不要折叠、抓脱、扭曲。注意观察引流物的颜色和量。如有异常变化及时通知医护人员。

7.切口护理。指导家属注意观察切口有无出血、渗血,伤口敷料有无脱落。切口局部有无红、肿、热、压痛等症状。告知患者不要自行抓脱敷料,必要时指导家属做好四肢约束。

8.术后请家长每天要准确记录患者的尿量,有助于医务人员观察病情。婴儿每次更换尿布前后需对尿布进行称重,以便记录患儿的尿量。

9.饮食。拔除气管插管 6 小时后无呛咳、呕吐可进流食,注意少量多餐,避免进食过饱加重心脏负担,适当添加清淡、易消化、高蛋白、高能量的食物,如乳类、粥、瘦肉、鱼虾等食品。可适当食些水果、蔬菜、尚不可进食活血等补药。

(五)出院指导

1.术后患儿体质虚弱,指导家长给予营养价值高、清淡易消化的乳类、瘦肉、鱼虾等食品。可适当食些水果、蔬菜。少食多餐,减少零食和饮料的摄入。病症复杂、心功能低下及术后持续有充血性心力衰竭者,应予低盐饮食。

2.术后半年内根据心功能恢复情况逐渐增加活动量,但避免剧烈运动。活动原则是先户内再户外,活动量由小到大,循序渐进。

3.休养环境应安静舒适,保持室内适宜的温湿度。避免情绪激动,保证充足睡眠。前胸正中切口者为防止术后胸骨形成"鸡胸",睡眠时尽量仰卧,避免侧卧。

4.术后应少去人多场所,外出时戴口罩,随天气变化及时增减衣物。居室应勤通风,保持清洁。术后注意体温的变化,如有感目眩、腹泻、牙龈炎、扁桃体炎、不明原因发热等,应及时就医。

5.遵医嘱服药。每次服用强心药物前测量脉搏,心率低于 60 次/分者应停服。术后定期称体重,短期内体重增加明显者要咨询医师是否加用利尿剂。

6.遵医嘱定期回医院复诊,以了解其恢复情况。发现异常情况及时给予干预,包括药物调整,甚至需要再次手术或介入治疗。

(1)一般时间安排为出院后 2 周、1 个月、3 个月回院复查,其中第 3 个月为全面检查。如恢复较好建议每 1～2 年复查一次,直到成年。

(2)建议到接受手术的医院进行复查,以便对手术前后的资料与每次复查的资料进行对比。

(3)复查时告知医师的内容:患者自出院或上次复查以来的精神、饮食、活动、大小便情况、身高体重增长情况及患者的服药情况等。

(4)需要复查的内容有心电图、胸部 X 线片、心脏彩超等。

第五节　胃癌

胃癌是消化道最常见的恶性肿瘤,发病年龄以 40～60 岁多见,男女之比约为 3∶1。胃癌起病隐匿,临床表现缺乏特异性,故早期诊断较困难。

一、概述

(一)病因
胃癌的病因虽未完全清楚,但一般认为与下列因素有关。

1.环境、饮食

从胃癌患者的区域分布看,环境和饮食因素与胃癌的发生有明显的相关性。例如,中国、日本和北欧一些国家胃癌发病率高,而美国、马来西亚的胃癌发病率低。在我国西北、东北一些胃癌高发区,都有冬季长期食用腌制菜的习惯,而烟熏、盐腌的食品经胃内转化为亚硝酸盐以后,可能导致胃癌的发生。

2.遗传因素

调查发现 A 型血的人,其胃癌发病率较其他血型者高;胃癌还常见于近亲者中,说明遗传因素在胃癌的发生过程中起了一定作用。

3.癌前病变

慢性萎缩性胃炎、胃息肉、胃溃疡、胃部分切除术后的残胃等。

4.幽门螺杆菌

近年来的研究表明,幽门螺杆菌(Hp)是发生胃癌的重要因素之一。Hp 感染的人群中,胃癌的发生率是 Hp 感染阴性者的 3～6 倍。

(二)病理
胃癌好发于胃窦部,其次为贲门部,发生在胃体部较少见。胃癌按病期及大体形态分为早期胃癌与进展期胃癌。早期胃癌指病变局限于黏膜或黏膜下层的胃癌;进展期胃癌指癌变已达肌层或浆肌层的胃癌。胃癌的转移途径包括直接蔓延、淋巴转移、血行转移、腹腔种植。其中淋巴转移为最主要的转移方式。

二、临床表现

(一)症状

早期胃癌多无明显的症状,甚至毫无症状,随着病情的进展,可逐渐出现非特异性、类似胃炎或胃溃疡的症状。上腹痛是最常见的症状,初起时可能仅为饱胀不适,胀痛或隐隐作痛,有时表现为节律性痛,给予相应治疗后症状也可暂时缓解。少数患者可出现恶心、呕吐、食欲减退,偶有呕血、黑便等。

进展期胃癌除上述症状比较明显外,尚可发生梗阻、上消化道出血及穿孔。若梗阻发生于贲门部,则可出现进食哽噎感和进行性吞咽困难。如病灶位于胃窦或幽门部,可出现幽门梗阻症状,表现为食后饱胀、呕吐宿食及脱水。上消化道出血多表现为贫血和大便隐血检查阳性,有时出血量较大,表现为呕血或黑粪。有大出血者并不一定意味着肿瘤已属晚期,因胃壁的黏膜下层具有丰富的动脉血供,胃癌浸润破坏黏膜下动脉时可发生大出血。胃癌急性穿孔可导致弥漫性腹膜炎而出现相应的症状。约有10%的进展期胃癌患者出现腹泻,多为稀便,症状的出现常提示胃酸低下、缺乏或不全性幽门梗阻。多数进展期胃癌伴有食欲减退、消瘦、乏力等全身症状,晚期常伴有发热、贫血、下肢水肿、恶病质。

应当强调的是,临床上有相当一部分胃癌患者没有明显的症状或出现症状的时间很短,一经确诊病情即告中晚期。因此,临床医师应重视患者细微的主诉,对有非特异性上消化道症状者或不明原因贫血、消瘦、乏力的患者不应只给予对症治疗,而应及早进行针对性检查,以免延误胃癌的诊断。

(二)体征

多数胃癌患者无明显体征,部分患者可有上腹部轻度压痛。位于胃窦或胃体部的进展期胃癌有时可在上腹部扪及质硬肿块,常随呼吸上下移动。当肿瘤严重浸润邻近脏器或组织时,肿块可固定而不能推动,多提示肿瘤已无法手术切除。伴幽门梗阻者上腹部可见胃形,并可闻及震水声。胃癌发生肝转移时,有时能在肿大的肝脏中触及结节状肿块。癌穿孔导致弥漫性腹膜炎时出现腹部压痛、肌紧张、反跳痛等典型的腹膜炎"三联征"。肝十二指肠韧带、胰头后淋巴结转移或原发灶直接浸润压迫胆总管时,可发生梗阻性黄疸。胃癌经肝圆韧带转移至脐部时可在脐孔处扪及质硬的结节,经胸导管转移可出现左锁骨上淋巴结肿大。晚期胃癌腹膜广泛种植时,可出现腹腔积液,直肠指检于膀胱(子宫)直肠凹陷内常可扪及质硬的结节或肿块。肠管和(或)肠系膜广泛种植转移时,可导致部分或完全性肠梗阻而出现相应的体征。女性患者出现卵巢转移(Krukenberg瘤)时,双合诊常可扪及可推动的盆腔肿块。凡此种种大多提示肿瘤已属晚期,往往已丧失了治愈的机会。

三、诊断

(一)X线钡餐检查

X线钡餐检查是胃癌检测的一项重要手段,具有无创、价廉、高效的特性,可以获得90%

的诊断准确率。X 线钡餐检查包括单重对比造影(充盈相和加压相)和双重对比造影。单重对比造影不需要患者太多的配合,适合于体质虚弱的患者,然而对胃癌诊断的敏感性相对较低,只有 75％。气钡双重造影有助于产生清晰的胃黏膜影像,可以发现早期胃癌。低张、颗粒大小不同钡剂的双重造影,有利于充分显示胃小区。数字胃肠 X 线检查显著增加图像分辨率,能更清楚显示早期胃癌胃黏膜的改变,使得早期胃癌的诊断准确率进一步提高。数字胃肠 X 线检查的照射量明显减低,有利于胃癌的普查。

X 线钡餐检查的优势在于可以完整地显示病胃的全貌,对胃癌病灶进行较为准确的定位,并可以动态观察胃收缩和蠕动等功能改变。其缺点是早期胃癌的显示受检查者使用的技术和经验的影响。

(二)CT 检查

高质量的腹部 CT 扫描不仅可以显示胃壁的解剖分层,而且有助于显示胃癌病变范围、浸润深度、淋巴结转移、腹腔和盆腔种植以及脏器转移,是目前胃癌术前分期的首选检查手段。CT 扫描的质量和阅片者的经验是影响胃癌 CT 诊断准确率的关键因素。为保证扫描质量,原则上 CT 检查前患者应空腹,检查时应先服 300～800mL 的水将胃适当扩张,没有良好的扩张通常难以判断胃壁增厚的程度。传统的 10mm 层的上腹部非增强扫描,对胃壁解剖结构的分辨力较差,难以对胃癌的胃壁浸润深度做出准确判断。总的来说,CT 通常会低估 N 分期。多层螺旋 CT 薄层增强扫描,配合适当的窗宽、窗位,可以显示更多较小淋巴结,判断淋巴结转移的敏感性和特异性明显提高。此外,CT 对诊断胃癌腹膜种植和血行转移亦有较大价值。

从 CT 片可见,病变胃壁局限性不规则增厚,隆起型胃癌可表现为广基的分叶状软组织肿块突向胃腔;浸润型胃癌多表现为胃壁局限性或弥漫型增厚;溃疡型胃癌多表现为胃壁增厚伴溃疡形成。肿瘤密度较邻近胃壁高,与正常胃壁分界多清楚。肿瘤表面不规则,常见结节状隆起或溃疡。浆膜面光滑或毛糙,与肿瘤是否累及有关。动态增强扫描胃壁的强化特点为肿瘤分型、细胞分化以及微血管密度有关。多数病变动脉期病灶呈中度或显著强化,黏膜线中断,黏膜与黏膜下层境界消失。黏膜下层或肌层受累时,局部呈中度强化,密度低于相应部位的黏膜病灶。门静脉病灶多呈持续强化,程度与动脉期相仿,少数肿瘤强化程度可较动脉期有所增强或减弱。

CT 检查的优势在于能直接显示肿瘤浸润的深度和范围,明确肿瘤病灶与邻近脏器结构的关系,同时可以显示肿大的淋巴结,以及邻近和远处脏器的转移,是胃癌术前分期的首选检查手段。多种辅助软件的使用,可明显提高诊断和分期准确率。缺点是对炎性淋巴结与转移性淋巴结的鉴别困难。

(三)MRI 检查

MRI 在检测胃癌原发病灶、淋巴结转移、远处转移等方面的价值与 CT 相类似。采用特殊检查序列,MRI 可显示胃壁黏膜层、黏膜下层、肌层、浆膜层以及胃周脂肪间隙。MRI 增强扫描可显示早期胃癌胃黏膜异常强化,并可判断胃癌累及胃壁的深度和范围。与 CT 相似,MRI 也是通过测定淋巴结大小作为判断胃癌淋巴结转移的依据。与 CT 不同的是,MRI 特异性对比剂的使用在鉴别转移肿大淋巴结和炎性肿大淋巴结方面有一定价值。Dux 报道采用MRI 特异性对比剂诊断胃癌淋巴结转移的敏感性为 89％,特异性为 60％,准确率可达 80％。

综合文献资料,MRI对进展期胃癌诊断率为88%~95%,较小的病灶或周围合并有炎症改变时诊断率较低。MRI在判断胃癌T、N、M分期的准确率分别为71.4%、57.1%和85.7%,总TNM分期的准确率为64.3%。与CT扫描相似,MRI检查也会低估N分期。因为读片习惯、费用等方面的原因,目前MRI仅作为CT检查的补充,主要适合于严重造影剂过敏及肾功能不全的胃癌患者。此外,MRI检查还常用来判断CT不能确定性质的肝脏病灶。

MRI检查的优势在于组织分辨率高,可直接显示胃黏膜层、黏膜下层、肌层和浆膜层,增强扫描时,肿瘤强化效果较CT显著,高分辨率MRI能清楚显示脂肪间隙,缺点在于检查序列复杂,胃蠕动影响成像质量,诊断经验积累较少。

(四)PET检查

正电子发射断层扫描(PET)检查时通过探测人体内代谢功能的动态变化来诊断肿瘤性病变,通常采用氟脱氧葡萄糖(FDG)作为示踪剂。初步研究显示,PET检查可用于辅助胃癌的术前分期、随访复发、对治疗的反应以及判断预后。正常胃壁中等程度摄取FDG,60%~90%的胃癌原发灶能够在PET上显示。与其他基于解剖的影像学诊断技术不同,PET最大的优点是检查结果反映的是代谢功能的改变,有助于判断病变良恶性。PET与CT检测区域或远处淋巴结转移的准确率大体相当,CT比PET敏感,PET比CT特异。PET在诊断肝、肺等远处转移方面更敏感,但对骨转移、腹膜转移和胸膜转移的诊断则不如CT敏感。

PET检查的优势在于能够直接测定组织的代谢功能变化,有助于判断病变良恶性,用于肿瘤定性诊断的特异性较高。缺点是检查费用较为昂贵。

(五)内镜检查

胃镜的发展经历了硬式胃镜、纤维胃镜、电子胃镜3个阶段。目前,胃镜检查已成为确诊胃癌的最重要手段,在我国大型综合性医院多已配备电子胃镜,基层卫生单位也多常规开展纤维胃镜检查。电子胃镜最大的特点是在纤维胃镜的头端安装了微型摄像系统,图像能够清晰显示在监视器的屏幕上,分辨率高,便于图像保存和交流。电子胃镜的诞生不仅极大地推动了胃镜检查的广泛开展,而且为开展内镜治疗铺平了道路。胃镜检查的优点在于不仅可以直接观察病变的部位和形态,而且可以取得活检组织,定性诊断准确率极高。目前胃镜观察胃腔内部已无盲区,胃镜联合活检诊断胃癌的敏感性和特异性分别为93.8%和99.6%,诊断准确率可达97.4%。

(六)超声内镜检查

1980年,Dimagno和Green首次应用内镜与超声组合在一起的电子线扫描超声胃镜做动物试验并获得成功,同年Olympus与Aloka公司共同开发了反射镜旋转式超声扫描内镜(EUS)。目前,EUS检查已成为胃癌特别是早期胃癌术前分期的重要手段之一。在EUS下,胃癌的浸润深度可由胃壁的正常层次结构破坏程度来判断,EUS在判断肿瘤浸润深度方面明显优于CT、MRI等检查方法,对胃周围淋巴结转移的诊断准确率也很高。由于EUS探头的组织穿透力有限,限制了其对远处转移的检查。然而,EUS判断不同类型早期胃癌浸润深度的准确率差异显著,对隆起型和平坦型早期胃癌浸润深度诊断的准确率接近100%,而对凹陷型早期胃癌浸润深度判断的准确率仅58.6%,鉴别黏膜内癌和黏膜下癌的准确率、高估率和低估率分别为63.6%、33.3%和3.0%。EUS对胃癌N分期的准确率约为70%,Xi等报道EUS

诊断淋巴结转移的敏感性为 66%，特异性为 73%，因此准确鉴别胃周围淋巴结的性质仍是EUS 面临的难题。在 EUS 定位下对可疑淋巴结做细针穿刺活检可以进一步提高胃癌 N 分期的准确率。

(七)腹腔镜检查

诊断性腹腔镜检查结合腹腔镜超声能够发现常规影像学检查无法显示的转移灶，为准确地进行术前分期特别是 M 分期提供有价值的信息。腹腔镜检查主要适用于其他影像学检查诊断为 T_3 以上或有明显淋巴结肿大的进展期胃癌。值得注意的是，单纯腹腔镜探查诊断腹腔种植转移存在一定的假阳性率，确诊依赖于病理学检查。

(八)肿瘤标记物

目前常用的胃癌血清肿瘤标记主要包括酶类标记和蛋白类标记两大类。胃蛋白酶原(PG)属酶类，为胃蛋白酶前体，依免疫原性不同分为 PG Ⅰ 和 PG Ⅱ。随着胃黏膜萎缩由幽门向贲门侧进展，血清 PG Ⅰ 水平及 PG Ⅰ/PG Ⅱ 比值随之下降。以血清 PG Ⅰ<70ng/mL 和 PG Ⅰ/PG Ⅱ 比值<3 为标准，诊断胃癌的敏感性为 77%，假阳性率为 27%。由此可见，血清 PG Ⅰ 水平及 PG Ⅰ/PG Ⅱ 比值测定是一项很有价值的胃癌高危人群筛查指标。CEA、CA19-9、CA72-4、CA50、CA72-4、CA242、MG-Ag 等亦是胃癌常见的肿瘤标记物。

研究发现，几乎所有肿瘤标记均与胃癌 TNM 分期及预后有关。胃癌治疗有效时血清肿瘤标记水平下降，随访时血清水平升高常提示肿瘤复发或转移。上述肿瘤标记用于胃癌诊断的敏感性与特异性均不理想，单独检测某项指标不足以用来确定胃癌诊断，联合检测较单项检测意义更大。目前临床上多以 CEA、CA19-9、CA72-4 测定为基础，配合以 CA125、CA242、CA50、MG-Ag 等指标检测，主要用于判断预后和胃癌治疗后随访。此外，AFP 阳性的胃癌多为胃肝样腺癌，易出现肝转移，预后较差。手术前后 AFP 水平变化与手术疗效呈正相关，因此术后 AFP 动态检测对判断此型胃癌的预后有重要意义。

四、外科治疗

外科手术治疗是目前治疗胃癌的主要方法，分根治性手术和姑息性手术两类。

(一)根治性手术

原则为整块切除包括癌灶和可能受浸润胃壁在内的胃的部分或全部。

1.胃切除的范围

胃壁的切线必须距肿瘤边缘 5cm 以上；十二指肠溃疡侧或食管侧的切线应距离幽门或贲门 3~4cm。

2.清除胃周淋巴结

淋巴结清除范围以 D 表示，以 N 表示胃周淋巴结站别。第一站淋巴结未全部清除者为D0，第一站淋巴结全部清除为 D1，第二站淋巴结完全清除称为 D2，依次 D3。胃癌手术的根治度分为 A、B、C 三级。A 级：D>N，手术切除的淋巴结站别，超越已有转移的淋巴结站别；切缘1cm 内无癌细胞浸润，是效果最好的根治术。B 级：D=N 或切缘 1cm 内有癌细胞累及，也属于根治性手术。C 级：仅切除原发灶和部分转移灶，尚有肿瘤残余，为非根治性手术。

3.手术方式

根据癌灶的部位和大小、进展程度以及临床分期来确定。①早期胃癌由于病变局限,较少淋巴结转移,对早期胃癌的手术治疗正日益趋向缩小手术和微创手术,传统根治术的适应证范围正逐渐缩小。临床上可根据患者的年龄、全身情况、肿瘤大小、病理类型、浸润深度、淋巴结转移状态以及术者的经验和技术条件确定手术方式。对于黏膜内癌和生物学行为良好的黏膜下癌,有条件的单位应首选内镜治疗,无条件或不宜施行 EMR(内镜下黏膜切除术),ESD(内镜黏膜下剥离术)或腹腔镜胃局部切除的早期胃癌,可根据具体情况选择剖腹局限性手术或传统的胃癌根治手术(D1 或 D2 术),D2 以上的根治手术仅适用于部分多灶性早期胃癌或伴有第3站淋巴结转移者。②Ⅲa 期之前的进展期胃癌经手术为主的综合治疗后可获得治愈效果,而Ⅲb 期和Ⅳ期患者多数只能施行姑息性手术。临床上应根据患者的全身情况、肿瘤分期和生物学特性选择合理的手术方式,对于有可能治愈的进展期胃癌应力争做到 A 级根治切除。③扩大的胃癌根治术适用于胃癌侵及邻近组织或脏器,是指包括胰体尾及脾的根治性胃大部切除或全胃切除。

(二)姑息性手术

原发灶无法切除,为了减轻由于梗阻、穿孔、出血等并发症引起的症状而做的手术,如胃空肠吻合术、空肠造口、穿孔修补术等。

五、护理措施

(一)术前护理

1.评估及观察

(1)根据患者的身高、体重、面色、皮下脂肪厚度及血常规结果评估患者的营养状况。

(2)了解患者术前检查结果,评估重要器官的功能,了解手术耐受性,以便进行针对性处理。

(3)了解患者的饮食喜好及生活习惯、有无慢性萎缩性胃炎、胃溃疡及胃息肉等病史及患者大便潜血、胃镜等检查结果。

(4)观察患者有无恶心、呕吐、呕血、黑便等症状。

2.护理措施

(1)做好心理护理,提供舒适的环境,保证充足的休息和睡眠,入睡困难者,给予镇静催眠药物睡前口服。

(2)加强营养,给予高蛋白、高热量、高维生素易消化的少渣软食、半流食或流食,纠正贫血、低蛋白血症等,增强手术耐受性。

(3)合并幽门梗阻者,注意纠正水、电解质及酸碱失衡,手术前 3 日每晚用 $300\sim500mL$ 温生理盐水洗胃,以减轻胃黏膜水肿。

(4)注意保暖,避免感冒引起上呼吸道感染。若术前已有肺部感染或吐脓痰,术前 3～5日,应口服或注射抗生素。

(5)行中心静脉置管,保证各种治疗药物及液体的及时输入,为术后静脉营养创造条件。

（6）手术前一日应采血,做血型和交叉配血准备,根据手术的大小、准备足够的血量。

（7）术前一日备皮:皮肤准备包括剃除毛发、清洁脐孔,预防切口感染。

（8）手术前晚及术日晨各行普通灌肠一次,以防术中患者麻醉后肛门括约肌松弛,大便排出,增加手术污染的机会,还可防止术后发生腹胀。亦可观察大便的颜色、性状和量。

（9）手术日晨留置胃管,以减少术后胃潴留引起腹胀,减轻吻合口张力,防止吻合口瘘,同时还可以观察病情。

（10）手术前30分钟肌内注射阿托品0.5mg、苯巴比妥0.1g,减少腺体分泌,缓解疼痛。

3.健康指导

（1）长期吸烟者,应立即戒烟,以免呼吸道黏膜受刺激,分泌物增多,引起咳嗽甚至呼吸道感染。

（2）手术后患者常因伤口疼痛,不愿做深呼吸或咳嗽排痰,再加上麻醉的影响,易发生肺不张、肺炎,手术前教会患者做腹式深呼吸,以利肺泡的扩张,增加肺的通气量。

（3）手术前3日训练床上大小便,因术后需卧床2～3日,防止因手术创伤和麻醉的影响,出现尿潴留和便秘,尤其是老年男性患者,更易发生尿潴留。

（4）手术前12小时禁食,术前4～6小时禁饮,以防因麻醉或手术过程中的呕吐而引起窒息或吸入性肺炎。

（5）做好个人卫生:术前晚应洗头、洗澡、剪指甲、剃须,手术日晨穿好病员服,去除发卡、饰物、义齿、眼镜等,排空大小便,需留置导尿患者洗净会阴部,肌内注射术前用药后应卧床休息。

（二）术后护理

1.评估及观察

（1）评估患者皮肤受压情况、卧位是否恰当、肠蠕动恢复情况、进食情况及活动情况。

（2）观察患者意识、生命体征的变化、切口敷料及引流管引流情况。

（3）观察尿量及出入量是否平衡,准确记录24小时出入量。

2.护理措施

（1）卧位:硬膜外麻醉去枕平卧6小时,全麻未清醒患者,应去枕平卧,头偏向一侧,使口腔内分泌物或呕吐物易于流出,避免吸入气管。全身麻醉完全清醒血压、脉搏平稳后取半卧位,以利呼吸和腹腔引流。每1～2小时翻身一次。

（2）饮食:腹部手术后一般24～48小时禁食禁饮,待肛门排气后开始进少量流质饮食,根据病情逐步过渡到软食。

（3）给予心电、血压、血氧饱和度监测,做好记录。

（4）遵医嘱给予氧气吸入2～3L/min。

（5）妥善固定各种引流管,并保持通畅,记录引流液的颜色、性质、量,更换引流袋1次/日。各种引流管留置的意义:①胃肠减压:吸出胃肠道内的积气积液,降低胃肠道压力,减轻腹胀;减轻吻合口的张力,防止吻合口瘘;促进胃肠蠕动功能恢复,有助于观察病情变化。②腹腔引流管:引流残留的渗血、渗液,防止腹腔感染;对有腹腔感染者,可将腹腔内的渗液排出,使残留的炎症得以局限、控制和消退;还可观察病情。③鼻肠管、空肠造口管、胃造口管等:实施肠内营养,促进康复。④各种引流管留置的注意事项:妥善固定,翻身或活动时避免拉脱;保持通畅,避免扭曲、折叠或压在身体下;引流袋应低于出口平面,负压吸引器要保持有效负压;不要自行拔除相关导管。如为胸腔引流管,引流瓶要低于胸腔引流出口平面并保持水平状态,带管活动或搬运患者时,须将引流管夹闭。

(6)保持输液通畅,保证每日 3000mL 输液量,使用输液泵控制输液速度,250～300mL/h,老年患者、心功能不全、肾功能不全者输液速度不宜过快,调至 150～200mL/h,及时、准确输入各种药物。

(7)做好口腔护理及皮肤护理。保持口腔及皮肤清洁,预防并发症的发生。

3.术后并发症的观察及护理

(1)出血:手术后胃出血多为吻合口出血,主要原因为缝合胃壁时未能完全缝闭血管,特别是在全层缝合过浅或不严密的情况下,有时胃壁血管向黏膜内出血不易发现。另外,应激性溃疡也是术后胃出血的一个常见原因。其所致出血可呈弥漫性,血色常为咖啡色或黯红色,一般常持续 3～5 天。处理措施:①密切观察患者意识、心率、心律、血压、面色及呼吸、切口敷料渗血情况。②保持引流管通畅,密切观察引流液的颜色、性状和量。③遵医嘱静脉滴注凝血酶原复合物等止血药物。④若为应激性溃疡所致出血,可使用奥曲肽 $50\mu g/h$ 持续 24 小时泵入。⑤如出现血压下降、引流管引流出鲜红的血性液体,引流量每小时>300mL,需立即输血、补液,补充循环血容量,防止发生低血压休克,积极做好术前准备,立即手术止血。

(2)吻合口瘘:是胃癌术后较严重的并发症,常发生于术后 1 周内,有腹膜刺激征的表现。胃癌术后发生吻合口瘘的原因多为组织水肿、营养不良、吻合技术欠缺等。处理措施:①禁饮食、胃肠减压保持有效的引流,并给予营养支持及保护瘘口周围的皮肤等。②吻合口瘘发生后是否行手术治疗应根据瘘口大小、引流量多少及全身与局部情况而定,其中体温、脉搏、有无腹痛、白细胞计数常为重要的观察指标。若上述各项均正常,则可行保守治疗;若瘘口大、发生早、引流量多、有腹痛等征象,则应以手术引流为主。此外,若胃癌术后发生吻合口瘘,无论采用何种方法治疗都应维持蛋白量及水、电解质平衡。

(3)肠梗阻:胃癌术后发生的肠梗阻较复杂,包括功能性肠梗阻和机械性肠梗阻。处理措施:①功能性肠梗阻:应停止进食,经补液、胃肠减压和支持治疗后可缓解。②机械性肠梗阻:机械性肠梗阻的治疗需视患者具体情况而定。如患者仅表现为腹胀、嗳气、呃逆、呕吐等,应停止进食,经补液、胃肠减压和支持治疗 3～4 周常可缓解。若患者表现为突发腹痛、呕吐,腹部出现肌痉挛、压痛、反跳痛,甚至出现肠管坏死、休克等时,需立即手术解除梗阻。此外,如为完全性肠梗阻亦需手术治疗。

(4)胃瘫:是胃癌术后较常见的并发症之一,并且往往手术彻底性越高,其出现的可能性越大,可能与迷走神经切断及胃张力改变有关。常发生于术后开始进食或饮食结构发生改变时,常有腹胀、胸闷、上腹不适等症状。处理措施:①药物治疗:胃瘫对药物治疗的反应不一,较常用的药物有新斯的明。②禁食、持续胃肠减压。③心理安慰:由于胃瘫者常有恐惧、焦虑等现象,患者心理压力较大,家属应做好安慰工作,并且医生也应告知患者病情,帮助患者建立信心。

(5)倾倒综合征:多发生在术后 7～14 日,表现为进食 10～20 分钟后出现上腹饱胀、恶心、呕吐、头晕、心悸、大汗淋漓等症状。①处理措施:嘱患者平卧位进食,并卧床休息 1 小时,症状可逐渐消失。②预防:调节饮食,少食多餐,避免过甜、过咸、过浓流质,宜进低碳水化合物、高蛋白饮食;餐时限制饮水;进食后平卧 10～20 分钟。

(三)健康指导

1.外科热:术后 2～3 天体温略有升高,一般小于 38℃,为手术局部渗血、渗液和组织分解产物吸收所致,无需特殊处理。

2.鼓励患者早期活动,术后早期活动能增加肺活量,减少肺部并发症,改善全身血液循环,促进伤口愈合,防止压疮,减少下肢静脉血栓形成,有利于肠道和膀胱功能的恢复,减少腹胀和尿潴留的发生。

3.鼓励患者深呼吸,有效咳嗽排痰,预防肺部并发症的发生。

(1)深呼吸:深呼吸运动应先从鼻慢慢深吸气,使腹部隆起,呼气时腹部收缩,由口慢慢呼出。目的:有助于肺泡扩张,促进气体交换,预防术后肺炎和肺不张。

(2)有效咳嗽:在排痰前,先轻轻咳嗽几次,使痰液松动,再深吸气后,用力咳嗽,使痰液顺利排出。如为胸腹部手术,咳嗽时须双手放在切口两侧,向切口方向挤压,以减轻切口张力和振动,使疼痛减轻。

4.饮食指导:肠蠕动恢复、肛门排气后,可拔除胃管,拔管当日可少量饮水或米汤,第 2 日可进半量流质,第 3 日可进全量流质,若进食后无腹痛、腹胀等不适,第 4 日可进食高蛋白、高维生素、高热量的半流质,术后 10～14 日可进软食。少食多餐,少食牛奶、豆类等产气食物,忌生冷、辛辣等刺激性食物。建立良好饮食习惯,多吃新鲜蔬菜、水果,少吃食盐、咸菜及烟熏食物。忌烟、酒。

第六节 急性阑尾炎

急性阑尾炎是外科常见病,是最多见的急腹症之一,多发生于青壮年,男性发病率高于女性。

一、病因及发病机制

(一)阑尾管腔阻塞

阑尾管腔阻塞是急性阑尾炎最常见的病因。引起阻塞的最常见原因是淋巴滤泡的明显增生,约占 60%,多见于年轻人。其次是粪石阻塞,约占 35%。较少见的是由异物炎性狭窄、食物残渣、蛔虫、肿瘤等引起。另外,阑尾管腔细小,开口狭窄,系膜短,使阑尾卷曲是阑尾容易阻塞的解剖基础。阑尾管腔阻塞后阑尾黏膜仍继续分泌黏液,导致腔内压力进一步上升,血运发生障碍,使阑尾炎症加剧。

(二)细菌入侵

由于阑尾管腔阻塞,细菌繁殖,分泌内毒素和外毒素,黏膜上皮受损并形成溃疡,细菌穿透溃疡进入肌层。阑尾壁间质压力升高,动脉血流受阻,导致阑尾缺血,最终造成梗死和坏疽。

致病菌多为肠道内的革兰阴性杆菌和厌氧菌。

二、病理生理

(一)急性单纯性阑尾炎

为轻型阑尾炎或病变早期。病变多只限于黏膜和黏膜下层,阑尾外观轻度肿胀,浆膜充血并失去正常光泽,表面有少量纤维素性渗出物。临床症状和体征均较轻。

(二)急性化脓性阑尾炎

由单纯性阑尾炎发展而来。阑尾肿胀明显,浆膜高度充血,表面覆以纤维素性(脓性)渗出物。阑尾周围的腹腔内有稀薄脓液,形成局限性腹膜炎,临床症状和体征较重。

(三)坏疽性及穿孔性阑尾炎

阑尾管壁坏死或部分坏死,呈暗紫色或黑色。阑尾腔内积脓,压力升高,阑尾壁血液循环障碍。多在阑尾根部和尖端穿孔,如未被包裹,感染继续扩散,可引起急性弥散性腹膜炎。

(四)阑尾周围脓肿

如果急性阑尾炎化脓、坏疽或穿孔的过程进展较慢,大网膜可移至右下腹部,将阑尾包裹、粘连,形成炎性肿块或阑尾周围脓肿。

急性阑尾炎的转归有:①炎症消退;②炎症局限化;③炎症扩散。

三、护理评估

(一)健康史

了解患者既往病史,尤其注意有无急性阑尾炎发作史,了解有无与急性阑尾炎鉴别的其他脏器病变如十二指肠溃疡穿孔、右侧输尿管结石、胆石症、急性胰腺炎及妇产科疾病等。了解患者发病前是否有剧烈运动、不洁饮食等诱因。

(二)身体状况

1.症状

(1)腹痛:腹痛常始于上腹,逐渐移向脐部,数小时(6~8小时)后转移并局限于右下腹痛。70%~80%的患者具有这种典型的转移性右下腹痛的特点。部分病例发病开始即出现右下腹痛。腹痛的性质和程度依阑尾炎的不同类型而有差异:单纯性阑尾炎表现为轻度隐痛;化脓性阑尾炎呈阵发性胀痛和剧痛;坏疽性阑尾炎则表现为持续性剧烈腹痛,穿孔性阑尾炎因阑尾腔内压力骤减,腹痛可暂时减轻,但出现腹膜炎后,腹痛又会持续加剧。不同位置的阑尾炎,因炎症累及的部位不同,其腹痛部位也略有区别。

(2)胃肠道症状:发病早期可有厌食、恶心、呕吐,但程度较轻。有的患者可发生腹泻。病情发展致弥散性腹膜炎时可引起麻痹性肠梗阻。

(3)全身表现:病变早期患者常乏力,炎症重时出现中毒症状。表现为心率加快,发热,达38℃左右。阑尾穿孔时体温可高达39℃。若发生门静脉炎可出现寒战、高热和轻度黄疸。

2.体征

(1)右下腹固定压痛:是急性阑尾炎最常见的重要体征。压痛点常位于脐与右髂前上棘连线中外 1/3 交界处,即麦氏点,也可随阑尾位置的变异而有改变,但压痛点始终在一个固定位置上。

(2)腹膜刺激征:包括压痛、反跳痛、腹肌紧张,是壁腹膜受炎症刺激出现的防御性反应,提示阑尾炎症加重,出现渗出、化脓、坏疽或穿孔等病理改变。

(3)右下腹包块:如体检发现右下腹饱满,扪及一压痛性包块,边界不清,固定,应考虑有阑尾周围脓肿。

(4)其他:结肠充气试验、腰大肌试验、闭孔内肌试验及肛门直肠指检等可作为辅助诊断依据。①结肠充气试验:患者仰卧,用左手挤压近侧结肠,结肠内气体可传至盲肠和阑尾,引起右下腹疼痛者为阳性。②腰大肌试验:患者取左侧卧位,使右大腿后伸,引起右下腹疼痛者为阳性。说明阑尾位置靠后,位于腰大肌前方。③闭孔内肌试验:患者取仰卧位,使右髋和右大腿屈曲,然后被动向右旋转,引起右下腹疼痛者为阳性。提示阑尾靠近闭孔内肌。④直肠指检:盆腔阑尾炎时,直肠右前方可有压痛。当阑尾穿孔时直肠前壁压痛广泛,当形成阑尾周围脓肿时,可触及痛性肿块。

3.几种特殊类型的阑尾炎

(1)小儿急性阑尾炎:小儿阑尾壁薄,管腔小,一旦发生梗阻,易发生血运障碍,引起坏疽和穿孔;大网膜发育不全,不能起到保护作用,穿孔后炎症不容易局限,容易形成弥散性腹膜炎。临床特点:①病情发展快且较重,表现为全腹疼痛,早期即出现高热、呕吐等症状;②右下腹体征不明显,不典型,但有局部明显压痛和肌紧张;③极易穿孔继发腹膜炎。

(2)老年人急性阑尾炎:老年人痛觉迟钝,大网膜萎缩,又由于老年人阑尾动脉硬化,易导致阑尾缺血坏死。临床特点:①腹痛不强烈,体征不典型,体温和血白细胞升高不明显;②临床表现轻而病理改变重,容易延误诊断和治疗;③老年人常伴有心血管疾病等各种器质性疾病,病情复杂。

(3)妊娠期急性阑尾炎:临床特点如下。①在妊娠过程中,子宫逐渐增大,盲肠和阑尾的位置也随着向上、向外、向后移位,阑尾炎的压痛部位也随着上移;②妊娠后期子宫增大,阻碍大网膜趋近发炎的阑尾,所以阑尾穿孔后感染不易局限,常引起弥散性腹膜炎;③炎症发展易致流产或早产,威胁胎儿和孕妇的安全。

(4)慢性阑尾炎:多由急性阑尾炎迁延形成。主要病理改变有阑尾壁不同程度的纤维化和慢性炎症细胞浸润。临床特点:①既往有急性阑尾炎发作史;②经常有右下腹局限性固定压痛;③X线钡灌肠检查,阑尾不充盈或充盈不全。

(三)辅助检查

1.实验室检查

大多数急性阑尾炎患者血常规检查有白细胞计数和中性粒细胞比例的增高。白细胞计数可高达$(10\sim20)\times10^9/L$,可发生核左移现象。尿检一般无阳性发现,可作为与输尿管结石的鉴别依据。

2.影像学检查

腹部 X 线平片可见盲肠扩张和液气平面。B 超有时可发现肿大的阑尾或脓肿。CT 扫描可获得与 B 超相似的效果,可靠性更高,尤其有助于阑尾周围脓肿的诊断。但这些特殊检查只在诊断不明确时才选用。

(四)心理-社会支持状况

本病发病急,腹痛明显,需急诊手术治疗,患者常感突然而焦虑、不安。应了解患者的心理状态、患者和家属对疾病及治疗的认知和心理承受能力,了解其家庭的经济承受能力。

(五)处理原则

1.手术治疗

绝大多数急性阑尾炎一经确诊,应早期施行阑尾切除术。如阑尾穿孔已被包裹,阑尾周围脓肿形成,病情较稳定者,应用抗生素治疗或联合中药治疗,促进脓肿吸收消退,也可在超声引导下穿刺抽脓或置管引流。如脓肿扩大无局限趋势,定位后行手术切开引流。

2.非手术治疗

部分急性单纯性阑尾炎,可经非手术治疗而获痊愈。措施包括禁食、补液、大剂量抗生素治疗,中药以清热、解毒、化瘀为主。若病情有发展趋势,应改为手术治疗。

四、护理诊断

(一)疼痛

与阑尾炎症刺激、手术创伤等有关。

(二)体温过高

与感染有关。

(三)潜在并发症

术后出血、切口感染、粘连性肠梗阻、腹腔脓肿、门静脉炎等。

五、护理目标

1.患者疼痛减轻或缓解。

2.患者体温恢复正常。

3.患者未发生并发症或并发症被及时发现并有效处理。

六、护理措施

(一)非手术治疗护理及术前护理

1.一般护理

(1)卧位:患者卧床休息,宜取半卧位。

(2)饮食:酌情禁食或进流质饮食,并做好静脉输液的护理。

2.病情观察

定时测量生命体征,密切观察病情变化,若发现腹痛加重、范围扩大;体温进行性升高;腹部出现肌紧张、反跳痛,提示病情加重,应立即通知医生并做好术前准备工作。

3.配合治疗护理

(1)抗感染:遵医嘱使用有效的抗菌药物,常用庆大霉素、氨苄西林、甲硝唑等静脉滴注。

(2)对症护理:高热者进行物理降温;腹痛患者观察期间禁食,禁用止痛剂,以免掩盖病情;禁用泻药及禁灌肠,以免炎症扩散及阑尾穿孔;便秘者可用开塞露。

(3)术前护理:根据患者情况,做好各项术前护理工作。

(二)术后护理

1.一般护理

(1)体位:术毕回病房后,先根据麻醉要求安置体位。麻醉解除、血压平稳后,取半卧位。

(2)饮食:术后1～2日禁食。待胃肠功能恢复、肛门排气后可给流质饮食,如无不适改为半流质饮食,术后4～6日给软食。1周内忌牛奶、豆制品,以免腹胀。

(3)早期活动:轻症患者手术当日即可下床活动;重症患者应在床上多翻身、活动四肢,待患者病情稳定后,及早下床活动,以促进肠蠕动,避免肠粘连发生。

2.病情观察

密切监测生命体征等病情变化;观察患者腹部症状及体征变化;观察切口情况及有无其他并发症的表现。发现异常,及时通知医生处理。

3.配合治疗护理

(1)遵医嘱使用抗生素,并做好静脉输液护理。

(2)做好伤口及引流管护理。保持伤口敷料清洁、干燥,若有污染、浸湿,及时更换。对于腹腔引流的患者,按引流管常规进行护理。

4.并发症观察及护理

(1)腹腔内出血:常发生在术后24小时内,故手术后当天应严密观察脉搏、血压。患者如有面色苍白、脉速、血压下降等休克的表现或腹腔引流管有血液流出,应立即将患者平卧,静脉快速输液,报告医生并做好手术止血的准备。

(2)切口感染:是术后最常见的并发症。表现为术后3～5天体温升高,切口疼痛,局部有红肿、压痛或波动感。应遵医嘱给予抗生素、物理治疗等,如已化脓应拆线引流,定时换药。

(3)腹腔脓肿:常发生于术后5～7天,表现为体温升高或下降后又上升,并有腹胀、腹部包块、腹膜刺激征及直肠膀胱刺激症状等,应及时和医生取得联系并进行处理。

(4)粘连性肠梗阻:阑尾术后肠粘连的机会较多,常引起慢性不完全性肠梗阻,一般先行综合的保守治疗。术后早期活动可减少该并发症的发生。

(5)粪瘘:因阑尾切除术中局部处理不当,术后有粪便从阑尾残端处或盲肠瘘口流出。临床表现类似阑尾周围脓肿。如瘘管连通伤口,可表现伤口感染及有粪便从伤口流出。经非手术治疗后,瘘管多可自行闭合。如经久不愈则考虑手术治疗。

(三)心理护理

及时做好解释和安慰工作,讲解手术的必要性、术前准备和术后注意事项的相关知识,减轻患者的焦虑,使患者和家属积极配合治疗及护理。

七、健康教育

1.对非手术治疗的患者,应向其解释禁食的目的和重要性,教会患者自我观察腹部症状和体征变化的方法。

2.指导患者术后饮食的种类及量,鼓励患者循序渐进进行,避免暴饮暴食;适当休息,逐渐增加活动量,3个月内不宜参加重体力劳动或过量活动。

3.阑尾周围脓肿者,告知患者3个月后再次住院手术治疗。

4.告知出院患者,如出现腹痛、腹胀等不适,应及时就诊。

第三章　妇产科常见病护理

第一节　子宫肌瘤

子宫肌瘤又称子宫平滑肌瘤,是指发生于子宫平滑肌及纤维结缔组织的良性肿瘤。子宫肌瘤是最常见的妇科肿瘤,约 20% 的妇女一生中可能有此病,但多数患者因无症状而未就诊。子宫肌瘤的多发年龄为 30~50 岁。

一、病理

子宫肌瘤可发生在子宫任何部位,一个或多个。小者肉眼难以辨认,大者可达 20~30cm,重达 10~20kg。子宫肌瘤是质地较硬的实性肿瘤,没有包膜,肿瘤压迫其表面的纤维和平滑肌组织形成假包膜,使肌瘤极易剥离。其切面光滑、韧实、呈粉白色,可有漩涡状轻突起。镜检可见子宫肌瘤由集束状的平滑肌纤维组成,平滑肌细胞与纤维结缔组织纵横交错、血管少,细胞大小均匀,呈卵圆形或梭状,细胞核染色较深。

二、肌瘤变性

肌瘤的血供来自假包膜的血管,当肌瘤较大或生长过快时,肌瘤可因血供障碍而发生变性。常见变性有玻璃样变(最多见)、囊性变、红色变、肉瘤变。子宫肌瘤恶变成为肉瘤的发生率较低,占肌瘤的 0.4%~0.8%。

三、肌瘤分类

根据肌瘤在子宫的位置,子宫肌瘤可分为宫体肌瘤和宫颈肌瘤,位于子宫体部者多见。根据肌瘤与子宫肌壁的关系,子宫肌瘤可分为以下 3 种类型。

(一)肌壁间肌瘤
肌瘤位于子宫肌壁间,四周被子宫黏膜下肌瘤肌层包围,占肌瘤的 60%~70%。

(二)浆膜下肌瘤
肌瘤向子宫浆膜面生长,部分或全部突出子宫表面,占肌瘤的 20%。有时仅有一条细蒂与宫体相连,易发生扭转,可并发急腹症。偶有肌瘤脱落种植在腹腔内脏表面,形成寄生性肌瘤。肌瘤向阔韧带内生长,形成阔韧带肌瘤。

（三）黏膜下肌瘤

肌瘤向宫腔生长，表面由子宫黏膜层覆盖，占肌瘤的 10%～15%。当蒂较细长时，肌瘤被排出宫颈，在阴道内可见到，偶尔肌瘤自行脱落被排出体外。

四、护理评估

（一）健康史

注意询问患者的年龄，既往的月经史、生育史，是否有不孕、流产史或长期使用雌激素的病史；了解患者发病后的月经变化情况，是否接受过药物治疗，所用药物名称、剂量、用法及用药后的反应等；了解子宫肌瘤压迫所导致症状的主诉。

（二）身体状况

1.症状

子宫肌瘤一般无明显症状，多在妇科检查和 B 超检查时发现，其症状与肌瘤的部位、大小、生长速度及肌瘤变性有关。

（1）月经改变：最常见，表现为月经周期缩短、经期延长、经量增多或不规则阴道出血。黏膜下肌瘤最易发生月经改变，其次是肌壁间肌瘤。出血原因与肌瘤增大使宫腔黏膜面积相应增加、影响子宫收缩或伴子宫内膜增生过长有关。

（2）腹部包块：肌瘤使子宫增大超出盆腔时，可于耻骨上自行扪到较大且坚硬光滑的肿块，清晨排尿前更清楚。

（3）阴道分泌物增多：肌壁间肌瘤及黏膜下肌瘤使宫腔面积增大，腺体分泌物增多，同时伴有盆腔充血，可出现白带增多。若突出于阴道内的黏膜下肌瘤合并感染，表面坏死时，可有大量脓血性排液，有腥臭味。

（4）腰酸、腹痛、腹坠：浆膜下肌瘤扭转时并发急腹痛，红色变性时腹痛剧烈可伴发热。黏膜下肌瘤刺激子宫收缩，可出现下腹坠胀、腰酸背痛，经期加重。

（5）压迫症状：肌瘤较大时压迫膀胱可出现尿频、排尿困难、尿潴留等；压迫输尿管可出现肾盂积水；压迫直肠可出现排便困难等症状。

（6）不孕或流产：肌瘤压迫使输卵管扭曲、宫腔变形、子宫内膜充血等，可影响精子运行和妨碍受精卵着床，致使不孕。黏膜下肌瘤可引起流产。

（7）继发贫血：月经过多可引起继发性贫血。

2.体征

通过双合诊或三合诊可查到子宫增大，表面有结节状突出，质地坚硬、光滑，子宫活动度良好。浆膜下带蒂肌瘤，突出于子宫表面，可触及实性包块，与子宫紧密相连，活动时牵连子宫，没有压痛，盆腔内无粘连感觉。有时黏膜下肌瘤可脱出宫颈口或在阴道内。

（三）心理-社会状况

当发现肌瘤或出现明显症状时，患者常出现焦虑、担心，害怕得了恶性肿瘤；需手术治疗时，患者又害怕手术影响身体健康、夫妻感情或术后的生活状态。

（四）辅助检查

可借助 B 型超声检查明确肌瘤类型、有无变性；用探针探测宫腔深度和方向；必要时采用宫腔镜、腹腔镜、子宫输卵管造影等协助确诊。

（五）处理要点

子宫肌瘤的治疗应根据患者年龄、症状、肌瘤大小、肌瘤部位及生育要求等综合考虑,主要处理方式有以下几种：

1.观察随访

适用于肌瘤较小、无症状者,尤其近绝经期的患者。可定期观察随访,3～6个月检查1次,症状明显或有增大趋势时,应考虑手术治疗。

2.药物治疗

子宫小于2个月妊娠子宫大小,症状不明显或较轻,近绝经期或有手术禁忌证者,可应用药物治疗。药物治疗分为以下几种：

（1）雄激素：雄激素具有对抗雌激素的作用；使子宫内膜萎缩,减少经期出血量,近绝经者可提前绝经。常用药物有甲睾酮5mg,每日2次,连续20天为一个疗程；丙酸睾酮25mg,1周2次肌内注射,控制每月总量不超过300mg,无明显男性化作用。

（2）促性腺激素释放激素激动剂（GnRH-a）：此药大剂量连续或长期给药可抑制FSH（促卵泡激素）和LH（促黄体激素）分泌,降低雌激素水平,造成经量减少或闭经,即"药物性子宫切除",可缓解症状,抑制肌瘤生长。一般每个月皮下注射1次,连续应用6个月。常用药物有亮丙瑞林（3.75mg）、戈舍瑞林（3.6mg）,药物可引起围绝经期综合征症状,停药后肌瘤可继续生长。

（3）孕三烯酮（内美通）：此药剂量为2.5～5.0mg,1周2次,具有抗孕激素、抗雌激素及抗促性腺激素的作用；同时,具有体重增加、皮脂增多等不良反应,停药后多可恢复。

（4）米非司酮：此药剂量为10～12.5mg,每日1次,用于术前用药或提前绝经。

（5）三苯氧胺：此药每次10mg,每日2次,具有抗雌激素的作用。

3.手术治疗

手术治疗适用于子宫肌瘤大于10周妊娠子宫大小,月经过多伴贫血,有膀胱直肠压迫症状,肌瘤增长较快,保守治疗失败的患者。此外,脱入阴道的黏膜下肌瘤,引起反复流产和不育的肌瘤等也应考虑手术治疗。术前均应行宫颈涂片细胞学检查和诊断性刮宫,以排除子宫恶性肿瘤。手术方式有以下几种：

（1）肌瘤挖除术：对年轻未孕妇女或要求保留生育功能者,可采取肌瘤摘除并保留子宫的手术。黏膜下肌瘤可在子宫镜下切除肌瘤。浆膜下肌瘤可经腹或在腹腔镜下切除。

（2）子宫切除术：对肌瘤大、数量多,不要求保留生育功能或疑有恶变者,可行全子宫切除术。对未绝经的妇女,卵巢外观正常者,应予保留卵巢。

近年来,临床上开展了子宫动脉栓塞术、子宫肌瘤射频消融术等,具有保留子宫、恢复快等优点。

五、护理诊断

（一）营养失调

与月经改变,长期出血导致贫血有关。

（二）知识缺乏

缺乏有关手术及药物治疗的知识。

（三）有感染的危险

与阴道反复流血、手术、机体抵抗力下降有关。

（四）焦虑

与担心肌瘤恶变、手术会产生后遗症有关。

六、护理目标

1.患者贫血被及时纠正，营养状况得到改善。

2.患者能陈述子宫肌瘤及其健康保健知识。

3.患者体温正常，阴道分泌物无异味。

4.患者情绪稳定，焦虑减轻或消失，主动与医护人员配合，完成治疗。

七、护理措施

1.评估患者体温、脉搏、白细胞计数、分泌物是否异常，有无腹痛情况。

2.入院评估时，要关注患者月经变化及伴随症状。缓解患者各种不适，评估患者腹痛程度，遵医嘱给予镇痛药物。对于出现压迫症状的患者，如尿潴留者遵医嘱给予导尿，便秘患者遵医嘱给予缓泻药治疗。

3.遵医嘱给予止血、抗贫血药物治疗，必要时输血治疗，定期复查血常规。

4.遵医嘱保留会阴垫，准确评估出血量。必要时行会阴冲洗，保持会阴清洁，预防感染。

5.评估患者贫血程度及跌倒风险，并且采取相应的安全防护措施。向患者及其家属进行宣教，防止患者发生跌倒坠床的意外事件。

6.指导患者进食高蛋白、高热量、高维生素、富含铁的食物，纠正贫血。

7.手术患者根据具体手术方式，给予围术期护理。

8.心理护理：患者因担心肌瘤恶变及手术对身体、生育、性生活的影响会产生各种心理反应，责任护士应与患者建立良好的护患关系，了解患者需要，提供个性化心理护理。

八、健康教育

（一）术后生活指导

指导患者术后避免进食辛辣、刺激性食物；注意个人卫生，子宫肌瘤剔除术后者1个月内禁性生活及盆浴，子宫肌瘤全切术后者3个月内禁性生活及盆浴。

（二）贫血患者的指导

1.指导按时、按剂量口服铁剂等药物，为减少铁剂的胃肠道反应，可在餐后服药。为避免影响口服铁剂的吸收，药物不宜与牛奶、钙剂、浓茶同服。

2.告知患者改变体位时预防晕厥、跌倒的方法，如起床时应缓慢坐起，适应后再起身走动，走动时需有支撑物或有人搀扶。

（三）非手术治疗患者指导

指导非手术治疗患者定期门诊复查妇科超声及血常规,了解肌瘤变化及贫血纠正的情况。

第二节　子宫内膜癌

子宫内膜癌又称子宫体癌、子宫内膜腺癌,是发生于子宫内膜的一组上皮性恶性肿瘤,为女性生殖道常见的恶性肿瘤之一,占女性生殖道恶性肿瘤的 20％～30％。此病多发于老年妇女,近年来发生率有逐步上升的趋势。

一、病因

子宫内膜癌发生的确切原因不明,但与下列因素有密切关系:

（一）长期、持续性的内源性及外源性高雌激素刺激

无排卵型功能性子宫出血、月经初潮早、绝经延迟、不孕、分娩次数少、多囊卵巢综合征、功能性卵巢肿瘤患者,子宫内膜癌的发病率升高。此外,应用雌激素替代治疗（ERT）的妇女,发生子宫内膜癌的风险增加。

（二）体质因素

肥胖、高血压、糖尿病妇女,患子宫内膜癌的风险增加。

（三）子宫内膜增生过长

子宫内膜癌与子宫内膜增生过长有关,尤其是不典型增生,发展为子宫内膜癌的概率约 30％。

（四）遗传因素

近亲中有子宫内膜癌患者,发病率增高。卵巢癌、乳腺癌、非乳头状结肠癌患者,患子宫内膜癌的风险增加。

二、病理

（一）巨检

子宫内膜癌病变多发生于子宫底部,以双侧子宫角附近为多见,其次为子宫后壁。巨检时,其病理可按病变形态和范围分为弥漫型和局限型。

1.弥漫型

广泛累及内膜但较少浸润肌层,癌灶呈菜花样物从内膜表层长出并突向宫腔内,充满宫腔甚至脱出于宫口外。癌组织呈灰白或淡黄色,表面有出血、坏死,有时形成溃疡。晚期癌灶可侵犯肌壁全层并扩展至宫颈管,一旦癌灶阻塞宫颈管则可导致宫腔积脓。

2.局限型

癌灶局限于宫腔,多见于宫底部或宫角部,呈息肉或小菜花状,表面有溃疡,易出血,极早

期病变很小,诊刮可能将其刮净。局限型易侵犯肌层,病变虽小,但可浸润深子宫肌层。

(二)镜检

镜检下,可见 4 种类型:内膜样腺癌、腺癌伴鳞状上皮分化、浆液性腺癌和透明细胞癌。其中,内膜样腺癌占 80%~90%。内膜样腺癌按分化程度分为 3 级:Ⅰ级为高分化,Ⅱ级为中分化,Ⅲ级为低分化。

三、转移途径

子宫内膜癌的特点是病灶常局限在宫体内,生长慢,转移较晚。部分特殊类型如子宫乳头状浆液性囊腺癌、透明细胞癌发展快,转移早。转移途径以直接蔓延、淋巴转移为主,血行转移较少见。阴道和肺是最常见的转移部位。

(一)直接蔓延

病灶沿子宫内膜蔓延、生长,向上经宫角至输卵管,向下至宫颈管并继续蔓延至阴道,也可浸润肌层达浆膜面而延至输卵管、卵巢。肿瘤穿透子宫浆膜层除直接侵犯相邻组织如膀胱、直肠并种植于盆腔腹膜外,还可成片脱落至腹腔形成广泛转移。

(二)淋巴转移

淋巴转移途径与癌灶生长部位有关。子宫底部的癌灶沿阔韧带上部经骨盆漏斗韧带至卵巢,向上至腹主动脉旁淋巴结。子宫角部癌灶经圆韧带引流至腹股沟淋巴结。子宫下段及宫颈管的癌灶与宫颈癌的淋巴转移途径相同,可至宫旁、闭孔、髂内、髂外及髂总淋巴结。子宫后壁癌灶可沿宫骶韧带扩散至直肠淋巴结。子宫前壁内膜癌可向前方扩散至膀胱,通过逆行引流到阴道前壁。

(三)血行转移

血行转移较少见,出现较晚,主要转移至肺、骨、胸膜等处。

四、护理评估

(一)健康史

了解患者有无与子宫内膜癌发病相关的高危因素存在,如老年、肥胖、高血压、糖尿病、绝经延迟、少育、不育;有无停经后雌激素替代治疗,包括用药名称、使用方法、时间及不良反应等;有无绝经后阴道出血或阴道排液病史。高度警惕育龄妇女曾用激素治疗效果不佳的月经失调史。询问患者近亲家属的肿瘤病史。对确诊的子宫内膜癌患者,要详细询问并记录发病经过,以及有关检查、治疗和机体反应等情况。

(二)身体状况

1.症状

早期症状不明显,仅在普查或体检时偶然发现。

(1)阴道流血:为最常见症状,约 80%的患者以阴道流血为首发症状。主要表现为绝经后的少量、持续、不规则的阴道流血,大量出血者少见。未绝经者则表现为经量增多、经期延长或经间期出血。

（2）阴道排液：约 1/3 患者有阴道排液增多，呈浆液性或血水样。若合并宫腔积脓，则阴道排液呈脓性或脓血性，伴臭味。

（3）疼痛：癌组织累及宫颈内口，可引起宫腔积液、积脓，导致腹痛。病灶转移到盆腔或侵犯盆壁，压迫神经时，可出现腰骶部及下肢疼痛，并可放射到下肢。

（4）全身症状：晚期常伴贫血、消瘦、发热、恶病质及全身衰竭等症状。

2.体征

早期患者妇科检查无明显异常，子宫大小正常、活动。随病情进展，子宫增大，质稍软；晚期时偶见癌组织自宫颈口脱出，质脆，触之易出血；若合并宫腔积脓，子宫明显增大，质软，压痛明显。癌肿向周围浸润，子宫固定，在宫旁或盆腔内可扪及不规则结节块状物。

（三）心理-社会评估

子宫内膜癌多发生于绝经后妇女，此年龄组的患者面临退休前后，在精神上有较强的失落感或因未婚或婚后不孕、少育，易产生孤独感；当出现子宫内膜癌症状需要进一步检查时，往往出现焦虑、恐惧、担心等心理；确诊癌症后，与宫颈癌患者一样出现强烈的心理反应。

（四）辅助检查

1.分段诊断性刮宫

此为目前早期诊断子宫内膜癌最常用的方法。通常要求先环刮宫颈管，再刮子宫内膜，分瓶标记送病理检查，检查结果是确诊子宫内膜癌的依据。

2.细胞学检查

此为筛查方法。用特制的宫腔吸管或宫腔刷放入宫腔，吸取分泌物查找癌细胞，阳性率达90%，但最后确诊仍需依靠病理检查结果。

3.B型超声检查

可协助做出肌层浸润程度的诊断。

4.子宫镜检查

可直接观察病灶大小、生长部位、形态，并可取活组织送病理检查。

5.其他

癌血清标志物检查、磁共振成像（MRI）、电子计算机断层扫描（CT）、淋巴造影等检查，有助于提高诊断率。

（五）处理要点

治疗方案需根据患者全身情况、肿瘤范围及恶性程度来制定。早期以手术治疗为主，晚期采用手术、放疗、药物、化疗等手段综合治疗。

1.手术治疗

根据病情选择全子宫切除及双侧附件切除术或广泛性子宫切除术（子宫根治术）和盆腔淋巴结清扫术。

2.放射治疗

放射治疗对治疗子宫内膜癌有效。放疗方法分腔内照射和体外照射。单纯放疗仅用于有手术禁忌证或无法切除的晚期患者。术前放疗可缩小病灶，有利于手术；术后放疗，用于手术无法切除病灶或有残余病灶的患者。联合放疗可预防复发，提高生存率。

3.药物治疗

(1)孕激素:孕激素治疗的作用机制可能是直接作用于癌细胞,延缓 DNA 复制和 RNA 转录过程,从而抑制癌细胞的生长。孕激素主要用于晚期及复发、不能手术切除、早期高分化子宫内膜样腺癌、强烈要求保留生育功能的患者。常用孕激素及剂量如下:甲羟孕酮 200～400mg/d;己酸孕酮 500mg,每周 2 次,至少用 8 周才能评价有无效果。孕激素治疗以高效、大剂量、长期应用为宜,每 3 个月诊刮一次,了解病情的变化;若病情有逆转,可治疗 6～12 个月。停药后继续监测,若病情进展或病变持续存在,应考虑手术。对分化好、生长缓慢、雌孕激素受体含量高的内膜癌,孕激素治疗效果较好;孕激素治疗的不良反应较轻,但可引起水钠潴留、药物性肝炎等,停药后逐渐好转。

(2)他莫昔芬(TMX):是一种非甾体类抗雌激素药物,可抑制子宫内膜增生,提高孕激素受体水平,还可直接作用于腺癌细胞,抑制其有丝分裂。此药的常用剂量为 20～40mg,1 日 1 次;不良反应有少量阴道流血或闭经,以及潮热等围绝经期表现。

4.化学治疗

化学治疗主要用于晚期或复发癌或有术后复发高危因素的患者。常用化疗药物有阿霉素、顺铂、环磷酰胺、氟尿嘧啶、丝裂霉素、依托泊苷等。常用化疗方案有 PA(顺铂＋阿霉素),AC(阿霉素＋环磷酰胺)等。

五、护理诊断

(一)焦虑、恐惧
与需住院接受相关诊疗及担心预后有关。

(二)疼痛
与癌灶浸润或治疗创伤有关。

(三)有感染的危险
与阴道反复流血、排液,机体抵抗力下降有关。

六、护理目标

1.患者情绪稳定,能正确对待疾病,配合医护人员的各项诊疗工作。
2.患者疼痛减轻,舒适度增加。
3.患者体温正常,阴道排液无臭味。

七、护理措施

(一)一般护理
指导患者注意营养,给予高蛋白、高维生素、易消化的饮食;对进食不足的患者,应遵医嘱静脉补充营养;保持病室的安静整洁,保证患者充分休息。

(二)治疗配合
根据患者的全身情况、癌灶累及范围及组织学类型,选择和制订适宜的治疗方案。早期患者以手术为主,晚期患者则采用手术、放疗、化疗等综合治疗。孕激素以高效、大剂量、长期应用为宜,至少应用 12 周方可评定疗效。

手术治疗者应做好手术前、后的护理。放疗者术前向患者讲解可能出现的副反应,放疗前应保留导尿管及灌肠,使直肠、膀胱空虚,避免放疗时损伤。化疗者按化疗护理常规进行护理。药物治疗者应强调用药的重要性,告诉患者治疗过程中可能出现的副反应及预后,所致的水钠潴留、水肿、药物性肝炎等在停药后会逐渐缓解和消失。

(三)心理护理

给患者提供安静舒适的住院环境。护士应综合评估患者及其家属对疾病的反应和对检查、治疗的认知情况,针对性地向他们介绍疾病知识,耐心解答患者及其家属的疑问,告之子宫内膜癌虽是恶性肿瘤,但转移晚,预后较好,让患者正确认识疾病,提高治疗的信心。

八、健康教育

出院后应定期随访,出院 2 年内,每隔 3～6 个月随访 1 次,以后间隔 6～12 个月随访 1 次,随访过程中注意检查有无复发。积极宣传定期妇科检查的重要性。生育期、绝经期的妇女一般 1 年进行 1 次妇科检查。合并肥胖、高血压及糖尿病的患者应增加检查次数;绝经后阴道流血和绝经过渡期妇女月经紊乱应引起重视,及时就诊;采用雌激素替代治疗的患者应在医生指导下用药,并加强监护。

第三节　卵巢恶性肿瘤

一、概述

卵巢肿瘤是女性生殖系统三大恶性肿瘤之一,可发生于任何年龄,上皮性肿瘤好发于 50～60 岁女性,生殖细胞肿瘤多见于 30 岁以下女性。由于卵巢位于盆腔深部,恶性肿瘤一旦发现,病变已属晚期,预后较差,5 年存活率只有 20％～30％,死亡率居妇科恶性肿瘤之首。

(一)病因

卵巢肿瘤的发病可能与家族史、高胆固醇饮食、内分泌等因素有关。未产、不孕、初潮早、绝经迟等是卵巢肿瘤的危险因素,多次妊娠、哺乳和口服避孕药是其保护因素。

(二)组织学分类

卵巢组织成分非常复杂,是全身各器官原发肿瘤类型最多的部位。不同类型卵巢肿瘤的组织学结构和生物学行为,均存在很大差异。按组织来源,卵巢肿瘤可分为卵巢上皮性肿瘤、卵巢生殖细胞肿瘤、卵巢性索间质肿瘤、卵巢转移性肿瘤及卵巢瘤样病变。

(三)病理

常见的几种卵巢肿瘤病理特征。

1.卵巢上皮性肿瘤

卵巢上皮性肿瘤是最多见的卵巢肿瘤,约占卵巢肿瘤的 2/3,有良性、恶性、交界性之分。

(1)浆液性囊腺瘤:常见,约占卵巢良性肿瘤的 25%,多为单侧、球形、大小不等、表面光滑、囊性、壁薄,囊内充满淡黄清亮液体。

(2)浆液性囊腺癌:最常见的卵巢恶性肿瘤,多为双侧、体积较大、半实质性、囊液呈血性。肿瘤生长速度快,预后差,5 年存活率仅 20%～30%。

(3)黏液性囊腺瘤:人体中生长最大的一种肿瘤,多为单侧多房,表面光滑,囊液呈胶冻样,偶可自行穿破,黏液性上皮种植在腹膜上继续生长并分泌黏液,极似卵巢肿瘤转移,多限于腹膜表面生长,一般不浸润脏器实质。

(4)黏液性囊性癌:多为单侧,瘤体较大,切面为囊实性,囊液呈浑浊或血性。5 年存活率为 40%～50%。

2.卵巢生殖细胞肿瘤

卵巢生殖细胞肿瘤是来源于原始生殖细胞的一组卵巢肿瘤,好发于年轻妇女及幼女。

(1)畸胎瘤:由多胚层组织构成,分为成熟畸胎瘤和未成熟畸胎瘤。成熟畸胎瘤为良性肿瘤,可发生于任何年龄,以 20～40 岁女性居多。多为单侧,中等大小,壁光滑,囊内充满油脂毛发,有时见牙齿或骨骼,恶变率为 2%～4%;未成熟畸胎瘤为恶性肿瘤,多见于年轻患者,复发及转移率均高,多实性。

(2)无性细胞瘤:中等恶性的实性肿瘤,好发于青春期及生育期妇女。多为单侧,中等大小,表面光滑,切面呈淡黄色。对放疗敏感。

(3)内胚窦瘤:又名卵黄囊瘤,较罕见,恶性程度高,多见于幼女及年轻妇女,多为单侧,体积较大,易破裂,并产生甲胎蛋白(AFP),血清中的甲胎蛋白浓度可作为诊断和治疗监护的重要指标。生长迅速,易早期转移,预后差。

3.卵巢性索间质肿瘤

(1)颗粒细胞瘤:为常见的功能性肿瘤,44～45 岁为多发期,低度恶性,肿瘤能分泌雌激素,青春期前患者出现性早熟,生育年龄患者出现月经紊乱,绝经后期患者则有不规则阴道流血,常合并子宫内膜增生,甚至癌变。多为单侧、光滑、圆形、实性或部分囊性。预后较好,5 年存活率为 80% 以上,但有远期复发倾向。

(2)卵泡膜细胞瘤:良性,多为单侧,表面被覆薄纤维包膜,常与颗粒细胞瘤合并存在,常合并子宫内膜增生甚至子宫内膜癌,恶性较少见。

(3)纤维瘤:良性,多见于中年妇女,多为单侧,中等大小,表面光滑,切面呈灰白色,常伴胸腔积液、腹腔积液者,称为梅格斯综合征。行手术切除肿瘤后,胸腔积液、腹腔积液自行消失。

4.卵巢转移性肿瘤

体内任何部位的原发癌均可能转移到卵巢,常见的库肯勃瘤是一种特殊的转移性癌,其原发部位是胃肠道。恶性程度高,预后极差。

(四)卵巢恶性肿瘤的转移途径与临床分期

1.转移途径

卵巢恶性肿瘤主要通过直接蔓延和腹腔种植方式转移,淋巴道也是重要的转移途径,横膈为转移的好发部位,血行转移者少见。

2.临床分期

Ⅰ期：肿瘤限于卵巢。

Ⅱ期：一侧或双侧卵巢肿瘤，伴盆腔内扩散。

Ⅲ期：一侧或双侧卵巢肿瘤，并有显微镜证实的盆腔外腹膜转移和(或)局部淋巴结转移。

Ⅳ期：一侧或双侧卵巢肿瘤，有超出腹腔外远处转移。

(五)临床表现

1.良性肿瘤

发展缓慢，肿瘤较小，多无症状，常在妇科检查时偶然发现。肿瘤增大时，常感腹胀或腹部扪及肿块。双合诊检查可在子宫一侧或双侧触及圆形或类圆形肿块，包块边界清楚，活动度好，表面光滑，与周围组织无粘连。

2.恶性肿瘤

早期多无自觉症状，出现症状时已属晚期。由于肿瘤生长迅速，短期内会出现腹胀、腹部肿块及腹腔积液等症状；功能性肿瘤可出现不规则阴道流血或绝经后阴道流血表现，可有消瘦、贫血、低热等恶病质表现。三合诊检查可在直肠子宫陷凹处触及质硬结节或肿块，肿块多为双侧性、实性或囊实性，表面凹凸不平，活动度差，与周围组织分界不清，有粘连。

(六)并发症

1.蒂扭转

蒂扭转最常见，属妇科急腹症。好发于蒂长、活动度大、中等大小、重心偏向一侧的肿瘤，可造成肿瘤蒂扭转。肿瘤蒂扭转的典型症状为患者突然出现一侧下腹部剧烈疼痛，伴有恶心、呕吐，甚至休克。盆腔检查可扪及压痛的肿块，以肿瘤蒂处最明显。

2.破裂

腹部压痛、反跳痛、肌紧张，盆腔原存在的肿块消失或缩小。

3.感染

感染较少见，多因肿瘤蒂扭转或破裂后引起。主要表现为腹腔炎征象，同时有白细胞计数增高。

4.恶变

肿瘤生长迅速，尤其呈双侧性，应怀疑为恶变。

(七)治疗要点

怀疑卵巢瘤样病变者，囊肿直径小于5cm，可进行随访观察。确诊为卵巢肿瘤者，原则上应立即手术。恶性肿瘤以手术为主，辅以放疗、化疗等综合治疗。

二、护理评估

(一)风险评估

评估患者的日常活动能力，有无发生压疮、跌倒、坠床的风险及其程度。

(二)身体评估

评估患者的年龄、健康状态、意识状态、神志与精神状况、生命体征、营养及饮食情况、

BMI、排泄形态、睡眠形态,评估是否采取强迫体位、有无行走不便。有盆腔包块者应重视肿块的生长速度、性质、伴随症状等,评估肿块的部位、活动度、边界是否清楚。

(三)病史评估

询问家族史并收集与发病有关的高危因素;了解患者是否疼痛,包括疼痛的性质、部位;了解目前的治疗及用药;评估既往病史、家族史、过敏史、手术史、输血史。根据患者年龄、病程长短及局部体征初步判断是否为卵巢肿瘤,有无并发症。

(四)心理-社会评估

了解患者的文化程度、工作性质、家庭状况以及家属对患者的理解和支持情况。评估患者的心理适应情况、社会支持系统、经济状况、性格特征、文化背景等。

(五)疼痛评估

评估疼痛部位、性质、程度、持续时间、诱因、缓解方式等,疼痛程度采用数字评分法进行评估。

(六)其他评估

评估患者的个人卫生、生活习惯,对疾病认知以及自我保健知识的掌握程度,了解患者有无烟酒嗜好。

三、护理诊断

1.焦虑与发现肿瘤担心经济状况、家庭困难有关。
2.预感性悲哀与切除子宫、家庭困难有关。
3.营养失调与手术前准备、术后恢复、化疗有关。

四、护理措施

(一)心理护理

为患者提供表达情感的机会和环境。评估患者的焦虑程度及应对压力的技巧,耐心向患者讲解病情,解答患者的问题,给予信息支持,缓解焦虑情绪;鼓励家属多与患者沟通,关注患者心理变化。

(二)术后护理

1.一般护理

遵医嘱给予患者心电监护,监测生命体征变化。术后患者回室当即测量体温、呼吸、心率、血氧饱和度、血压;之后30分钟、1小时、2小时、3小时再次测量呼吸、心率、血氧饱和度、血压。停心电监护后,小夜班、大夜班、次日白班各测量体温、呼吸、脉搏、血压1次。

2.疼痛护理

做好患者的疼痛评估,遵医嘱使用镇痛药物,评价镇痛效果。教会患者咳嗽时双手放于腹部切口两侧,向中间切口方向挤压以减轻咳嗽引起的切口疼痛。

3.管路护理

术后留置胃管者,遵医嘱给予冲洗胃管。保持胃管、引流管及导尿管通畅,妥善固定,准确记录胃液、引流液和尿量。护士告诉患者活动时注意不要牵拉导管,防止管路滑脱。

4.营养支持

手术范围累及消化道,术后留置胃管的患者,遵医嘱禁食禁水,给予静脉营养支持治疗。未留置胃管患者可根据胃肠道恢复情况,由流食逐渐过渡至普通饮食。

5.活动与休息

手术当日卧床休息,麻醉恢复后可采取半卧位,缓解疼痛,利于引流,鼓励患者床上翻身与活动。术后第 1 天鼓励患者尽早下地活动,促进排气,避免肠粘连和血栓的发生。术后患者第 1 次下床时注意预防跌倒,逐渐增加活动量。

6.预防感染

患者保留导尿管期间,给予会阴擦洗每日 2 次;保持切口敷料清洁干燥,如有渗血、渗液及时通知医师处理;体温≥38.5℃通知医师,遵医嘱应用抗生素;保持床单位清洁;避免交叉感染的发生。

7.预防血栓

鼓励患者活动;指导其穿弹力袜;做好下肢血栓的评估,如出现下肢疼痛、压痛、肿胀等症状及时通知医师,遵医嘱使用抗凝药物。

(三)并发症护理

①肠梗阻:主要症状恶心、呕吐、腹胀、腹痛、停止排气排便。遵医嘱禁食、禁水,给予胃肠减压,保持胃管引流通畅,记录胃管引流液的量、颜色和性状。②腹水:观察患者血压、脉搏、呼吸的变化,出现压迫症状,如心悸、气促、不能平卧者,可取半坐卧位。呼吸困难者,遵医嘱给予鼻导管给氧。一次放腹水 3000mL 左右,不宜过多,以免腹压骤降,发生虚脱。放腹水后记录患者腹水性质和量,监测血压 1 次。

五、健 康 教 育

1.为患者讲解术后复查的意义及重要性,告知复查、放疗、化疗的时间、地点、联系人等。

2.指导患者少食多餐、进食易消化吸收的食物,避免油腻、辛辣刺激的饮食。逐步、适量地增加活动,增强免疫力。

第四节　流　产

流产是指妊娠于 28 周前终止,胎儿体重在 1000g 以下者。根据流产发生的时间,可将流产分为早期流产和晚期流产。妊娠 12 周以前流产称为早期流产,12 周以后称为晚期流产。根据流产的方式不同,又分为自然流产和人工流产。

一、病　因

(一)遗传因素

染色体异常是自然流产最常见的原因,包括染色体结构和数目异常。早期流产中染色体异常占 50%～60%。

(二)环境因素

影响妊娠的外界因素很多,包括有毒物质、铅、汞、化疗药物、农药,还有放射线、高温等。

(三)母体因素

包括母体全身性疾病,如严重的心脏病、糖尿病、甲状腺功能低下、急性传染病等;还包括生殖器官异常,如生殖器畸形、子宫肌瘤、宫颈机能不全等;内分泌疾病如黄体功能不全、甲状腺功能低下等均可引起流产;妊娠期腹部手术操作也可以诱发流产。

(四)免疫因素

指妊娠后由于母儿双方免疫不适应而导致母体排斥胎儿以致发生流产。常见免疫因素如抗心磷脂综合征可导致胎盘局部血栓的形成,导致胎盘功能不全而流产。母儿血型不合常引起晚期流产。

(五)其他因素

外伤、精神刺激等均可引起流产。

二、护理评估

(一)健康史

询问孕妇停经时间、有无早孕反应、阴道流血的情况及腹痛情况,有无妊娠物排出等,此外,还应全面了解妊娠期间有无全身性疾病、生殖器官疾病、内分泌功能失调及有无接触有害物质等。

(二)身体状况

流产孕妇的主要症状是阴道流血和下腹痛。根据就诊时的表现不同,流产可分为以下类型:

1.先兆流产

表现为有停经及早孕反应,之后有阴道流血,量少于既往月经量,色红,无痛或轻微下腹痛,伴有下坠感及腰酸痛。妇科检查宫颈口未开,子宫大小与停经月份相符。

2.难免流产

又称不可避免流产,指流产已不可避免,多由先兆流产发展而来,腹痛加重,阴道流血量增多,胎膜已破或未破。妇科检查宫颈口已开,子宫与停经月份相符或略小,可能在宫颈内口触及胚胎组织。

3.不全流产

指部分妊娠物已排出,尚有部分组织残留在宫腔,影响子宫收缩,阴道流血不止,可因流血过多而导致休克。妇科检查宫颈口已开,有大量血液自宫腔内流出,有时见妊娠组织堵塞子宫颈口。一般子宫小于停经月份,但如果宫腔内积血,子宫可增大。

4.完全流产

指妊娠物完全排出,阴道流血停止或仅见少量流血,腹痛消失。妇科检查宫颈口关闭,子宫略大或正常大小。

5.稽留流产

指胚胎或胎儿已死亡滞留在宫腔内尚未自然排出者。早期妊娠时表现正常,胎儿死亡后子宫不继续增长,甚至缩小。胎儿死亡时间过久可导致严重的凝血功能障碍。

6.习惯性流产

指自然流产连续发生 3 次或以上者。往往每次流产发生在同一妊娠月份,其临床过程与一般流产相同。

7.感染性流产

在各种类型的流产过程中,若阴道流血时间过长、不全流产或非法堕胎等,均可能引起宫腔内感染,严重时可并发盆腔炎、腹膜炎、败血症及感染性休克等,称为感染性流产。如不及时治疗,感染可扩散到盆腔、腹腔或全身,引起盆腔炎、腹膜炎、败血症及感染性休克等。

(三)心理-社会状况

评估孕妇及家属对流产的看法、心理感受和情绪的反应,评估家庭成员对孕妇的心理支持是否有力。

(四)辅助检查

根据不同流产阶段选择相应的检查。常用的有妊娠试验、hCG 测定、B 超。稽留流产需检查血常规、出凝血时间、凝血酶原时间、血小板计数等。

(五)处理要点

1.先兆流产

应给予保胎治疗,治疗后一般可继续妊娠。若治疗 2 周,症状仍不见缓解或反而加重,B 超检查发现胚胎发育异常,hCG 测定持续不升或反而下降,则表明流产不可避免,应终止妊娠。

2.难免流产和不全流产

一旦确诊,应及时行吸宫术或钳刮术,清除宫腔内残留组织,以防大出血和感染。当胎儿及胎盘排出后,需检查排出是否完全,必要时行刮宫术。

3.完全流产

如无感染征象,一般不需作特殊处理。

4.稽留流产

一旦确诊,应尽早促使胚胎及胎盘组织完全排出。处理前应常规检查凝血功能,并连用雌激素 3 日,提高子宫肌对缩宫素的敏感性,防止并发症的发生。子宫小于 12 孕周者,可行刮宫术;子宫大于 12 孕周者,应静脉滴注缩宫素(5～10 单位加于 5％葡萄糖液 500mL 内),也可用前列腺素或其他方法等进行引产。若凝血功能障碍,应尽早使用肝素、纤维蛋白原及输血等。待凝血功能好转后,再行引产或刮宫。

5.习惯性流产

应查明原因,针对病因进行治疗。如宫颈内口松弛者于妊娠前做宫颈内口修补术,若已妊娠,最好于妊娠13～20 周行宫颈内口环扎术,术后定期随诊,提前住院,待分娩开始之前拆除缝线;黄体功能不全者可肌内注射黄体酮或 hCG,至妊娠 8 周后停止。原因不明习惯性流产可试行免疫治疗。

6.感染性流产

应积极控制感染,若阴道流血不多,使用广谱抗生素2～3日,待感染控制后再行刮宫。若阴道流血量多,静脉滴注广谱抗生素和输血的同时,用卵圆钳将宫腔内残留组织夹出,使出血减少,术后继续应用抗生素,待感染控制后再彻底刮宫。

三、护理诊断

(一)有组织灌注量改变的危险
与出血有关。

(二)有感染的危险
与反复出血致机体抵抗力下降或宫腔内有残留组织有关。

(三)预感性悲哀
与即将失去胚胎或胎儿有关。

(四)潜在并发症
出血性休克。

四、护理目标

1.孕妇出血停止。

2.孕妇没有出现感染。

3.孕妇能顺利渡过悲伤期。

4.孕妇发生休克及时得到救治和护理。

五、护理措施

(一)先兆流产护理
(1)卧床休息,禁止不必要的妇科检查。

(2)指导孕妇床上活动,防止压力伤发生。

(3)遵医嘱正确使用药物,随时备好10％葡萄糖酸钙溶液10mL,静脉滴注硫酸镁时严格控制滴速,注意观察孕妇的尿量、呼吸、膝腱反射,防止镁中毒。

(4)密切观察孕妇用药后的反应,注意液体外渗。

(5)随时评估孕妇的病情变化,如是否腹痛加重、阴道出血量增多等。

(6)注意观察孕妇情绪变化,加强心理疏导。

(二)难免流产护理
(1)及时做好终止妊娠的准备,开放静脉、备血,协助医师完成清宫手术。

(2)严密监测孕妇体温、血压及脉搏,观察面色、腹痛、阴道出血及与休克有关的征象。

(三)预防感染
(1)监测孕妇体温、血象及阴道出血、分泌物的性质、颜色、气味等。

(2)加强会阴护理,指导孕妇使用消毒会阴垫。

(四)协助患者渡过哀伤期
(五)健康教育

1.流产的预防:保持身心愉悦,积极寻求家庭、社会支持。

(1)妊娠前加强锻炼,增强体质。

(2)妊娠期积极防治各种疾病。

(3)日常工作生活防止外伤。

(4)妊娠 3 个月内禁止性生活。

(5)有习惯性流产史的妇女,妊娠前应查明原因并及时治疗。

2.先兆流产保胎成功者应定期门诊产检,出现腹痛、阴道出血应即刻就诊。

3.流产者出院后禁止盆浴、游泳及性生活 1 个月。

第五节　异位妊娠

受精卵在子宫腔以外着床称为异位妊娠,习惯上称为宫外孕,包括输卵管妊娠、卵巢妊娠、腹腔妊娠、子宫颈妊娠、阔韧带妊娠等。异位妊娠是妇产科常见急腹症,其发病率约为 1%,并有逐年增高趋势,是孕产妇的主要死亡原因之一。其中以输卵管妊娠最为常见,占异位妊娠的 95% 左右。

一、概述

(一)病因

1.输卵管炎

输卵管炎是输卵管妊娠的主要原因。输卵管黏膜炎可使黏膜皱褶粘连,管腔变窄或纤毛缺损,导致受精卵运行受阻而于该处着床;输卵管周围炎可导致输卵管周围粘连、输卵管扭曲、管腔狭窄、蠕动减弱等,影响受精卵运行。

2.输卵管发育不良或功能异常

输卵管过长、肌层发育差、黏膜纤毛缺乏等,均是导致输卵管妊娠的原因。输卵管功能异常如蠕动、纤毛活动及上皮细胞的分泌功能异常,也可影响受精卵的正常运行。

3.输卵管手术史

输卵管绝育史及手术史,输卵管绝育术后再通手术等,其输卵管妊娠的发生率为 10%~20%。

4.辅助生殖技术

现代辅助生殖技术的应用,使输卵管妊娠的发生率增加,既往少见的异位妊娠,如卵巢妊娠、子宫颈妊娠、腹腔妊娠的发生率增加。

5.避孕失败

子宫内节育器避孕失败,发生异位妊娠的机会较大。

6.其他

子宫肌瘤或卵巢肿瘤、输卵管周围肿瘤及子宫内膜异位症、内分泌失调、神经精神因素等,均可导致受精卵着床于输卵管。

(二)病理

由于输卵管管腔小、管壁薄、缺乏黏膜下组织，受精卵着床后，不利于胚胎的生长发育，当输卵管妊娠发展到一定程度时，即可引起以下结局。

1. 输卵管妊娠流产

输卵管妊娠流产多见于妊娠8～12周的输卵管壶腹部妊娠。由于输卵管妊娠时管壁形成的蜕膜不完整，囊胚突向管腔并可与管壁分离，若整个囊胚剥离落入管腔，并经输卵管逆蠕动排入腹腔，形成输卵管完全流产，出血一般不多。若囊胚部分剥离，部分仍残留于管腔，则为输卵管不完全流产，导致持续反复出血，量较多，血液凝聚并积聚在直肠子宫陷凹，形成盆腔血肿，甚至大量血液流入腹腔，同时引起失血性休克。

2. 输卵管妊娠破裂

输卵管妊娠破裂多见于妊娠6周左右的输卵管峡部妊娠。当囊胚绒毛侵蚀管壁的肌层及浆膜，最终穿破浆膜，形成输卵管妊娠破裂。由于输卵管肌层血管丰富，短期内即可发生大量腹腔内出血，使患者出现休克，也可反复出血，形成盆腔及腹腔血肿。

3. 陈旧性宫外孕

输卵管妊娠流产或破裂，内出血逐渐停止，形成的盆腔血肿可机化变硬，并与周围组织粘连，临床上称为陈旧性宫外孕。

4. 继发性腹腔妊娠

发生输卵管妊娠流产或破裂后，胚胎被排入腹腔，大部分死亡，偶尔也有存活者。若存活胚胎的绒毛组织仍附着于原位或排至腹腔后重新种植，胚胎可获得营养，继续生长发育，形成继发性腹腔妊娠。

5. 子宫变化

输卵管妊娠时，合体滋养细胞产生人绒毛膜促性腺激素，维持黄体功能，使子宫内膜出现蜕膜反应。蜕膜的存在与受精卵的生存密切相关，若胚胎死亡，蜕膜自子宫壁剥离而排出发生阴道流血。蜕膜可呈三角形管型或碎片排出，排出组织见不到绒毛。

(三)临床表现

异位妊娠的典型症状为停经后腹痛及阴道流血，可出现晕厥或休克。

(四)治疗要点

异位妊娠的治疗方法包括手术治疗、药物治疗和期待疗法，以手术治疗为主。少数病例可能发生自然流产或被吸收；药物治疗包括化学药物治疗和中药治疗，局部用药采用在B超引导下穿刺或在腹腔镜下将化学药物直接注入输卵管的妊娠囊内；手术治疗分为保守手术和根治手术。

二、护理评估

(一)健康史

应仔细询问月经史，准确推断停经时间。评估有无发生异位妊娠有关的高危因素，如盆腔炎、输卵管炎、盆腔手术史、放置节育器等。

(二)身体状况

1.症状

(1)停经:除输卵管间质部妊娠停经时间较长外,一般停经史为6~8周。少数患者无明显停经史,将不规则阴道流血误认为末次月经或由于月经仅过期几日而误认为是月经来潮。

(2)阴道流血:胚胎死亡后,常出现不规则阴道流血,呈暗红色或深褐色,量少,呈点滴状,一般不超过月经量,少数患者阴道流血量较多,类似月经。阴道流血可伴有蜕膜管型或碎片排出,由于子宫蜕膜剥离所致。当病灶除去后阴道流血则停止。

(3)腹痛:腹痛是输卵管妊娠患者的主要症状,95%以上输卵管妊娠患者是以腹痛为主诉就诊的。输卵管妊娠流产或破裂之前,由于胚胎在输卵管内逐渐增大,输卵管膨胀常表现为一侧下腹部隐痛或酸胀感。当发生输卵管妊娠流产或破裂时,突然感到一侧下腹部撕裂样疼痛,常伴有恶心、呕吐。当血液积聚于直肠子宫陷凹处时,出现肛门坠胀感。随着腹腔积血增多,疼痛可由下腹部向全腹部扩散,血液刺激膈肌时,可引起肩胛部放射性疼痛。输卵管峡部妊娠破裂多发生在妊娠6周左右,壶腹部妊娠破裂多发生在妊娠8~12周,而间质部妊娠可维持到3~4个月才破裂。

(4)晕厥与休克:由于腹腔急性内出血及剧烈腹痛,轻者出现晕厥,严重者出现失血性休克,休克程度取决于内出血速度及出血量,而与阴道流血量不成正比。

2.体征

(1)一般情况:腹腔内出血较多时,呈贫血貌。大量出血时,患者可出现面色苍白、脉快而细弱、血压下降等休克表现。体温一般正常,出现休克时体温略低,腹腔内血液吸收时体温略升高,但不超过38℃。

(2)腹部检查:患者下腹有明显压痛及反跳痛,但腹肌紧张较轻微。出血较多时,叩诊有移动性浊音。有些患者下腹可触及包块,若反复出血并积聚,包块可逐渐增大变硬。

(3)盆腔检查:阴道内常有少量暗红色血液。输卵管妊娠未发生流产或破裂者,除子宫略大较软外,可触及输卵管胀大及轻度压痛。输卵管妊娠流产或破裂者,阴道后穹窿饱满,触痛。子宫颈轻轻上抬或向左右摇动时可引起剧烈疼痛,称为子宫颈举痛或摇摆痛。内出血多时,子宫有漂浮感。间质部妊娠时,子宫大小与停经月份基本符合,但子宫不对称,一侧角部突起,破裂时的征象与子宫破裂极相似。

3.心理、社会状况

孕妇及家属对腹痛和出血的恐惧,担心孕妇的生命安全而产生焦虑。对失去孩子表现出悲伤或自责,同时担忧未来能否妊娠等。

(三)辅助检查

1.阴道后穹窿穿刺

抽出暗红色、不凝固的血液,表示腹腔内出血致血腹症的存在,是简单可靠的诊断方法。

2.人绒毛膜促性腺激素测定

阳性结果有助于诊断。

3.B超检查

子宫腔内空虚,子宫旁探及低回声区,其内探及胚囊或胎心搏动则可确诊。

4.腹腔镜检查

腹腔镜检查有助于提高异位妊娠的诊断准确性,同时可达到治疗的作用,尤其适用于输卵管妊娠尚未破裂或流产的早期诊断及治疗。

5.子宫内膜病理检查

对于子宫腔排出物或刮出物中仅见蜕膜而无绒毛者,做子宫内膜病理检查有助于异位妊娠的诊断。

三、护理诊断

(一)疼痛

与输卵管妊娠流产或破裂发生有关。

(二)焦虑

与担心自身生命安全、失去胎儿有关。

(三)潜在并发症

失血性休克。

四、护理措施

(一)保守治疗患者的护理

1.患者应住院治疗,严密监测生命体征,10～15分钟测量一次并记录。

2.注意腹痛情况,如腹痛的部位、性质及有无伴随症状。观察阴道流血的量、颜色、性状等。如有腹痛加剧、阴道出血、腹腔内出血量增多、血压下降等现象应及时通报医生,并做好抢救的准备。

3.正确留取血标本,以监测治疗效果。

4.患者应卧床休息,避免腹部压力增大,减少异位妊娠流产或破裂的机会。在患者卧床期间,提供其相应的生活护理。

5.护士应指导患者摄取足够的营养物质,尤其是富含铁的食物,如动物肝脏、鱼肉、豆类、绿叶蔬菜以及黑木耳等,以改善贫血,增强抵抗力。

(二)急诊手术患者的护理

有严重内出血并发休克的患者,应立即去枕平卧、吸氧,建立静脉通道,做交叉配血试验,做好输血输液的准备;决定手术治疗者,在最短时间内做好手术准备;应严密监测患者的生命体征并记录,如出现血压下降、脉搏细速、面色苍白、四肢湿冷、尿量减少等休克征象,应立即报告医生并配合抢救;注意腹痛部位、性质及伴随症状,严密观察阴道出血情况,以准确评估出血量;做好术中配合,加强术后护理。

(三)心理护理

稳定患者及家属的情绪,耐心说明病情及手术的必要性,非手术治疗者鼓励积极配合治疗,及时发现化疗药物(甲氨蝶呤)的不良反应,消除患者的恐惧心理,增强信心。同情、安慰、鼓励患者,说明今后仍有受孕机会,帮助其度过悲伤期。

(四)健康教育

及时确定早期妊娠,可通过 B 超检查及早发现异位妊娠。非手术治疗的患者应绝对卧床休息,避免增加腹压的动作,保持大便通畅,以免诱发活动性出血。手术治疗后应注意休息,加强营养,纠正贫血,提高抵抗力;保持外阴清洁,禁止盆浴和性生活 1 个月。有生育要求的,应积极消除诱因,注意卫生保健,防止发生盆腔感染,有盆腔炎症者要及时治疗,在医护人员指导下做好再次妊娠的准备。

五、护理评价

1.患者休克征象是否被及时发现和纠正,生命体征是否正常。

2.患者恐惧心理是否消除,能否积极配合手术或非手术治疗。

第六节　妊娠期高血压疾病

妊娠期高血压疾病是妊娠期特有的疾病,发病率我国为 9.4%,其表现为妊娠 20 周以后出现高血压、蛋白尿等症状,分娩后随即消失。该病严重时出现抽搐、昏迷、心肾衰竭,是目前孕产妇及围生儿死亡的重要原因之一。

一、病因

(一)病因学说

1.免疫学说

妊娠可视为成功的自然同种异体移植,母儿间免疫平衡失调,就可能引发免疫排斥反应。

2.胎盘浅着床

孕早期母体和胎盘间免疫耐受发生改变导致子宫螺旋小动脉生理重铸过程障碍,胎盘灌注减少,可致滋养细胞浸润能力受损和浅着床。

3.血管内皮细胞受损

细胞毒性物质和炎性介质可能引起胎盘血管内皮损伤,引起血管内皮源性舒张因子分泌减少,血管内皮收缩因子增加,导致比例失调,致使血压升高。

4.遗传因素

研究发现携带血管紧张素原基因变异的妇女妊娠期高血压疾病发生率高,子痫前期妇女第五凝血因子突变率高。

5.营养缺乏

已发现低蛋白血症,钙、镁、锌、硒等缺乏与先兆子痫发生发展有关。

(二)高危因素

高危因素包括:寒冷季节或气温变化过大时;精神过度紧张或受刺激使中枢神经功能紊

乱;年轻初孕妇或高龄初孕妇;子宫张力过高(如多胎妊娠、羊水过多、糖尿病巨大儿及葡萄胎等);妊娠期高血压病史及家族有高血压史;体形矮胖;营养不良(如贫血、低蛋白血症者)等。

二、发病机制

妊娠期高血压的基本生理变化是全身小动脉痉挛,具体发病机制如图 3-1 所示。

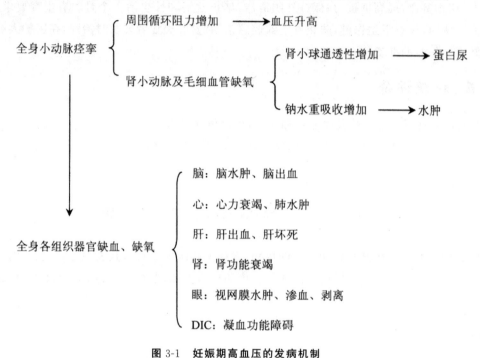

图 3-1 妊娠期高血压的发病机制

三、护理评估

(一)健康史
询问孕妇是否存在以上病因和高危因素,出现异常现象的时间及治疗经过。

(二)身体状况
1.症状

根据妊娠期高血压疾病的分类评估患者的临床表现及严重程度,如表 3-1 所示。

表 3-1 妊娠期高血压疾病的分类

分度	临床表现
妊娠期高血压	血压≥140/90mmHg,妊娠期首次出现,并于产后 12 周恢复正常;尿蛋白(一);可伴有上腹部不适或血小板减少,产后方可确诊
子痫前期	
轻度	血压≥140/90mmHg,孕 20 周以后出现;尿蛋白≥300mg/24h 或(＋)。可伴有上腹不适、头痛等症状

分度	临床表现
重度	血压≥160/110mmHg；尿蛋白≥2.0g/24h 或（＋＋）；血肌酐＞106μmol/L；血小板＜100×10^9/L；微血管病性溶血（血 LDH 升高）；血清 ALT 或 AST 升高；持续性头痛或其他脑神经或视觉障碍；持续性上腹不适
子痫	子痫前期孕妇抽搐不能用其他原因解释
慢性高血压并发子痫前期	血压≥140/90mmHg，孕前或孕 20 周以前或孕 20 周后首次诊断高血压并持续到产后 12 周后

附：妊娠期高血压疾病的水肿与正常妊娠、贫血及低蛋白血症引起的水肿无特异性，因此水肿不能作为妊娠期高血压疾病的标准及分类依据。血压较基础压升高 30/15mmHg 时不作为诊断依据，须严密观察。

2.子痫发作典型表现

子痫分产前子痫、产时子痫、产后子痫，以产前子痫多见。抽搐发展迅速，先出现眼球固定、瞳孔散大、头扭向一侧、牙关紧闭，继而口角及面部肌肉开始抽动，数秒后双臂屈曲、双手紧握、肌肉强直，继之全身及四肢强烈抽动，持续 1～2 分钟。抽搐时面色青紫、意识丧失，无呼吸，然后抽搐停止，呼吸恢复，重者可陷入昏迷。

3.并发症

并发症包括脑出血、心力衰竭、肺水肿、急性肾衰竭、胎盘早剥、DIC、胎儿窘迫等。

（三）心理-社会状况

孕妇因担心自身健康及胎儿受到伤害而焦虑不安。部分孕妇及家属缺乏对该疾病的认识，表现出淡漠、不重视，不按时产前检查和及时治疗，从而使病情加重。

（四）辅助检查

1.尿液检查

查尿常规、尿比重、尿蛋白等，如尿蛋白定性＞（＋＋）或定量≥(2.0g/24h)表明病情严重。注意有无红细胞及管型，如有则表明肾脏损害严重。

2.血液检查

查血常规、血黏度、血细胞比容，了解有无血液浓缩；查血清电解质、二氧化碳结合力，判断有无电解质紊乱或酸中毒；查凝血功能。

3.肝肾功能检查

测血清转氨酶、肌酐、尿素氮、尿酸等，了解有无肝肾功能损害。

4.眼底检查

眼底检查可作为评估全身小动脉痉挛程度的窗口。正常眼底动静脉管径比例为 2：3，若变为 1：2，甚至 1：4 时，表明眼底小动脉痉挛，可出现视网膜水肿、渗出、出血，甚至视网膜剥离而导致一过性失明。

5.其他检查

其他检查包括心电图、超声心动图、B超、胎儿成熟度及胎盘功能等检查，视病情而定。

（五）处理要点

1.对于妊娠期高血压，可门诊治疗。保证休息，调节饮食，增加产前检查次数，密切监测母儿状态,必要时给予镇静剂如地西泮治疗,防止病情发展。

2.子痫前期、子痫应住院治疗。治疗原则为解痉、镇静、降压、合理扩容和利尿,适时终止妊娠,防止并发症发生。解痉首选硫酸镁。子痫前期经积极治疗24~48小时无明显好转者应及时终止妊娠。子痫患者应迅速控制抽搐,纠正缺氧和酸中毒,抽搐控制后2小时终止妊娠。

四、护理诊断

1.有受伤的危险:与子痫患者抽搐昏迷导致坠伤、唇舌咬伤、吸入性肺炎及胎盘供血不足引起胎儿生长受限、胎儿窘迫有关。

2.焦虑:与担心疾病危及母儿健康甚至生命有关。

3.体液过多:与水钠潴留、低蛋白血症有关。

4.潜在并发症:胎盘早剥、急性肾衰竭、心力衰竭、脑出血等。

五、护理目标

1.孕妇出血是否得到有效控制,生命体征是否稳定在正常范围。

2.孕妇有无并发症发生或并发症是否被及时发现和纠正。

3.孕妇恐惧是否减轻或消除,是否主动配合治疗和护理。

4.孕妇能否接受现实,情绪是否稳定。

六、护理措施

(一)心理护理

向孕妇及家属解释病情、治疗方案及注意事项,动态观察血压变化及治疗效果,不断提供相关信息,解除孕妇及家属对疾病的担心,指导孕妇保持心情愉快,增加信心,积极配合治疗。

(二)妊娠期护理

1.一般护理

(1)定时测量血压、脉搏、呼吸及体温:每日定时测量血压2~4次,每隔1~2天测量体重;记录液体出入量。

(2)休息与饮食:保证充足的休息和睡眠,采取左侧卧位,每日不少于10小时睡眠,保证1~2小时午睡时间;指导孕妇进高蛋白质、高维生素及微量元素的清淡饮食,全身水肿者应限制食盐的摄入。

(3)加强产前检查:增加产前检查次数,加强母儿监测措施,密切注意病情变化。督促孕妇每日数胎动,监测体重,注意有无自觉症状,如头痛、眼花、胸闷、恶心、呕吐等出现,提高孕妇的自我保健意识,及时发现异常。

2.病情观察

密切观察血压、体重及胎儿子宫内情况,定时检查尿常规及24小时尿蛋白含量。如发现子痫前期、并发症症状的出现,应及时采取治疗及抢救措施。

（三）治疗配合

1.解痉

硫酸镁是目前首选的解痉药物。镁离子能抑制运动神经末梢对乙酰胆碱的释放,阻断神经和肌肉间的传导,使骨骼肌松弛,从而预防和控制子痫发作,且对宫缩和胎儿均无不良影响。护士应明确硫酸镁的用药方法、毒性反应及注意事项。

(1)用药方法:硫酸镁可采用静脉给药和肌内注射。静脉给药:首次负荷量采用25%硫酸镁20mL加入10%葡萄糖溶液20mL中,缓慢静脉注射,5～10分钟;继而采用25%硫酸镁60mL加入5%葡萄糖溶液500mL,静脉滴注,滴速为1～2g/h。肌内注射时用25%硫酸镁20mL加2%利多卡因2mL,臀肌深部注射,每日1～2次,每日总量为25～30g。用药过程中监测血清镁离子浓度。

(2)毒性反应:镁离子中毒,首先出现膝反射减弱或消失,继而出现全身肌张力下降、呼吸困难、复视、语言不清,严重者出现呼吸肌麻痹,甚至呼吸、心跳停止,危及生命。

(3)注意事项:治疗过程中应检查膝反射是否存在;呼吸每分钟不少于16次;每小时尿量不少于25mL或24小时不少于600mL;硫酸镁治疗时需备钙剂作为中毒时的拮抗剂,一旦出现中毒反应,立即静脉注射10%葡萄糖酸钙溶液10mL。

2.镇静

对于精神紧张、焦虑或睡眠欠佳者可给予镇静剂。常用药物有地西泮、苯巴比妥钠、盐酸氯丙嗪等。用冬眠药物时嘱孕妇绝对卧床休息,以防跌倒意外。

3.降压

降压治疗适应于血压不小于160/110mmHg或舒张压不小于110mmHg者。选用药物以不影响心排血量、肾血流量及子宫胎盘灌注量,对胎儿无毒副作用为宜。常用药物有肼屈嗪、拉贝洛尔、硝苯地平、硝普钠等。理想降压至收缩压140～155mmHg,舒张压90～105mmHg为宜。

4.利尿

利尿仅用于全身性水肿、急性心力衰竭、肺水肿、脑水肿、血容量过高且伴有潜在肺水肿者。常用药物有呋塞米、甘露醇。用药过程中严密监测水、电解质平衡及药物的毒副作用。

5.扩容

扩容仅用于严重的低蛋白血症、贫血者。扩容应在解痉的基础上进行。可选用血浆、全血、人血清蛋白等。

（四）子痫护理

1.控制抽搐,防止受伤

一旦发生抽搐,硫酸镁为首选药物,必要时加用冬眠合剂,控制抽搐。床旁加床挡,防止坠床。抽搐时勿用力按压患者肢体,以免发生骨折,专人护理,防止受伤。

2.保持呼吸道通畅

在子痫发生后,首先应保持患者呼吸道的通畅,取头低侧卧位,头偏向一侧,并立即给氧,用开口器于上、下磨牙间放置一缠好纱布的压舌板,用舌钳固定舌头,以防咬伤唇舌或发生舌后坠。必要时,用吸引器吸出黏液或呕吐物,以免窒息。

3.避免刺激

患者应安置于单人暗室,保持绝对安静,以免声光刺激;一切治疗活动和护理操作尽量轻柔且相对集中进行,避免干扰患者,以免诱发抽搐再次发生。

4.严密监护

密切注意生命体征,留置导尿管,准确记录液体出入量,及时完成相关的辅助检查及特殊检查,详细记录病情变化,及早发现并发症。

5.为终止妊娠做好准备

子痫发作者往往在发作后自然临产,应注意观察产兆的出现,抽搐控制后 2 小时可考虑终止妊娠,护士应做好相应的准备。

(五)分娩期护理

对于适于终止妊娠、估计能经阴道分娩者,做好接生准备。保持环境安静,密切观察产程进展、生命体征及自觉症状;尽量缩短第二产程,避免产妇用力,初产妇行会阴切开并用产钳或胎吸助产;在胎儿娩出前肩后立即注射缩宫素(禁用麦角新碱),及时娩出胎盘并按摩子宫底,预防产后出血。剖宫产者做好术前和术后护理。

(六)产褥期护理

产后子痫多发生于产后 24 小时至 10d 内,特别是 24 小时以内仍有发生子痫的可能,需继续监测血压变化和用药治疗,注意子宫收缩和阴道出血情况。说服家属、亲友协同配合,休养环境要安静。限制探视时间和陪护人员。

(七)健康教育

出院后注意休息和营养,定期复查血压和蛋白尿。指导合理饮食,进食蛋白质、维生素及富含铁、钙、锌的食物,对预防本病有一定的作用。保证足够的休息和愉快的心情。指导计划生育,需再次妊娠者,选择受孕时机,加强妊娠期监护,定期进行产前检查,密切配合治疗。

第七节 妊娠合并心脏病

妊娠合并心脏病是严重的妊娠合并症,在我国孕产妇死因顺位中,妊娠合并心脏病高居第 2 位。只有加强孕期保健,才能降低心脏病孕产妇死亡率。

一、妊娠与分娩对心脏病的影响

(一)妊娠期

妊娠时血容量增加 30%~45%,心率加快,心排出量增加,心肌耗氧量加大,血容量至 32~34 周达高峰,此时心脏负担最重。此外,妊娠晚期子宫增大、膈肌上升使心脏向左向上移位,出入心脏的大血管扭曲,机械性地增加心脏负担,更易发生心力衰竭。

(二)分娩期

分娩期心脏负担的增加更明显,第一产程每次宫缩时,增加了周围血管的阻力和回心血量。第二产程除宫缩外,腹壁肌及骨骼肌亦收缩,周围循环阻力增加,加上产时用力屏气,肺循环阻力显著增高,同时腹压加大,使内脏血液涌向心脏,心脏负担此时最重。胎儿胎盘娩出后,胎盘循环停止。子宫血窦内大量血液突然进入全身循环,同时腹压骤减,血液向内脏回流,回心血量急剧减少,病变心脏易在此时发生心力衰竭。

(三)产褥期

产后 3 日内仍是心脏负担较重的时期。除子宫缩小使一部分血液进入体循环以外,孕期组织间潴留的液体也开始回到体循环,血容量暂时性增加,仍存在心力衰竭的可能。由于上述原因,妊娠 32～34 周及以后、分娩期及产后 3 日内心脏负担最重,易发生心力衰竭。

二、心脏病对妊娠的影响

心脏病对胎儿的影响与病情严重程度及心功能代偿状态有关。病情较轻,代偿状态良好者,胎儿相对安全,如发生心力衰竭,可因子宫淤血及缺氧,易引起流产、早产、死胎、胎儿生长受限、胎儿窘迫及新生儿窒息。胎儿先天性心脏病的发生也与遗传因素有关。双亲中任何一方尤其是母亲患有先天性心脏病,其后代患先天性心脏病及其他畸形的发生机会较对照组增加 5 倍,如室缺、肥厚性心肌病、马方综合征等均有较高的遗传性。

三、护理评估

(一)健康史

1.孕妇在初诊时应了解有无心脏病史,如先天性心脏病、风湿性心脏病及风湿热病史,以往的诊疗情况及心功能状态等。

2.了解有无诱发心力衰竭的潜在因素存在。如感染、重度贫血、妊娠高血压综合征、产后发热、过度疲劳等。

(二)身体状况

1.一般情况

患者劳累后感心悸、气短、疲乏无力、进行性呼吸困难,夜间憋醒、端坐呼吸,胸闷、胸痛及咳嗽、咯血、发绀等。心脏听诊有Ⅱ级以上舒张期杂音或Ⅲ级以上粗糙的全收缩期杂音,严重心律失常,心界扩大等。

2.评估心功能分级

Ⅰ级:一般体力活动不受限。

Ⅱ级:一般体力活动稍受限,活动后有心悸、轻度气短,休息时无症状。

Ⅲ级:一般体力活动显著受限,休息时无不适,轻微日常工作即感不适、心悸、呼吸困难或既往有心力衰竭史者。

Ⅳ级:不能进行任何体力活动,休息时仍有心悸、呼吸困难等心力衰竭表现。

3.评估有无心力衰竭

心力衰竭表现包括:①轻微活动后即出现胸闷、心悸、气短;②休息时心率>110 次/分钟,呼吸频率>20 次/分钟;③夜间常因胸闷而坐起呼吸或需到窗口呼吸新鲜空气;④肺底部出现少量持续性湿啰音,咳嗽后不消失。

4.评估胎儿健康状况

从胎儿增长情况、胎心率、胎动计数等了解胎儿在宫内的健康状况。

(三)心理-社会状况

有些孕妇认为因自身疾病影响了胎儿健康,而产生自卑感或愧疚感。多数孕妇担心自己和胎儿的健康状况,不知是否能顺利度过妊娠期、分娩期、产褥期,会出现焦虑、恐惧的心理。

(四)辅助检查

心电图显示严重的心律失常,超声心动图检查显示心腔扩大、心肌肥厚、瓣膜运动异常、心脏结构畸形等。胎心电子监护仪提示胎儿在宫内的健康状况。

(五)处理要点

心脏病变较轻、心功能Ⅰ～Ⅱ级、既往无心力衰竭史和其他并发症者可以妊娠,但必须加强围生期保健,严密监护,积极预防心衰,控制感染。心脏病变较重、心功能Ⅲ～Ⅳ级、既往有心力衰竭史者不宜妊娠。如已妊娠,应在妊娠12周以前行人工流产术。若已发生心力衰竭应待病情控制后再终止妊娠。

四、护理诊断

(一)活动无耐力
与妊娠合并心脏病心功能不良有关。
(二)潜在并发症
心力衰竭、感染、胎儿宫内窘迫。
(三)自理能力缺陷
与心脏病活动受限及卧床休息有关。
(四)焦虑
与担心不能胜任分娩及胎儿异常有关。

五、护理目标

1.患者潜在并发症能及时被发现和做出处理。
2.患者能顺利度过妊娠期、分娩期、产褥期,日常生活基本能自理。
3.孕妇能保持稳定的情绪,一般情况良好。

六、护理措施

(一)非妊娠期
对心脏病变较重,心功能Ⅲ级或Ⅲ级以上者,不宜妊娠,严格避孕。
(二)妊娠期
1.妊娠20周前每两周1次,20周后每周1次接受心血管内科和产科高危门诊共同监护。心功能Ⅲ级以上有心力衰竭表现者,住院治疗。

2.孕妇每日保证 8～10 小时睡眠,左侧卧位,避免过劳和增大精神压力。

3.合理营养,妊娠期体重增加<10kg。妊娠 4 个月限盐,每日量<5g。

4.防止并纠正贫血、心律失常、妊娠期高血压、各种感染性疾病。

5.指导孕妇及家属了解妊娠合并心脏病有关知识,掌握自我监护方法。

(三)产前住院期间护理

执行产前一般护理常规,并做好以下护理。

1.卧床休息,必要时半卧位吸氧。

2.低盐饮食,防止便秘,多食水果及新鲜蔬菜。

3.做好生活护理,防止孕妇情绪激动。

4.每日测量体温、脉搏、呼吸 4 次,脉搏需测量 1 分钟。

5.严密观察病情变化,特别注意心力衰竭及肺水肿的发生。

6.服用洋地黄者,应严格遵守给药时间及剂量,观察洋地黄中毒反应(恶心、呕吐、黄视、绿视、心率减慢、心律失常)。脉搏低于 60 次/分时,应及时报告医师。

7.定时听取胎心音,必要时行胎儿电子监护,有产兆者送产房分娩。

8.心力衰竭者应严格控制输液量,以 1000mL/24h 为宜,输液速度以 20～30 滴/分为宜。

9.适度安抚,倾听诉说,提供心理支持。

(四)分娩期护理

1.评估产妇心功能状态。

2.协助左侧卧位,上半身抬高 30°,持续吸氧。

3.给予产妇安慰、鼓励,遵医嘱使用镇静剂。

4.第一产程护理

(1)每 15～30 分钟测血压、脉搏、呼吸、心率及心律 1 次。

(2)临产后遵医嘱使用抗生素至产后 1 周左右。

(3)使用胎儿电子监护仪评估胎心率变化。

(4)鼓励产妇多休息,在两次宫缩间歇尽量放松。

(5)运用呼吸及腹部按摩缓解宫缩痛。

(6)严格控制液体滴速。

(7)助产士应始终陪伴产妇身旁,随时解答问题。

5.第二产程护理

(1)避免过早屏气用力。

(2)宫口开全后及时行会阴侧切术,经阴道助产缩短第二产程。

(3)做好抢救新生儿准备。

(4)分娩时指导孕妇于宫缩时张口哈气,间歇时完全放松。

6.第三产程护理

(1)胎儿娩出后,立即在腹部放置 1kg 重沙袋持续 24 小时。

(2)遵医嘱肌内注射哌替啶,严密观察血压、脉搏、子宫收缩情况。

(3)静脉或肌内注射缩宫素 10～20U,禁用麦角新碱。

（4）产后出血多时,遵医嘱及时输血、输液,并严格控制速度。

（5）在产房观察 3 小时,病情稳定后送母婴同室。

（五）产褥期护理

1.产后 24 小时内必需静卧,尽量住小房间、保暖、备氧气,遵医嘱给予镇静剂。

2.遵医嘱继续使用抗生素。

3.产后 72 小时严格监测心率、心律、呼吸、血压、体温变化,详细记录出入液量。注意识别早期心力衰竭症状。

4.补液量每日不超过 1500mL,滴数控制在 30 滴/分。

5.注意观察子宫收缩及阴道出血情况。注意观察会阴及腹部切口情况。每日擦洗会阴 2 次。

6.进食低盐、易消化食物,少食多餐,保持大便通畅。

7.注意洋地黄中毒反应,服药前监测心率,如心率 60 次/分以下应立即报告医师。

8.对心功能Ⅰ级者、Ⅱ级者,鼓励母乳喂养;心功能Ⅲ、Ⅳ级者宜退奶,指导人工喂养。

9.出院指导,不适随时复诊。

（六）健康教育

1.心脏病妇女,妊娠前应征求内科医师意见,评估心脏功能、病变程度及性质,决定能否承受妊娠及分娩。

2.心功能Ⅲ级或Ⅲ级以上者,建议不宜妊娠,严格避孕。

3.加强妊娠期保健,妊娠 20 周前每两周 1 次、20 周后每周 1 次接受心血管内科和产科高危门诊共同监护。保证每日至少 10 小时睡眠,2 小时午休,易取左侧卧位或半卧位。减少体力劳动,保持情绪稳定、心情愉快。

4.低盐饮食,多食水果及新鲜蔬菜,避免便秘。妊娠期体重增加<10kg。

5.应避免到公共场所及与传染病患者接触,预防上呼吸道感染;妊娠 5 个月起服用维生素 C 及铁剂预防贫血;20 周起补钙,防止妊娠期高血压疾病发生。

6.指导孕妇及家属了解妊娠合并心脏病的相关知识,掌握自我监护方法,告知心力衰竭的诱因及预防方法;学习识别早期心力衰竭的表现,若出现咳嗽、咳粉红色泡沫痰等,应及时住院治疗。

7.指导产妇在第二产程避免过早屏气用力,于宫缩时张口哈气,间歇时完全放松。

8.产后 24 小时内必须静卧。指导心功能Ⅰ级者、Ⅱ级者进行母乳喂养,心功能Ⅲ级者、Ⅳ级者退奶,并指导家属学习人工喂养的技能及注意事项。

9.制订出院计划,告知按时复诊。

第八节　妊娠合并糖尿病

糖尿病是一组以慢性血糖水平升高为特征的全身性代谢性疾病,因胰岛素绝对或相对不足而引起糖、脂肪和蛋白质代谢紊乱。妊娠合并糖尿病包括两种情况,即妊娠前已有糖尿病及妊娠后才发生或首次发现的糖尿病。后者称妊娠期糖尿病（GDM），占糖尿病孕妇的80％。糖尿病孕妇的临床经过复杂，对母儿均有较大危害。

一、妊娠与糖尿病的相互影响

（一）妊娠对糖尿病的影响

妊娠可使患有糖尿病的孕妇病情加重，既往无糖尿病的孕妇发生妊娠期糖尿病，其并发症的发生率增加。这与妊娠期糖代谢的特点及胰岛素需要量的变化有关。

（二）糖尿病对妊娠的影响

1.对母体的影响

糖尿病妇女的受孕率低，流产、羊水过多、妊娠期高血压疾病、难产、产后出血发生率均明显增高。易合并感染，以泌尿系统感染最常见。

2.对胎儿、新生儿的影响

巨大儿、胎儿生长受限、早产、胎儿畸形发生率均明显增高。新生儿易发生呼吸窘迫综合征、低血糖，严重时危及新生儿生命。

二、护理评估

（一）健康史

了解孕妇有无糖尿病史和糖尿病家族史；生育史中有无多年不孕不育、习惯性流产、不明原因死胎、胎儿畸形、巨大儿、新生儿死亡等；在本次妊娠过程中，有无自觉症状及出现的时间。

（二）身体状况

绝大多数表现为"三多一少"症状，即多饮、多食、多尿、体重下降，经常感到全身乏力、外阴阴道瘙痒等。此外应注意评估糖尿病孕妇有无并发症，如低血糖、高血糖、妊娠期高血压疾病、酮症酸中毒、羊水过多、感染等。

（三）心理-社会状况

由于缺乏对疾病知识的了解，担心妊娠合并糖尿病对母儿影响较大，孕妇及家属多有焦虑、自责等情绪反应。

（四）辅助检查

1.实验室检查

（1）血糖测定：2次或2次以上空腹血糖≥5.8mmol/L，可确诊为糖尿病。

（2）糖筛查试验：用于妊娠期糖尿病的筛查，于妊娠24～28周进行。50g葡萄糖溶入200mL水中，5分钟内服完，服后1小时测血糖≥7.8mmol/L（140mg/dL）为糖筛查异常。对糖筛查异常的孕妇需进一步检查空腹血糖。

（3）葡萄糖耐量试验（OGTT）：禁食12小时后，口服葡萄糖75g，测空腹及服糖后1小时、2小时、3小时的血糖。其血糖异常的标准值分别是：空腹5.6mmol/L、1h 10.3mmol/L、2h 8.6mmol/L、3小时6.7mmol/L。若其中有2项或2项以上达到或超过标准值，即可诊断为妊娠期糖尿病。仅1项高于标准值，诊断为糖耐量异常。

2.并发症的检查

并发症的检查包括眼底检查、24小时尿蛋白定量测定、尿酮体及肝肾功能检查等。

3.胎儿监护

可通过产科检查、B超、羊水检查及胎儿电子监护等了解胎儿发育情况及胎儿成熟度,注意有无巨大儿、胎儿生长受限、胎儿畸形等。

(五)处理要点

糖尿病妇女于妊娠前即应确定病情的严重程度及妊娠的可能性。病情严重者应严格避孕,不宜妊娠,若已妊娠应及早终止。允许妊娠者,须在内科、产科医师的密切监护下将孕妇的血糖控制在正常或接近正常范围内,并选择终止妊娠的最佳时机和方式。

三、护理诊断

(一)知识缺乏

缺乏相关妊娠合并糖尿病的知识。

(二)有受伤的危险(胎儿)

与巨大儿、畸形儿、胎肺成熟延迟有关。

(三)潜在并发症

低血糖、酮症酸中毒、感染。

四、护理目标

1.孕妇及家人能掌握和疾病相关的知识。

2.胎儿能顺利出生。

3.患者若出现并发症能及时被发现和得到处理。

五、护理措施

(一)妊娠期护理

1.宣教糖尿病知识,给予心理支持。

2.指导合理饮食。

3.指导孕妇适度运动,妊娠期体重增加10~12kg较为理想。

4.合理用药,孕妇可遵医嘱口服降糖药物或应用胰岛素。

5.加强妊娠期母婴监护

(1)密切监测血糖变化,妊娠早期每周检查1次直至妊娠第10周,妊娠中期每2周检查1次,妊娠32周后每周检查1次。

(2)定时产前检查,注意血压、水肿、蛋白尿情况。

(3)妊娠晚期,严密监测胎儿情况,教会孕妇自数胎动方法。定时测胎心,每周1~2次胎心监护。

（二）分娩期护理

1.注意休息,保证热量。严密观察血糖、尿糖及酮体变化,遵医嘱及时调整胰岛素用量。

2.密切观察产程进展及胎儿情况,产程时间不超过 12 小时,发现异常及时报告医师。

3.产程中给予产妇耐心细致地劝解,消除顾虑,增加信心和安全感,积极配合分娩。鼓励产妇口服进食,保证热量供给,预防低血糖发生。

4.需行剖宫产,应做好术前准备。

5.做好抢救新生儿的准备。

（三）新生儿护理

1.无论体重大小均按早产儿护理。

2.新生儿尽量少裸露,注意保暖,遵医嘱吸氧。

3.产后尽早开奶,产后 30 分钟开始口服 25％葡萄糖液,间隔 1～2 小时口服 1 次,每次 10～20mL。

4.密切观察新生儿有无低血糖症状、呼吸窘迫综合征、高胆红素血症及其他并发症发生,发现异常,及时通知医师处理。

（四）产褥期护理

1.保持腹部和会阴部切口清洁,每日会阴擦洗 2 次,注意宫缩及恶露情况。

2.指导产妇做好皮肤及口腔清洁。注意体温变化。

3.遵医嘱进行空腹血糖测定,根据血糖值调整胰岛素用量。

4.鼓励母乳喂养。

5.指导产妇定期复查血糖,产后 42 日复查子宫复旧情况。

（五）健康教育

1.告知孕妇及家属妊娠合并糖尿病的相关知识及诊疗护理措施,以减轻产妇及家属的紧张、焦虑情绪,增进护患配合。

2.告知孕妇在妊娠期间严格控制血糖,加强胎心监测,保持积极乐观情绪,可减轻对胎儿发育的影响,使其自觉遵从医嘱。

3.指导合理饮食,妊娠中期后,每周增加 3％～8％的热量。将热量分配于三餐及三次点心中,早餐及早点摄取 25％热量,午餐及午点占 30％,晚餐占 30％,睡前占 15％。睡前点心需包含蛋白质及碳水化合物,以防夜间低血糖。

4.指导孕妇合理运动,但要避免运动过度而引起早产、胎膜早破等,可采取步行、打太极拳、孕妇瑜伽等舒缓的运动方式,有规律循序渐进地进行运动。

5.指导产妇及家属学习新生儿护理技能。鼓励母乳喂养。

6.指导产妇做好皮肤及口腔清洁,预防感染。

7.指导产妇定期复查血糖。

第四章　常见职业病护理

第一节　职业性尘肺病

一、硅沉着病（矽肺）

硅沉着病（矽肺）是由于长期接触游离二氧化硅粉尘所导致的弥漫性肺间质纤维化。游离二氧化硅具有极强的细胞毒性和致纤维化作用，硅沉着病的发生、发展主要与粉尘中游离二氧化硅含量多少和生产者暴露时间有关，一般而论，其发病的潜隐期多在 5 年以上，但接触高浓度硅尘 2～3 年亦可引起硅沉着病，表明硅沉着病是危害健康最为严重的一种肺尘埃沉着病（尘肺）。

（一）接触机会

二氧化硅（SiO_2）是地壳最重要的组成成分，几乎各种矿物和岩石均不同程度地含有游离二氧化硅，故与矿物岩石直接接触的行业是接触游离二氧化硅的主要渠道，如：

1.矿山开采，包括凿岩、爆破、支柱、运输等，其中煤矿、金属矿等是发生硅沉着病最为严重的矿山。

2.开山筑路、挖掘隧道等作业。

3.石料加工行业，如手工或机械加工石材、墓碑，以及石质工艺品雕刻等作业。

其他接触游离二氧化硅的行业有：

(1)建材行业，如耐火材料、玻璃、水泥、石料的切割、破碎、筛选、拌料等作业。

(2)金属冶炼业，如矿石的粉碎、筛分、运输等作业。

(3)铸造行业的配砂、造型、清砂、喷砂作业。

(4)机械行业的电焊作业等。

(5)石英（是近乎纯净的结晶型二氧化硅）加工作业，如水晶、石英的粉碎、研磨、运输等工种。

（二）发病机制

多年以来，硅沉着病的发病机制一直受到广泛关注，其中，免疫反应在肺纤维化病程中的重要性不容忽视，肺泡巨噬细胞、中性粒细胞、T 淋巴细胞、B 淋巴细胞等均参与其中；参与的细胞因子更多，主要有 IL-1（白介素-1）、TNF-α（肿瘤坏死因子-α）、PDGF（血小板生长因子）、FN（纤维粘连蛋白）、PGE（前列腺素 E）、TGF-β（β-转化生长因子）、IGF-1（胰岛素样生长因子-

1)、AMFF(肺泡巨噬细胞源致纤维化因子)、AMDGF(肺泡巨噬细胞源生长因子)和神经肽等。尽管硅沉着病的发病机制非常复杂,但可以肯定的是肺巨噬细胞(PM)是硅尘作用的主要靶细胞,硅尘以破坏 PM 的生物膜为起点,使吞噬了硅尘的巨噬细胞死亡、崩解,释放出多种炎性因子和致纤维化因子,使上述炎症过程进一步扩大,从而构成产生硅沉着病的病理和生化基础,其本身亦成为诱发硅沉着病的关键因素。

(三)病理特点

肉眼下,硅沉着病患者的肺体积增大,表面呈灰黑色,硬度增加,弹性减低,触之有砂粒感;切面可见针尖大至豆粒大的粗硬结节,呈灰白色(如有煤尘则呈炭黑色);结节主要分布于两肺中、下叶及胸膜下,结节间可有小叶中心性肺气肿和肺不张。镜下典型的硅结节呈圆形或卵圆形,偏光显微镜下在硅结节中可见折光的硅尘颗粒,纤维组织呈同心圆排列,切面类似洋葱头;结节中有少量吞噬细胞,周围包绕有大量成纤维细胞、浆细胞和单核细胞,肺泡间隔、血管和支气管周围有纤维组织增生,导致广泛的间质纤维化;晚期可发生玻璃样变性,形成球形或不规则、质地致密坚硬的纤维团块,有的可发生液化形成空洞,周围可有肺气肿或肺大泡。

胸膜多增厚,且粘连不易剥离;肺门和肺门淋巴结早期即可肿大,有炎性反应,常引起纤维组织增生,形成硅结节,有时可坏死穿孔或产生钙化。

(四)临床表现

1.症状

硅沉着病早期一般无症状或症状较轻,中晚期可出现胸闷、胸痛、呼吸困难,甚至咯血,以及无力、心悸、头晕、头痛等全身症状;合并慢性支气管炎等肺部感染时,可出现咳嗽、黄色黏稠痰;尚未脱离粉尘作业的患者痰中常带有所接触粉尘的颜色,如煤工尘肺患者咳黑色痰。

2.体征

早期硅沉着病患者体格检查一般无阳性体征,中晚期患者特别是合并肺部感染时可出现干湿性啰音,合并喘息性支气管炎时可闻喘鸣音,合并肺气肿、慢性肺源性心脏病时可出现桶状胸、肋间隙变宽、触觉语颤减弱、杵状指(趾)、下肢可凹性水肿等。

3.X 线表现

X 线胸片上可见散在、孤立的类圆形小阴影,按直径大小,可分为 p、q 或 r 型,最初多出现于两肺中下区,一般较淡、较少,随着病变的进展,小阴影逐渐致密、增多,可向两上肺区扩展,并遍及全肺;与此同时,肺内可有数量不等、大小不等的网状、星芒状不规则阴影,还可出现"白圈黑点"的泡性肺气肿和肺野透过度增高的弥漫性肺气肿征象。

融合块状大阴影是晚期硅沉着病的特征性表现,多见于两上肺野外带。开始时可为局部小阴影增多、密集,重叠,大阴影轮廓并不清晰,逐渐发展即成为致密、轮廓清楚、周围包绕有气肿带的"大阴影"。其形态多种多样,可单独位于一侧,也可与肋骨垂直呈翼状或八字形对称分布于两肺。

胸膜多见肥厚,肺门阴影增大、浓密,可见肺门淋巴结蛋壳样钙化阴影。

4.实验室检查

(1)肺功能:肺功能检查有助于了解肺功能代偿情况,也是评价劳动能力和致残程度的重要依据。肺尘埃沉着病(尘肺)早期,肺功能损害较小,随着纤维化的进展,尘肺期别的上升,肺功能受损逐渐明显,如肺组织弹性减少、容积缩小,出现广泛的气道损害,从小气道逐渐扩展至中、大气道,最终出现阻塞性或限制性通气功能损害或混合性通气功能损害及弥散功能降低。目前,多重视通气功能检测,实际上,硅沉着病的典型肺功能损伤是换气功能障碍,今后需要给予更多重视。

(2)血气分析:当硅沉着病出现较广泛肺间质纤维化或伴有感染等合并症时,动脉血氧分压(PaO_2)和血氧饱和度(SaO_2)均出现明显降低,PaO_2的改变常早于SaO_2降低。早期无合并症的硅沉着病患者即可出现轻度低氧血症(属Ⅰ型呼吸衰竭),随着病变的进展,低氧血症的发生率和严重程度均有明显增加,且有1/3患者伴高碳酸血症,属Ⅱ型呼吸衰竭。

(3)可弯曲支气管镜检查:可弯曲支气管镜检查可以直接观察到呼吸道病变,并可通过细胞刷和冲洗进行细胞学检查和肺活检。在当前用工制度改变、工人流动性大、存在多种粉尘接触史情况下,有选择性地进行经纤维支气管镜肺活检(TBLB)检查并获取肺组织,开展病理学检查,可以提供病因(粉尘)及肺纤维化客观信息,对尘肺病的诊断、鉴别诊断都有一定应用价值。目前尚未找到特异性指标可用作硅沉着病诊断、鉴别诊断或判定病情之用。

(五)诊断与鉴别诊断

根据生产性粉尘接触史了解病因学和发病的可能性;依据临床表现、实验室检查和影像学检查,做出鉴别诊断;对照尘肺病诊断标准片做出尘肺病X线分期;根据靶器官功能损害程度,做出功能诊断。

硅尘是致纤维化生物活性最强的无机矿物粉尘,尘肺病诊断时,需要进行职业卫生学和流行病学调查,记录工人所从事工种、工龄,接触粉尘性质、浓度、个体防护情况,以及同工种工人尘肺病的发病情况。

硅沉着病没有特征性的临床症状、体征,也没有明确的具有诊断意义的实验室指标,因此鉴别诊断非常重要。X线胸片是硅沉着病诊断分期的主要依据,也是硅沉着病鉴别诊断的依据,比如硅沉着病患者的一系列职业健康检查的X线胸片能够反映出其肺部病变从无到有、从少到多的过程,就是一个鉴别诊断的过程;缺少系列X线胸片,仅一张X线胸片就诊的患者应该进行实验室各项检查。

硅沉着病是致残性疾病,主要因肺组织广泛纤维化引起心肺功能损伤,致使患者劳动能力减低甚至丧失。因此,硅沉着病的代偿功能判断不仅对观察尘肺病患者病情、指导治疗和判定预后是必要的,也是尘肺病患者劳动能力鉴定、安置、适用工伤保险法规不可缺少的重要依据。

(六)治疗

硅肺目前尚无根治办法。我国学者多年来研究了数种治疗硅肺的药物,在动物模型上观察到抑制胶原纤维增生、保护肺泡巨噬细胞的作用,临床试用也观察到某种程度减轻症状的效果,但各地报道的使用疗效看法不一,还有待继续观察和评估。因而临床上以对症治疗和预防并发症最为重要,采取综合措施,原则是提高患者的抗病能力。同时,应配合增强营养和适当体育锻炼以增强体质,消除和改善症状,减轻患者痛苦,延长寿命。常用治疗药物有:克矽平(聚2.乙烯吡啶氮氧化物,PVNO)、汉防己甲素($C_{38}H_{42}O_6N_2$)、喹哌类药物、铝制剂等。

(七)职业病致残等级程度鉴定

硅肺患者诊断后,应依据其X射线诊断尘肺期别、肺功能损伤程度和呼吸困难程度,进行

职业病致残程度鉴定。按《职工工伤与职业病致残程度鉴定》国家标准,尘肺致残程度共分为5级,由重到轻依次如下:

1.二级

(1)尘肺三期伴肺功能中度损伤及(或)中度低氧血症。

(2)尘肺二期伴肺功能重度损伤及/或重度低氧血症[$PO_2 < 5.3kPa(40mmHg)$]。

(3)尘肺三期伴活动性肺结核。

2.三级

(1)尘肺三期。

(2)尘肺二期伴肺功能中度损伤及(或)中度低氧血症。

(3)尘肺二期合并活动性肺结核。

3.四级

(1)尘肺二期。

(2)尘肺一期伴肺功能中度损伤或中度低氧血症。

(3)尘肺一期伴活动性肺结核。

4.六级

尘肺一期伴肺功能轻度损伤及(或)轻度低氧血症。

5.七级

尘肺一期,肺功能正常。

(八)患者安置原则

1.尘肺一经确诊,不论期别,均应及时调离接触粉尘作业。不能及时调离的,必须报告当地安监、卫生行政主管部门及工会,设法尽早调离。

2.伤残程度轻者(六级、七级),可安排在非接触粉尘作业从事劳动强度不大的工作。

3.伤残程度中等者(四级),可安排在非接触粉尘作业做些力所能及的工作或在医务人员的指导下从事康复活动。

4.伤残程度重者(二级、三级),不承担任何工作,在医务人员指导下从事康复活动。

(九)预防

硅肺预防的根本措施在于控制作业场所的粉尘浓度,某些特殊作业点可采用个体防护。

根据《粉尘作业工人医疗预防措施办法》的规定,开展接触粉尘工人的健康监护,从事粉尘作业工人必须进行就业前和定期健康检查,脱离粉尘作业时还应作脱尘健康检查。

企业在控制粉尘危害、预防尘肺发生方面,结合国情做了不少行之有效的工作,也取得了很丰富的经验,将防、降尘措施概括为"革、水、风、密、护、管、查、教"的八字方针,对我国控制粉尘危害具有指导作用。其中,①革,即工艺改革和技术革新,这是消除粉尘危害的根本途径;②水,即湿式作业,可防止粉尘飞扬,降低环境粉尘浓度;③风,加强通风及抽风措施,常在密闭、半密闭产尘源的基础上,采用局部抽出式机械通风,将工作面的含尘空气抽出,并可同时采用局部送入式机械通风,将新鲜空气送入工作面;④密,将产尘源密闭,对产生粉尘的设备,尽可能密闭,并与排风结合,经除尘处理后再排入大气;⑤护,即个人防护;⑥管,维修管理;⑦查,定期检查环境空气中粉尘浓度以及接触者的定期体格检查;⑧教,加强宣传教育。

二、煤尘的危害和煤工尘肺及其防治

煤矿粉尘的健康危害主要包括导致接触工人患尘肺病、发生煤尘或瓦斯煤尘爆炸事故、影响作业安全及危害矿区周围的生态环境等多方面。我国政府十分重视煤矿尘肺防治工作,至20世纪70年代末,我国防尘工作较好的煤矿,尘肺病患病率已从60年代初的10%~30%下降至1%以下。但煤工尘肺仍是我国当前危害严重的职业病之一。

(一)煤矿粉尘的职业来源及其理化特性

1.煤矿粉尘的来源

煤矿粉尘是煤炭生产过程中伴随煤和岩石被破碎而产生的混合性粉尘,主要含有煤尘、岩尘及少量其他物质。

煤可分为褐煤、烟煤和无烟煤等,是主要能源和化工原料之一。煤炭开采有两种生产形式:一种是井工开采,另一种是露天开采,两者均会产生大量的粉尘。露天开采适用于埋藏较浅或裸露地表的煤层,主要有表土剥离和采煤两道工序,前者为清除煤层表面的覆土和岩石,这一工序无论采用何种工具,都必定有较多的粉尘飞扬。采煤工序多用电铲掘煤,粉尘飞扬较少。井工开采通过掘取巷道到达煤层,然后用适当的采煤方法落煤,并用转运工具将其运出。由于井下作业面空间环境狭小,空气流通差,在掘进、采煤、爆破、装运等生产工序中都会产生大量粉尘,如果防尘措施不健全,其危害是非常严重的。相对而言,露天开采由于采矿通风良好,粉尘浓度不太高,粉尘的分散度也较小,粉尘危害不及井下作业严重,但也不容忽视。我国煤矿大多数为井工开采.均为地下作业,生产环境中粉尘浓度高,对工人危害较大。

近年来,随着大量新技术的采用,尤其是综采机掘的迅速发展,极大提高了煤矿机械化程度,煤炭产量成倍增长。但这种生产条件下产生的煤矿粉尘也随之增多,采掘工作面的粉尘浓度大幅度增加。例如,在无防尘措施条件下,炮采作业面的粉尘浓度为 $300\sim500mg/m^3$,而机采作业面的粉尘浓度达到 $1000\sim3000mg/m^3$,综采作业面的粉尘更是高达 $4000\sim8000mg/m^3$。煤矿其他旨在增加产量的新技术采用时也可能存在粉尘产生量增加的问题。例如,在锚喷支护技术的推广应用时,由于从上料口上料到喷射混凝土等工序都有大量粉尘产生,因此增加了井下空气中的粉尘浓度。在煤炭堆放和使用的其他地方也可以接触煤尘,如洗煤厂、各种煤炭转运站、转运码头等,但这些地方的煤尘危害一般较轻。

2.煤尘的理化特性

(1)煤尘的化学成分直接决定着对人体的危害性质和程度。煤的主要成分是碳和含碳有机物,尘粒结构则以碳为主,采煤过程因围岩及矸石的破碎也同时产生一定比例的硅尘。这些成分中对人体危害最大的是游离二氧化硅。且粉尘中含游离二氧化硅的量越高,引起尘肺病变的程度越重,病情发展越快,危害也越大。

(2)煤尘的分散度与粉尘在空气中悬浮时间及其可能进入肺内的含量密切相关。

(3)煤尘的吸附性。表现在煤尘能吸附某些有毒气体,如一氧化碳、氮氧化物等,引起中毒作用。

(4)煤尘的荷电性。煤炭生产中粉尘所带电荷的来源有:采煤与凿岩中,高速旋转的钻头与岩、煤的摩擦,使产生的粉尘表面带有电荷;在流动中粉尘相互间摩擦生电及吸附了空气中的离子而带电。

(5)粉尘的自燃和爆炸性。高分散度的煤炭粉尘具有爆炸性。煤的碳化程度越低,挥发分越高,煤尘的爆炸性越强。发生爆炸的条件有两个:①粉尘在空气中有足够的浓度,且在爆炸浓度范围之内;②必须具有高温(火焰、火花、放电)。一般煤尘爆炸的下限浓度为 $30\sim50g/m^3$,上限浓度为 $1000\sim2000g/m^3$,处于上、下限浓度之间的粉尘都具有爆炸危险性,其中爆炸力最强的浓度为 $300\sim500g/m^3$。

当煤等可燃性物料被研磨成粉料时,总表面积增加,系统的表面自由能也增加,提高了粉尘的化学活性,特别是提高了氧化产热能力,这种情况在一定条件下会转化为燃烧状态。粉尘的燃烧是由于粉尘氧化而产生的热量不能及时散发,而使氧化反应自动加速所造成的。在封闭或半封闭空间内低于爆炸浓度下限或高于爆炸浓度上限的粉尘虽然不能爆炸,但可以燃烧,仍是不安全的。

(二)煤尘对人体的主要危害

1.呼吸系统疾病

(1)尘肺:长期吸入大量煤尘可能引起硅肺和煤工尘肺。在煤炭生产中,由于工种不同,工人接触粉尘性质也有差异,因此传统上将煤工尘肺分为三种类型。煤矿围岩中游离二氧化硅含量一般都在 10% 以上,岩石掘进工作面工人,主要接触岩石粉尘,游离二氧化硅含量较高,所患尘肺为硅肺。采煤工作面工人,主要接触煤尘,其游离二氧化硅含量多在 5% 以下,所患尘肺为煤肺。接触硅尘又接触煤尘的混合工种工人,其尘肺在病理上往往兼有硅肺和煤肺的特征,这类尘肺可称之为煤硅肺,是我国煤工尘肺最常见的类型。

(2)慢性阻塞性肺病(COPD):国内外许多研究已证实,长期吸入煤尘不但引起尘肺,还会引起慢性阻塞性肺疾病,包括慢性支气管炎、支气管哮喘及肺气肿。且慢性阻塞性肺病可独立存在而不伴有明显尘肺,其发病机理尚未明了,可能与吸烟、呼吸道感染及遗传因素等均有关。

(3)上呼吸道炎症:煤尘首先侵犯上呼吸道黏膜,早期引起其机能亢进,黏膜下血管扩张、充血,黏液腺分泌增加,阻留更多粉尘,久之酿成肥大性病变,然后由于黏膜上皮细胞营养不良,最终造成萎缩性病变,呼吸道抵抗力下降,容易继发病毒及细菌等感染性疾病。

(4)肺癌:有研究表明,一些有煤矿的地区,肺癌的发病率有升高的趋势,可能与吸入煤矿生产性粉尘有关。但据英国 24 个煤矿统计,接触粉尘工人与不接触粉尘人群的肺癌发病率无明显差别。1997 年国际癌症研究协会已将二氧化硅列为致癌物,但煤尘是否致癌仍在争论中,煤矿工人肺癌的发病机制有待于进一步探讨。

2.局部作用

煤尘沉着于皮肤可能堵塞皮脂腺,容易继发感染而引起毛囊炎、疖肿等;进入眼内的粉尘颗粒,可引起结膜炎等。煤尘中其他杂质还可能引起过敏性皮炎且有中毒作用等。

(三)煤工尘肺的病理类型及病症表现

1.病理类型

虽然煤工尘肺的形成机制还不十分清楚,但现有的研究提示其发生主要涉及三方面的病理过程:首先是炎症细胞在下呼吸道的聚集和激活;然后是成纤维细胞的增生;最后是细胞外基质合成增加。进入肺内的煤尘颗粒主要与肺泡巨噬细胞和肺泡上皮细胞相互作用,刺激反应性氧化物(ROS)生成及细胞因子释放,细胞因子间相互作用形成细胞因子网络,吸引中性粒细胞、淋巴细胞、嗜酸性粒细胞等在肺泡内聚集,引起持续性肺泡炎症,成纤维细胞增生,胶原合成,最终导致肺组织纤维化。由此造成的病理改变随吸入的硅尘与煤尘的比例不同而有所差异,除了凿岩工所患硅肺外,基本上属混合型,多兼有弥漫性纤维化及结节型两者特征。主要病理改变如下:

①煤斑又称煤尘灶,是煤工尘肺最常见的原发性特征性改变,是病理诊断的基础指标。肉眼观察成灶状,色黑,质软,直径为 2～5mm,境界不清,多在肺小叶间隔和胸膜交角处,表现为网状或条索状。

②灶周肺气肿是煤工尘肺又一病理特征。煤工尘肺常见的肺气肿有两种:a.局限性肺气肿,为散在分布于煤斑旁的扩大气腔,与煤斑共存;b.小叶中心性肺气肿,在煤斑的中心或煤尘灶的周边,有扩张的气腔,居小叶中心,称为小叶中心性肺气肿。这是由于煤尘和尘细胞在Ⅱ级呼吸性细支气管周围堆积,使管壁平滑肌等结构受损,从而导致灶周肺气肿的形成。若病变进一步发展,向肺泡道、肺泡管及肺泡扩展,即波及全小叶形成全小叶肺气肿。

③煤硅结节,肉眼观察呈圆形或不规则形,大小为 2～5mm 或稍大,色黑,质坚实。在肺切面上稍向上凸起,镜下观察可见到两种类型,典型煤硅结节其中心部由旋涡样排列的胶原纤维构成,可发生透明性变,胶原纤维之间有明显煤尘沉着,周边则有大量煤尘细胞、成纤维细胞、网状纤维和少量的胶原纤维,向四周呈放射状;非典型煤硅结节无胶原纤维核心,胶原纤维束排列不规则并较为松散,尘细胞分散于纤维束之间。

④弥漫性纤维化在肺泡间隔、小叶间隔、小血管和细支气管周围和胸膜下,出现程度不等的间质细胞和纤维增生,并有煤尘和尘细胞沉着,间质增宽变厚,晚期形成粗细不等的条索和弥漫性纤维网架,肺间质纤维增生。

⑤大块纤维化又称之为进行性块状纤维化(PMF),是煤工尘肺的晚期表现。肺组织出现约 2cm×2cm×1cm 的一致性致密的黑色块状病变,多分布在两肺的上部和后部,右肺多于左肺。病灶呈长梭形,不整形,少数似圆形,边界清楚。镜下观察,其组织结构有两种类型:一种为弥漫性纤维化,在大块纤维中及其周围有很多煤尘和煤尘细胞,见不到结节改变;另一种为大块纤维化病灶中可见煤硅结节。有时在团块病灶中见到空洞形成,洞内积储墨汁样物质,周围可见明显代偿性肺气肿。

⑥其他胸膜呈轻至中等度增厚,在脏层胸膜下,特别是与小叶间隔相连处有数量不等的煤尘、煤斑、煤硅肺结节等。肺门和支气管旁淋巴结多肿大,色黑质硬,镜下可见煤尘、煤尘细胞和煤硅结节。

2.病症表现

煤工尘肺病情缓和,发病工龄多在 20 年以上;病情演变亦较慢,多数在定期检查时通过 X 射线胸片发现有早期煤工尘肺。但煤工尘肺患者症状较多,出现亦较早,特别在吸烟的矿工中多见。

(1)咳嗽是尘肺患者最常见的主诉,主要与合并证有关。早期患者咳嗽多不明显,随病情进展,患者多合并慢性支气管炎,晚期患者易合并肺部感染,均使咳嗽明显加重,常与季节、气候等有关。

（2）咳痰是煤工尘肺患者常见症状，这主要是呼吸系统对粉尘的不断清除引起的，痰多为黑色。当大块纤维化部位发生缺血坏死形成空洞时，则经常咳出大量黑痰，其中可明显看到有煤尘颗粒；当合并急性感染时也可咳出大量脓性痰。

（3）胸病症状在煤工尘肺患者中不如硅肺及石棉肺患者中多见。胸痛部位不一，性质多不严重，一般为隐痛，亦有胀痛及针刺样痛等。其原因部分可能是纤维化病变的牵扯作用。

（4）呼吸困难是尘肺的固有症状。尘肺患者的呼吸困难与病情相关。随着肺组织纤维化程度加重，有效呼吸面积减少，通气/血流比例失调，呼吸困难也逐渐加重。合并 COPD 及慢性肺源性心脏病者，呼吸困难更明显，若合并呼吸道感染可很快发生心肺功能失去代偿而导致心力衰竭及呼吸功能衰竭，是尘肺患者的主要死亡原因。

（5）咯血较为少见，可由于上呼吸道长期慢性炎症引起黏膜血管损伤，咳痰中带少量血丝；亦可能由于大块纤维化病灶的溶解破裂损及血管而咯血量增多。

（四）煤工尘肺的治疗与康复

煤工尘肺应严格按国标《尘肺病诊断标准》进行诊断和分期，并据此进行健康监护、治疗和劳动能力鉴定。煤工尘肺是一种危害工人健康，可以造成劳动能力丧失的职业病。晚期尘肺病由于严重肺纤维化，呼吸面积减少，患者高度呼吸困难，十分痛苦。因此，对尘肺患者要采取积极的综合性治疗。首先是对尘肺病变的治疗，控制纤维化病变的进展，保护肺的正常生理功能；其次是积极治疗和控制尘肺的各种并发症，防止病情恶化，减轻患者痛苦，对挽救和延长患者生命，具有重要的临床意义。

1.病因治疗

煤工尘肺的病因治疗，应是防止粉尘在肺内沉积，增强肺的廓清能力，降低粉尘毒性，保护细胞膜，抑制胶原纤维形成。

2.大容量肺灌洗技术

大容量全肺灌洗术能清除已吸入肺内的多种粉尘、吞噬了粉尘的巨噬细胞以及肺泡巨噬细胞吞噬粉尘后分泌的致纤维化生长因子，从而改善症状和肺功能，遏制或延缓病变的进展，减轻患者的痛苦，延长患者生命。我国于 1988 年首次开展该项治疗，现已发展为一项非常成熟的技术，在国际上处于领先水平。

3.对症治疗及并发症治疗

煤工尘肺患者抵抗力降低，冬春两季易并发呼吸道感染，患者可在医护人员监护下做保健体操、太极拳等活动以增强体质，同时给予对症治疗，缓解症状，减轻痛苦。

4.康复治疗

康复治疗目的在于减轻症状，减少并发症，改善活动能力，提高生活质量，延长患者寿命。主要包括如下几个方面：

（1）诊断为尘肺者首先要脱离粉尘作业，并根据病情和代偿功能状况进行劳动能力鉴定，合理安排无尘作业或休息。已吸烟者应立即戒烟；同时还应避免接触其他有害粉尘、烟雾及气体，减少呼吸道过敏性及理化因素损伤性炎症。

（2）预防呼吸道感染，包括病毒、支原体或细菌感染。

(3)呼吸锻炼,可提高潮气量,减少呼吸频率,变浅速呼吸为深慢呼吸,从而改善气体分布,纠正通气/血流比例失调,提高动脉氧分压。

(4)长程家庭氧疗(LTOT),可提高煤工尘肺伴慢性呼吸衰竭患者的生存率和生活质量。

(五)煤矿粉尘监测及防治技术

1.煤矿粉尘浓度的工业卫生标准

工作场所空气中煤尘的游离二氧化硅的含量不同,煤矿粉尘浓度的职业接触限值也不相同。对于硅尘含量小于10%的煤尘,瞬时总粉尘浓度不超过 $6mg/m^3$,时间加权平均浓度不超过 $4mg/m^3$;呼吸性粉尘瞬时浓度不超过 $3.5mg/m^3$,时间加权平均浓度不超过 $2.5mg/m^3$。

2.煤尘的监测和分级管理办法

我国《煤矿安全规程》中规定,煤矿企业必须按国家规定对生产性粉尘进行监测。为了更好地防止煤矿尘肺病的发生,在测定作业点煤尘浓度和煤尘中游离二氧化硅含量的基础上,1990年颁布的《煤矿尘肺病管理办法》规定应根据尘肺病防治工作实际情况对不同的粉尘作业实行分级管理。

(1)一级管理:粉尘中游离二氧化硅含量大于50%的,粉尘浓度必须控制在 $2mg/m^3$ 以下。对未达到要求的,监督机构有权提出限期改进;逾期未完成的,及时上报有关部门并令其停产改进。

(2)二级管理:粉尘中游离二氧化硅含量介于 $25\%\sim50\%$ 的,粉尘浓度必须控制在 $4mg/m^3$ 以下;粉尘中游离二氧化硅含量介于 $10\%\sim25\%$ 的,粉尘浓度必须控制在 $6mg/m^3$ 以下。对未达到要求的,监督机构有权提出限期改进;逾期未完成的,及时上报有关部门并令其停产改进。

(3)三级管理:粉尘中游离二氧化硅含量介于 $5\%\sim10\%$ 的,粉尘浓度必须控制在 $10mg/m^3$ 以下;游离二氧化硅含量小于5%的,粉尘浓度必须控制在 $20mg/m^3$ 以下。对未达到要求的,监督机构应根据实际情况提出分期改进意见,并监督执行。

3.煤矿粉尘防治技术

防治煤矿粉尘的措施分为防尘措施、预防煤尘爆炸的措施(防爆措施)及限制煤尘爆炸扩大灾害范围的措施(隔爆措施)等三大类。其中防尘措施分为以下四类:

(1)减尘措施:主要是指减少采、掘作业时的粉尘发生量,是矿井尘害防治工作中最为积极有效的技术措施。减尘措施主要包括:改进采、掘机械结构及其运行参数减尘,湿式打眼湿式凿岩,水封爆破,添加水炮泥爆破,封闭尘源,采用捕尘罩以及预湿煤体减尘措施(如采空区或巷道灌水,煤层注水)等。减尘措施是以预防为主的治本性措施,应考虑优先采用。

(2)降尘措施:降尘措施是矿井综合防尘的重要环节,现行的降尘措施主要包括各产尘点的喷雾洒水,如采煤机上内、外喷雾,放炮喷雾,支架喷雾,应用降尘剂,泡沫除尘,装岩洒水及巷道净化水幕等。

(3)矿井通风排尘:矿井通风排尘是指借助风流稀释与排出矿井空气中的粉尘。矿井内各个产尘点在采取了其他防尘措施后,仍会有一定量的粉尘进入矿井空气中,其中绝大部分是小于 $10\mu m$ 的微细粉尘,如果不及时通风稀释与排出,将由于粉尘的不断积累而造成矿井内空气严重污染,危害矿工的身心健康。

（4）个体防护：矿井各生产环节，尽管采取了多项防尘措施，但仍难以使各作业地点粉尘浓度达到卫生标准。此种情况下，特别是在强产尘源和个别不宜安装防尘设备条件下作业的人员，必须佩戴个体防尘用具。个体防尘用具主要包括：防尘面罩、防尘帽、防尘呼吸器、防尘口罩等，其目的是使佩戴者既能呼吸净化后的洁净空气，又不影响正常操作。

三、其他尘肺病及其防治

（一）石棉肺

1.石棉的理化性质

石棉属于硅酸盐类矿物，含有氧化镁、铝、钾、铁、硅等成分。按其来源可分为天然和人造两类，按其性质可分为闪石石棉和蛇纹石石棉（即温石棉）两类，其中闪石石棉又可以分成青石棉、铁石棉、直闪石石棉、透闪石石棉和阳起石石棉等五种。石棉多数为白色，也有灰、棕、绿色的。石棉有纤维和非纤维两类。纤维是指纵横径比＞3∶1的尘粒。直径＜$3\mu m$、长度≤$5\mu m$的纤维称为可吸入性纤维；直径≥$3\mu m$、长度≥$5\mu m$的纤维称为不可吸入性纤维。石棉具有较好的物理力学性能，抗拉性强，不易折断，耐火，耐碱，绝缘，溶于盐酸。质纯、纤维长的石棉可以做防火、隔热的石棉布。

2.石棉的职业接触机会

接触石棉的作业主要是石棉加工和处理，其次是石棉矿的开采和选矿。根据制造工艺及用途不同，石棉制品可分为石棉水泥制品、石棉纺织制品、石棉保温隔热制品、石棉橡胶制品、石棉制动（传动）制品、石棉电工材料和石棉沥青制品等几大类。石棉广泛应用于建筑、造船、汽车火车制造、航空航天、供电消防以及国防建设等 20 多个工业部门。

3.石棉尘的吸入、代谢和影响其危害的因素

石棉粉尘主要是通过呼吸道进入肺部。在纤维粉尘随气流经气道进入肺泡的过程中，较长的纤维在支气管分叉处易被截留，软而弯曲的温石棉纤维多在呼吸细支气管以上部位被截留沉积，直而硬的闪石类纤维则能进入肺泡沉积。吸入肺泡的石棉纤维大多被巨噬细胞吞噬，小于 $5\mu m$ 的纤维可以完全被吞噬，一根长纤维可由两个或多个细胞同时吞噬。吞噬后大部分由黏液纤毛系统排出，部分经由淋巴系统清除，有部分滞留于肺内，还有部分直而硬的纤维可穿过肺组织到达胸膜，损伤肺细胞和胸膜间皮细胞。

影响石棉危害的主要因素包括：石棉种类、石棉纤维长度和直径、石棉纤维尘浓度、接触石棉时间和接触者个体差异等。粉尘中含石棉纤维量越高，接触时间越长，越易引起肺纤维化，常以接触量（浓度×接触时间）表示，接触量越大，吸入肺内纤维越多，发生石棉肺的可能性越大。脱离粉尘作业后仍可发生石棉肺。闪石类石棉（青石棉）致病作用明显强于蛇纹石类石棉（温石棉）。此外，接触者个体差异及其生活习性如吸烟等均与石棉肺发病有关。

4.石棉肺的发病机理和病理特征

生产过程中长期吸入石棉粉尘会引起石棉肺。石棉肺的发病机制至今尚不清楚，根据近年研究报道，将石棉损伤细胞和致肺纤维化的发病机理可以归纳为直接作用和自由基介导损伤。石棉肺的病理特征之一是肺间质弥漫性纤维化，但极少有结节或类结节状纤维化。吸入

的石棉纤维易随支气管长轴进入肺下叶,故纤维化以两肺下部为重,由下向上逐渐加重。这一点不同于硅肺病变以两肺中部为重的特点。纤维化病变以胸膜下区、血管支气管周围和小叶间隔最为显著,以两下叶底后部病变尤为突出。石棉肺的另一病理特征是胸膜的增生性改变,胸膜增厚和胸膜斑。胸膜斑是指厚度>5mm的局限性胸膜增厚,镜下胸膜斑由玻璃样变的粗大胶原纤维束构成。石棉引起的胸膜斑,也被看作是接触石棉的一个病理学和放射学标志。胸膜斑可以是接触石棉者的唯一病变,可不伴有石棉肺。

5.石棉肺的病症表现

(1)症状和体征:石棉肺一般进展缓慢,早期无自觉症状,最主要的症状是咳嗽和呼吸困难。咳嗽一般多为干咳或少许黏液性痰,难于咳出,多发生阵发性咳嗽。发病初期在做体力活动时出现呼吸困难,以后随病情加重而明显。晚期,休息时也会气紧,病程可以持续十几年甚至几十年。胸痛不是石棉肺的特征,但若累及胸膜,会发生胸痛。一时性尖锐胸痛多见于严重呼吸困难或呼吸肌负荷加重;若持续性胸痛,首先要考虑的是肺癌或恶性胸膜间皮瘤。石棉肺特征性的体征是双下肺区出现捻发音,只在吸气期间闻及,该症状出现较早,随病情进展而增多,肺中区甚至肺上区也可闻及,由细小声变为粗糙声。杵状指(趾)出现于石棉肺晚期,随着病变加重而明显。若其迅速发生或突然恶化,则可能是合并肺癌的信号,预后不良。石棉肺晚期并发肺心病时可出现唇、指发绀。

(2)肺功能:石棉肺患者由于肺间质弥漫性纤维化,严重损害肺功能。石棉肺早期肺功能损害是由于肺弥漫性纤维化而使肺硬化,导致肺顺应性降低,表现为肺活量渐进性下降,这是石棉肺肺功能损害的特征。肺一氧化碳弥散量是发现早期石棉肺的最敏感指标之一,有报道认为它的下降早于肺活量。如果同时有肺气肿,则残气量和肺总量可能正常或稍高。随着病情加重,多数石棉肺患者肺功能改变主要表现为肺活量、用力肺活量、肺总量下降,而第一秒用力呼气容积/用力肺活量变化不大,预示纤维化进行性加重,呈限制性肺功能损害的特征。石棉肺患者肺功能变化类型,也可能表现为阻塞性或混合性肺功能损害。

(3)X射线胸片变化:石棉肺的X射线胸片表现主要是不规则小阴影和胸膜变化。不规则小阴影是石棉肺X射线表现的特征,也是我国诊断石棉肺和石棉肺分期的主要依据。早期两肺下区近肋膈角处出现密集度较低的不规则小阴影,随着病情进展而增多增粗、呈网状并向中肺区扩展。胸膜变化包括:胸膜斑、胸膜增厚和胸膜钙化。局限性胸膜增厚,当厚度大于3mm时称为胸膜斑,是我国石棉肺诊断和分期的指标之一。胸膜改变与肺内病变程度不完全一致。某些石棉肺的胸片上还出现类圆形小阴影,多见于石棉采矿工,是由于矿石内含有游离二氧化硅粉尘所致。

6.石棉肺的诊断和处理

石棉肺诊断要根据详细的石棉接触职业史和现场石棉粉尘浓度测定资料,质量合格的X射线胸片,按照尘肺的X射线诊断国家标准执行诊断和分期。石棉肺患者处理按《职工工伤与职业病致残程度鉴定标准》(GB/T 16180)国家标准执行。

7.石棉粉尘与肺部癌变

石棉是公认的致癌物,石棉纤维在肺中沉积可导致肺癌和恶性间皮瘤。也有石棉引起肠癌、喉癌和其他癌等多致癌性的报道,但还缺乏足够的证据。石棉不仅危害职业接触的工人,而且因使用广泛而污染大气和水源,危害广大居民。许多国家立法严格控制石棉的生产和使用,并将石棉作为法定致癌物严加控制。

8.石棉粉尘危害的监测和预防

(1)石棉粉尘的测定:石棉尘浓度的测定方法不同于其他粉尘,多数粉尘用重量法衡量其在空气中的浓度,但对石棉来说,重量法无法区分作业场所尘团中混杂的非石棉纤维粒,更不能区别出能被吸入肺泡的呼吸性石棉纤维,而后者是引起石棉肺和由石棉引发有关疾病的主要物质。因此,应采用纤维计数法反映空气中石棉尘的浓度。

(2)预防措施:预防石棉肺及其有关疾病发生的关键在于从源头上消除石棉纤维粉尘的危害,所以寻找和选用石棉代用品是当今世界各国的重要课题。欧美一些发达国家已禁止使用石棉。而发展中国家也尽可能控制使用石棉,特别是青石棉。我国是世界上主要石棉生产国之一,产品以温石棉为主。由于石棉特性优良和成本低廉,目前还难以做到完全停止生产和使用石棉及制品。因此,根据我国的具体情况,应该从石棉开采的源头开始,一直到石棉废物的处置,每一个有可能造成污染的步骤都要严格控制粉尘浓度,加强防护措施。并且严格执行石棉粉尘排放的国家标准。同时制定出适应我国具体情况的卫生标准和操作规则,做到让具体操作人员按规程操作,有章可循。

同时,对石棉作业工人要加强宣传吸烟的危害,说服他们戒烟。坚决贯彻执行国家有关加强防止石棉纤维粉尘危害的规定。

(二)水泥与水泥尘肺

1.水泥粉尘的接触机会

水泥分为天然水泥和人工合成水泥。天然水泥是将水泥样结构的自然矿物质经过煅烧、粉碎而成;人工水泥为人工合成的无定型硅酸盐,又称为硅酸盐水泥,由石灰质(石灰石、泥灰或白垩)与黏土质(黏土-页岩、AL_2O_3、SiO_2)和少量校正原料以适当成分配制成生料,经高温煅烧至部分熔融后,得到以硅酸钙为主成分的熟料,再加适量石膏等磨成细粉状的建筑材料。水泥粉尘的职业接触机会主要在水泥生产厂以及运输、储藏和使用水泥的建筑、筑路等行业。

2.水泥尘肺的病症表现

水泥尘肺是由于长期吸入高浓度水泥粉尘(包括生料、熟料和成品)而引起的尘肺。水泥尘肺的发生除了粉尘浓度、工龄和个体因素外,与水泥的化学组成有密切关系。由于水泥原料是混合性粉尘,其中结合和游离二氧化硅含量不同,水泥原料粉尘引起的尘肺属混合尘肺,水泥成品粉尘引起的尘肺为水泥尘肺。水泥尘肺的发病时间为8~34年,一般在接触粉尘20年以上。病理表现为尘斑型和结节型,偶见大块纤维化形成,肺内可见含铁小体。

患者表现多为以气短为主的呼吸系统自觉症状,其次主要有胸痛、气急、咳嗽、咳痰和慢性鼻炎等表现。肺功能以阻塞性肺通气功能障碍为主,往往先于自觉症状和胸片改变。X射线表现既有不规则形小阴影改变,又有圆形小阴影改变。

3.诊断和预防

水泥尘肺的诊断根据详细可靠的职业接触史、X射线表现和其他临床表现。X射线胸片确诊按照《尘肺的X射线诊断》国家标准执行。预防水泥粉尘要严格控制作业场所的粉尘浓度,必须采用综合防尘措施,在技术措施方面,喷雾增湿降尘和袋式除尘器等效果明显。应定期监测作业场所的粉尘浓度,及时将其控制在容许浓度之下。接触粉尘工人的就业前体检和定期体检应根据《粉尘作业工人医疗预防措施实施办法》的规定进行。

四、护理措施

(一)尘肺病的治疗及护理

尘肺病是一种严重的呼吸系统疾病,目前尚未根治手段,治疗上应早发现、早治疗。尘肺病治疗的首要目标是改善肺功能,控制肺纤维化,减低感染,减轻症状,减少并发症。目前治疗尘肺病的方法分为病因治疗和综合治疗2种。

1.病因治疗及护理

尘肺病病因治疗主要有纤支镜下小容量肺叶灌洗和全麻下大容量全肺灌洗2种方法。大容量全肺灌洗术因创伤小、无痛苦、安全性高、疗效好,成为0+、Ⅰ、Ⅱ期尘肺病患者目前最主要的治疗方法。肺灌洗可有效清除肺泡及呼吸道内一定数量游离粉尘、致纤维因子、炎性细胞,改善肺脏的通气和换气功能,减轻咳嗽、胸闷、胸痛等临床症状,延缓病期及病变的进展,提高治疗效果和生命、生活质量。护理需做好术前宣教,交代术前注意事项,告知麻醉方式,手术后可能出现的不适、并发症及应对方法,指导患者进行有效呼吸、咳嗽、排痰方式的锻炼,以提高患者对手术的依从性。低氧血症是肺灌洗术最常见也是最严重的并发症,术后给予鼻导管吸氧,根据血氧饱和度调节给氧的流量,必要时面罩给氧,积极与患者交谈,尽量找患者感兴趣的话题,以减轻患者由于麻药引起的嗜睡,避免遗忘呼吸,指导患者进行有效呼吸、咳嗽及排痰,缓解或避免低氧血症。根据肺内潴留灌洗液的量决定液体的入量及速度,术后应用利尿药加速潴留在肺内的灌洗液排出,以预防急性肺水肿及心衰的发生。咳嗽、咳痰是肺灌洗后常见的症状,术后给予抗炎的同时,辅助雾化吸入,使痰液易于排出,缓解症状。

2.综合治疗及护理

尘肺病的综合治疗主要是并发症/合并症治疗、对症治疗、抗肺纤维化、增强机体免疫功能以及康复治疗等,以改善患者的症状,减轻患者的痛苦为主。单一的抗纤维化、抗氧化、抗炎、调节免疫难以达到持续满意的效果,因此常需要采取综合治疗。康复指导:包括健康宣教、膳食指导、脱离粉尘环境等。在抗炎、止咳、化痰、平喘的基础上常用的药物有:①矽肺宁具有止咳平喘、清热化痰、活血散结的作用,能缓解患者胸闷、气短等症状。②汉防己甲素有抑制纤维细胞,可解除肺血管痉挛,使血管阻力减少,增加肺血流量,改善患者的临床症状及肺功能。③克矽平可促进粉尘从患者的支气管排出,使肺的廓清能力增强。④抗氧化作用药物柠檬酸铝、磷酸哌喹、乙酰半胱氨酸等。伴有呼吸困难和缺氧的患者应给予氧疗。用药期间让患者充分了解自己的用药情况及必要性,做到安全、及时、定量用药,提高服药的依从性。同时注意观察疗效及不良反应,联合用药时注意药物的配伍禁忌。

(二)并发症护理

尘肺病早期表现为巨噬细胞肺泡炎,晚期肺组织进行性、广泛性的纤维化,肺功能严重受损,发生限制性和(或)阻塞性的通气功能障碍,导致支气管和(或)肺部感染、慢性阻塞性肺气肿、肺大疱、肺结核等并发症,严重可引起肺心病、气胸、肺癌等。慢性阻塞性肺气肿及肺部感染时呼吸道分泌物增多、支气管痉挛加重呼吸道的阻塞。快速有效地排出痰液,可改善瘀滞的肺部血液循环,减少呼吸系统并发症的发生。在积极控制感染的同时,指导患者进行有效的咳嗽,先深呼吸 2～3 次,再用力吸一口气,屏住气,然后咳出深处的痰液,也可采用人工叩击背部、体位引流、体外震动排痰等方式,使痰液从细支气管及肺泡内脱落流入气道,通过咳嗽的方式排出体外。痰多粘稠者采用氧气雾化吸入方式给药,利用氧流使药液变成微小的颗粒通过雾化的方式直接作用于呼吸道黏膜,扩张支气管、湿润气道、稀释痰液,使痰液易于排出,保持呼吸道的通畅。合并肺大疱的患者要警惕自发性气胸的发生,要及时发现、及时处理,使肺及早复张。当患者出现呼吸困难、发绀、血氧饱和度持续下降时,应立即给予吸氧及胸腔闭式引流。护理中要注意观察病情的变化,呼吸困难、发绀等症状是否有改善,血氧饱和度是否恢复正常,保持引流管的通畅,防止脱出、扭曲、受压,以求达到最佳治疗的效果。尘肺病合并肺结核是常见的并发症,级别越高合并肺结核的概率越高,不但加速病程的进展,死亡率也增加,治疗难度大,所以早期诊断,早期治疗,规律、全程、合理用药,对延缓病情的发展很重要。尘肺病合并肺结核病程长,具有传染性、耐药性高、治愈率低,患者很容易产生不耐、自卑、焦虑、抑郁等负性情绪,影响治疗的依从性,护理过程中要加强心理干预,增加患者战胜疾病的信心。合并肺心病的患者护理时要注意休息,限制活动量,避免过度劳累,呼吸困难者给予吸氧、坐位或半卧位。密切观察患者的生命体征,输液治疗时控制输入液体的量及速度,预防急性肺水肿及心衰的发生。

(三)氧疗护理

尘肺病患者肺组织慢性、进行性纤维化使肺的通气、弥散功能下降,引起胸闷、气紧、呼吸困难,一部分患者伴有支气管哮喘,而Ⅲ期尘肺患者可存在不同程度的低氧血症,严重影响其健康和生存质量。氧疗是治疗低氧血症的重要手段,合理的氧疗能缓解胸闷、气促等症状,改善患者的睡眠和生命质量。因此,在治疗尘肺病的过程中氧疗是必不可少的。护士在氧疗前应向患者详细讲解氧疗目的、注意事项等,以提高氧疗的依从性。氧疗一般用低浓度(30～50%)、低流量(1～2L/min)持续或间断吸氧。氧疗过程中注意加强巡视,防止管道堵塞、脱出,保持管道的通畅,观察患者缺氧症状是否有改善,有无不良反应。根据患者的康复情况,合理调整氧疗强度。经济条件好的Ⅲ期尘肺病患者建议购买自动制氧机,进行长期家庭氧疗。对于家庭氧疗的患者应注意普及氧疗的知识及重要性,最好能取得家属的配合,对氧疗能有正确的认识,规范使用,达到最佳的治疗效果。

(四)心理护理

由于尘肺病是一种慢性进行性发展疾病,随着病情的进展,患者的呼吸功能逐渐减退,生命质量下降、治疗效果不理想,心理、生活、经济等压力普遍存在,患者表现为恐惧、焦虑、抑郁、痛苦、悲观、孤独等负性情绪。护理期间要建立良好的护患关系,鼓励患者用坦率地方式表达自己心里的顾虑,详细了解病情、心理状态,分析引起不良情绪的原因,针对性给予安慰和开导。鼓励患者与治疗效果良好的病友进行交流,消除其焦虑、紧张的恐惧心理,以提高患者对手术、服药的依从性。与患者及其家属进行有效的沟通,让家属以积极的心态面对患者的病情,并予以精神上的支持和鼓励,有利于促进疾病的治疗。对患者及家属提出的各种问题认真听取,耐心进行解答,综合分析,尽可能满足患者提出的合理要求,降低不良情绪对治疗的影响。

(五)健康宣教及膳食指导

1.健康宣教

健康宣教可以使患者正视自己所患疾病,了解自己的病情,减轻心理负担,帮助患者树立战胜疾病的信心。健康宣教可采用讲课、宣传资料等方式使患者了解本病发病的原因、过程及对身体造成的影响,目前治疗尘肺病的各种方法及达到的效果,使他们对疾病有正确的认识,及时了解认知中的不足并纠正认知存在的问题,调整心态,积极配合治疗。长期的慢性病变使尘肺病患者自身抵抗力下降,天气冷热变化,易引起呼吸道的感染。护士应引导患者养成良好的生活习惯,注意个人卫生,特别是合并有肺结核的患者,不能随地吐痰,防止交叉感染。详细讲解不良的刺激因素,避免接触刺激性的气体、烟雾、粉尘的环境,戒烟酒,保证充足的休息,适量开展运动如:太极拳、慢走等。加强呼吸肌的锻炼如:缩唇-腹式呼吸、呼吸体操、深慢呼吸等,建立健康的教育护理途径。

2.膳食指导

饮食调节可使营养均衡,保证正常的生理功能,提高患者的免疫力和抵抗力,改善衰弱状态,对预防慢性病的复发及恶化有积极的作用。尘肺病患者可给予清淡、易消化、易吸收、高蛋白饮食,增加微量元素及维生素的摄入,多饮水,多进食动物的肝脏、豆制品、鱼类、蛋类、新鲜蔬菜水果、木耳、猪血等,可有效调节机体免疫力,促进肺内粉尘的排出,减轻临床症状。

(六)个体延续化护理

患者出院后如未得到持续的治疗及护理,可增加感染的概率,使病情加重。个体延续化护理是对出院患者进行的一种新的护理模式,为患者提供从医院到家庭或社区的护理服务,主要通过家庭随访、电话回访的方式与患者进行沟通交流,给予饮食、生活环境和精神、心理等方面的指导和护理,保证护理的延续性和协调性。尘肺病患者出院后仍需密切、持续关注其实际情况,及时发现和避免潜在的危险,提高患者生存质量。

第二节　职业性接触性皮肤病

皮肤是人体最大的器官,成年人的皮肤表面积为 $1.5\sim2m^2$,是机体同外界环境接触的第一道防线。其角质层、表皮、真皮及皮下组织组成了一个完整的皮肤屏障,对外界物理、化学、生物等有害因素起着重要的防护作用,一旦这些有害因素的侵袭强度超过皮肤屏障的防护能力,就会导致各种类型的皮肤病。职业性皮肤病是指在职业活动中接触化学、物理、生物等生产性有害因素引起的皮肤及其附属器的疾病。任何职业性有害因素第一时间接触的总是皮肤,因此,在职业病的总体发病率中最高的是职业性皮肤病,占 $45\%\sim50\%$,而对于职业卫生防护的重视程度,也直接影响职业性皮肤病的发病率。

一、病因

职业性皮肤病的主要致病因素可归纳为化学性、物理性及生物性三大类,化学性因素是引起职业性皮肤病的主要原因,各个行业的劳动者均有可能接触某些致病性化学物质;物理因素则见于一些暴露于粉尘、光、电离辐射、机械操作,以及温度、湿度变化的行业中;生物因素主要见于农、林、牧、副、渔等行业。

(一)化学性因素

按其作用机制分为原发性刺激物(作为刺激原,可以引起刺激性皮炎)、皮肤致敏物(作为变应原,可以引起变应性皮炎)及光敏性物质(作为光敏剂,可以引起光接触性皮炎),可导致90%以上职业性皮肤病,是职业性皮肤病的主要致病原因。

(二)物理性因素

主要包括机械性损伤、高温、高湿、寒冷、日光、人工光源、紫外线、激光、X线及镭等。

(三)生物性因素

包括真菌、细菌、病毒及寄生虫感染、植物(如漆树、野葛)的浆汁、花粉及尘屑,水生动物亦可致病。

职业性皮肤病的发病原因是多种因素综合作用的结果,如个人情况(年龄、性别、皮肤类型、体质)、原有皮肤病情况、生产环境、个人卫生及其防护等,也均与职业性皮肤病的发生有一定关系。其临床表现和非职业性皮肤病十分类似,因此,必须充分了解患者的职业状况,包括生产过程、操作细节、所用的原料、产品及副产品、生产废料等,以便评估其对皮肤的影响,并与一般皮肤病进行鉴别。

根据国家职业卫生标准《职业性皮肤病的诊断总则》(GBZ18)的规定,职业性皮肤病分为14种临床类型(表4-1)。其诊断要点为:发病前应有明确的职业接触史,皮损部位形态符合标准列出之临床类型,皮损初发部位与致病物质接触部位一致,必要时可进行皮肤斑贴试验或其他特殊检查,参考作业环境及同工者发病情况,并排除非职业性类似疾病后,方可做出诊断;对可疑而诊断依据不足者,可暂时调离可疑病原物接触,动态观察,再予诊断。

表 4-1 职业性皮肤病常见临床类型

临床类型	临床亚类	主要病因
职业性皮炎	接触性皮炎	接触职业性变应原或刺激原
	光接触性皮炎	接触职业性光敏物质并照光
	电光性皮炎	职业性暴露于紫外线光源,如电焊器等
	药疹样皮炎	职业性接触三氯乙烯、硫酸二甲酯、丙烯酸、甲胺磷或乐果等化学物
职业性皮肤色素变化	职业性黑变病	长期接触煤焦油及矿物油、橡胶成品及其添加剂、某些颜(染)料及其中间体等
	职业性白斑	长期接触苯酚或烷基酚类化合物
职业性痤疮	油痤疮	长期接触煤焦油、页岩油、天然石油及其高沸点分馏产品如柴油、机油及各种润滑油、沥青等
	氯痤疮	长期接触某些卤代芳香烃、多氯酚萘及聚氯乙烯裂解物等
职业性皮肤溃疡	鸟眼状溃疡	六价铬、可溶性铍盐、砷等化合物

临床类型	临床亚类	主要病因
职业性接触性荨麻疹	皮肤风团状反应,伴红肿、瘙痒等	天然橡胶、食品、动植物、药物、金属等化合物
职业性皮肤癌	鳞状细胞癌、基底细胞癌、鲍温病等	长期接触砷
职业性感染性皮肤病	职业性皮肤炭疽	炭疽杆菌,见于畜牧业、屠宰工及兽医等
	类丹毒	猪类丹毒杆菌,见于渔业、屠宰、皮革业工人及兽医
	挤奶员结节	副牛痘病毒,见于畜牧、乳业、屠宰等工人及兽医等
职业性疣赘	职业接触部位的疣状损害	长期接触沥青、煤焦油、页岩油、高沸点矿物油、石棉等
职业性角化过度、皲裂	接触局部皮肤增厚、皲裂	有机溶剂、碱性物质及机械摩擦等
职业性痒疹	丘疹性荨麻疹样损害	职业性接触螨、尾蚴等生物性因素
职业性浸渍、糜烂	皮肤乳白色肿胀、起皱、糜烂	长期浸水作业
职业性毛发改变	毳毛折断、增生等毛发异常	矿物油、沥青等
职业性指甲改变	平甲、匙甲、甲剥离等甲损害	长期接触碱类物质、矿物油及物理因素
其他	与职业接触有明确因果关系的皮肤损伤	其他未知病因

二、临床类型

(一)职业性皮炎

1.职业性接触性皮炎

是指在劳动或作业环境中直接或间接接触具有刺激和(或)致敏作用的化学物质引起的急、慢性皮肤炎症性改变,在职业性皮肤病中占首位(占 90%~95%)。按发病机制可分为职业性刺激性接触性皮炎和职业性变应(过敏)性接触性皮炎。

(1)职业性刺激性接触性皮炎:是皮肤接触刺激物质后由于原发性刺激性作用引起的炎症反应,是最常见的职业性皮肤病,占全部职业性皮肤病的 70%~80%。原发性刺激可分为两类,一类刺激性很强,接触后短时间(几分钟到数小时)内发病,如强酸、强碱等,此种急性刺激反应与角质形成细胞受到直接损伤有关;另一类刺激物较弱,需经较长时间接触后才发病,如肥皂、有机溶剂等,此种慢性刺激反应则与表面脂质和保水物质流失引起细胞膜慢性损伤有关。常见的原发性刺激物有:

①强刺激物：如无机酸（氢氟酸、硫酸、盐酸、铬酸、硝酸和磷酸；有机酸如醋酸、丙烯酸、甲酸、甘醇酸、苯甲酸和水杨酸等），碱和碱性物质的损害更为严重（常见的如氨水、氢氧化钠、氢氧化钾、氢氧化铵、碳酸钠、碳酸钾、氧化钾、氧化钙、氧化铜等），金属盐类也可对皮肤有较强刺激性（三氧化二砷、碳酸钠、碳酸钾、锑盐、砷盐、重铬酸盐、氯化锌、氯化镓、硫酸铜和铜的氰化物等）。

②弱刺激物：主要为有机溶剂类，包括石油和焦油类溶剂等，其刺激性主要根据其亲脂性而定，次序如下：芳香族化合物＞脂肪族化合物＞氯化物＞松脂＞醇类＞酯类＞酮类。

在劳动或作业环境中直接或间接接触各种形态（如溶液、粉尘、烟气等）均可诱发本病，是刺激物在接触部位通过非免疫机制导致的皮肤损伤，刺激物的浓度、接触时间与皮损严重程度成正比，个体差异并不明显。

典型的病理改变是真皮浅层血管周围出现淋巴细胞浸润，炎性细胞轻度渗入表皮，可见散在坏死的角质形成细胞，无界面皮炎，无海绵水肿或仅为局灶性水肿；随着病情进展，可出现棘层肥厚、轻度颗粒层增厚和角化过度等。该类皮损界限清楚，限于接触部位，好发于手腕、前臂、指背、指侧、手背，以及面部、颈部、上胸"V"字形区，皮肤皱襞处、外阴、腰和股部内最易累及。表现为红斑、丘疹、水疱、大疱、坏死、溃疡，类似烧伤。病程具自限性，停止接触致病物后1～3周后可自愈。长期反复接触弱刺激物，皮损可出现浸润、增厚、脱屑、皲裂及色素沉着，和慢性皮炎表现类似，应注意与变应性接触性皮炎相鉴别，在相同的生产条件下多数人发生皮炎时，常提示致病物是刺激物而非变应原。

生产劳动过程中由于常温或高温的化学物直接接触皮肤，因其产生的刺激、腐蚀或化学反应热引起的急性皮肤损害被专称为"职业性化学性皮肤灼伤"。常见的病因有强酸、强碱、黄磷、酚，热的氯化钡、氰化物等还可经皮肤、黏膜吸收导致该化学物中毒，故强刺激物引起的刺激性接触性皮炎也可依据化学性皮肤灼伤标准进行诊治。皮损程度和刺激强弱、接触时间长短有关；表现为红斑、丘疹、水疱、大疱、坏死、溃疡、焦痂。Ⅱ度灼伤总面积在10％以下的为轻度；Ⅱ度灼伤总面积在11％～30％或Ⅲ度在10％以下的灼伤为中度；Ⅱ度灼伤总面积在31％～50％或Ⅲ度在11％～20％或伴严重眼、食管、上呼吸道灼伤或有头面部、颈、手、关节等特殊部位灼伤造成功能障碍、毁容、残疾者为重度；Ⅱ度灼伤总面积超过50％或Ⅲ度灼伤超过20％，伴有严重的实质脏器损伤或下呼吸道损伤者为特重度。此时应立即用大量流动清水彻底冲洗，时间一般不少30分钟（碱性物质灼伤后冲洗时间还需延长），尤其注意黏膜及眼、头面、手、会阴部位的冲洗；剪去水疱，清除坏死组织，深度创面应立即或早期进行切（削）痂植皮或延迟植皮，其余均与与热烧伤的常规处理相同；伴有眼、呼吸道损伤或化学物中毒时应请专科医生诊治。

（2）职业性变应（过敏）性接触性皮炎是皮肤接触非刺激浓度的化学物而激发炎症反应的皮肤病，占职业性接触性皮炎20％～40％。本病属迟发型接触过敏反应，即由T淋巴细胞介导的细胞免疫反应（Ⅳ型变态反应），其发病过程分为诱导和激发两个阶段，初为诱导期，仅使机体致敏，故本病的特点是初次接触致敏物时并不引起皮肤反应；经过一定的潜伏期（5～14天）后，再接触该致敏物时变应原呈递至致敏T细胞，引起多种细胞因子及趋化因子释放，可很快在接触部位诱发炎症反应。该病有明显的个体差异，同样条件下仅少数人发病。常见致

敏物质有:

①染(颜)料及其中间体,如对苯二胺、间苯胺黄、酱紫、二硝基氯苯、立索尔大红、对氨基酚、氨基偶氮苯、萘胺黄、荧光染料等。

②显影剂类,如对甲氨基苯酚硫酸盐(metol,米吐尔)、三聚甲醛、TSS(二乙基对苯二胺硫酸盐)等。

③橡胶制品的促进剂和防老剂,如六甲撑四胺(乌洛托品、促进剂 H)、2-硫醇基苯并噻唑(促进剂 M)、2-硫代苯并噻唑(促进剂 D)、二硫化四甲基秋兰姆(促进剂 TMTD)等。

④天然树脂和合成树脂,如大漆、松香、酚醛树脂、环氧树脂、尿醛树脂等。

⑤其他,如香料、防腐剂、润滑剂等工业添加剂,前者是最常见的引起变应性接触性皮炎的化妆品变应原,如秘鲁香脂、苯甲基醛、苯甲醇;钴、镍、铬等金属也十分常见,如80%的钴过敏者合并镍(女性常见)或铬(男性常见)过敏;三硝基酚、松节油、普鲁卡因、氯丙嗪、柠檬油类、磺胺类、抗生素类等也有报告。在作业环境中直接或间接接触各种形态(溶液、粉尘、烟气等)的上述物质均可诱发本病。

病理学表现属典型的海绵水肿性皮炎,急性期可见不同程度的海绵水肿,严重时可形成表皮内水疱,真皮有混合性炎细胞浸润(包括淋巴细胞、组织细胞及不同数量的嗜酸性粒细胞);亚急性到慢性期,则表现为银屑病样表皮增生。

皮损一般发生于接触部位,可累及非接触部位,严重者可以泛发全身。急性期表现为水肿性红斑,继而出现丘疹、水疱,破溃后可出现糜烂、渗液、结痂等;处理不当或继续接触致敏物可演变为亚急性皮损,簇集性水疱常发展为有一定边缘的浸润性斑片,有轻度渗液,可伴有鳞屑、痂皮,呈典型的钱币状湿疹样表现,时好时坏,有痒感,多发生于手背、前臂,呈小片状,有时呈对称性。脱离致敏原后,大部分病例可以很快治愈,也有的病例迁延反复;慢性期皮损以浸润、增厚、皲裂为特征。注意与一般变应性接触性皮炎鉴别,致敏物斑贴试验呈阳性有助于本病诊断。

2.职业性光接触性皮炎

是指职业活动中,接触光敏物质并受到日光或紫外线照射而引起的皮肤炎症性病变;能够产生光敏作用的主要是中长波(波长280~400nm)紫外线。按其发病机制,可分为光毒性接触性皮炎及光变应性接触性皮炎。

(1)职业性光毒性接触性皮炎:是一定强度的光能直接作用于含有一定浓度光敏性物质的皮肤导致大量活性氧(超氧阴离子、羟基阴离子、单线态氧等)生成和宿主细胞毒性反应,其致病光谱与光敏性物质的吸收光谱常一致。光敏物包括:煤焦油、煤焦沥青及其产物(蒽、苯并芘、吖啶等),故本病曾称为"焦油痛"或"沥青痛",多见于焦炉作业、沥青机工等露天操作者、炼铁厂碾泥车间(混有煤焦油)工人及工作中接触上述物质者。此外,蒽醌基染料、补骨脂素类、酸柚、芹菜、柑橘、呋喃香豆素类、氯吩噻嗪、邻戊基二甲氨基苯甲酸、氨苯磺胺等,也可引起本病。这是一种非免疫性反应,只要符合上述发病条件,每个人均会发病。

以夏季常见,多见于暴露部位,面部最易受累,有明显的光照界限。皮疹往往急性发作,急性发病,一般发生在光照后半小时到几小时后。轻者皮肤出现潮红、肿胀,伴有烧灼、刺痛及瘙痒,如遇风吹、日晒、出汗、用水洗涤时灼痛加剧,在避光后2~3天,症状可减轻并消退;严重者可出现大疱、糜烂、结痂,同时伴有结膜炎和全身症状,如乏力、头痛、头晕、恶心、呕吐、腹痛、腹泻、咳嗽、胸痛等;皮炎愈后常留有弥漫性色素沉着,为其重要临床特点。

诊断要点:有明确的光敏性物质职业性接触史,并受到一定强度和时间的紫外线照射;皮损的部位与光照部位一致,界限明显且发生于受日光照射后数小时内;光斑贴试验阴性;同等条件下大多数人发病;脱离光敏物质或避免紫外线照射后,皮炎消退较快,但常留有色素沉着;注意与原发性刺激性接触性皮炎鉴别。

(2)职业性光变应性接触性皮炎:是由于接触某些光敏性物质,再经一定波长光线照射后所引起的一种由淋巴细胞介导的皮肤迟发型变态反应,光敏物在体内经光能作用转化为半抗原,然后与载体结合形成完全抗原后引起变态反应,因此发病需有一定潜伏期,初次接触光敏性物质和照光后不发病,经 5～14 天后再接触光敏物质并受到光照时,可在 24 小时内发病。致病光源多为长波紫外线,常见的光变应性化合物为卤代水杨酰胺(四氯水杨酰苯胺、四溴水杨酰苯胺等)、酚类化合物、氯丙嗪、磺胺类、噻嗪类化合物等;此外,很多芳香剂的成分都和光变应性接触性皮炎相关,最常见的为合成麝香、6-甲基香豆素、檀香油。

皮损初发于暴露部位,边缘不清,可迅速向周围扩散,可延及遮盖部位皮肤和全身。皮疹与一般变应性皮炎或急性湿疹类似,即在红肿的基础上出现针头大小的密集丘疹、水疱,严重者可伴有糜烂、渗出,自觉瘙痒、灼痛;病程较光毒性皮炎长,多不伴全身症状,脱离接触,休息 2 周可渐痊愈,愈后不留色素沉着,再次接触可再发,少数患者即使脱离接触,皮损仍迁延不愈。

诊断要点与上相同,但皮损可累及其他部位;同样条件下仅少数人发病,且初次接触光敏物质和光照后无临床症状,经一段潜伏期后再次致敏才发病;恢复较慢(约需 2 周),愈后无明显色素沉着;皮肤光斑贴试验呈阳性反应,是诊断本病的重要手段。

3.职业性电光性皮炎

是指在生产过程中接触人工紫外线光源,如电焊器、碳弧灯、紫外线杀菌灯等引起的皮肤急性炎症,病原主要为中波紫外线(290～320nm);电焊作业发出的焊弧光中约 5% 为此类波长的紫外线,氩弧焊、等离子弧焊的紫外线强度更比普通电弧光强几十倍。故本病常见于电焊工及其辅助工、操作碳弧灯或紫外线杀菌灯的工作人员、医务人员等,多在无适当防护或防护不严的情况下发生。紫外线在人体组织中可被蛋白质、核酸等生物大分子吸收,产生光生物学反应,导致组织光损伤;紫外线波长越短,光子能量越大,损伤能力越强,如波长 300nm 的紫外线造成皮肤组织损伤的能力,比波长 360nm 的紫外线强 1000 倍。由于紫外线波长比可见光短,肉眼不可见,且热效应低,人体皮肤不能感知紫外线照射,因此常可在不知不觉中对皮肤造成损伤,产生电光性皮炎。

电光性皮炎极少在紫外线照射后即刻发生,一般在照射后 6 小时左右出现,12～24 小时达高峰。照射波长、剂量不同,皮损程度也不同,轻者为照射部位红斑、水肿、灼热、刺痛等,严重者出现水疱、表皮坏死、剥脱、组织液渗出、剧痛及头痛、发热、恶心、纳差等全身症状,24小时达高峰,严重病例可以持续 1 周左右;后逐渐减轻,红斑及水肿减退,伴有糠秕样脱屑,遗留轻度色素沉着。如眼部无适当防护措施或防护不当,尚可合并电光性眼炎。本病注意与非职业性因素引起的类似炎症,如日光晒伤、外源性光感性皮炎、接触性皮炎、烟酸缺乏症等相鉴别。

4.职业性药疹样皮炎

是指接触三氯乙烯、硫酸二甲酯、丙烯腈、甲胺磷或乐果等化学物引起的重症多形红斑、大疱性表皮坏死松解症或剥脱性皮炎等类型的皮损,常累及黏膜,伴有发热,严重时尚可发生肝、肾或其他脏器损害,类似某些药物进入人体后引起的药物性皮炎。具有明确的可引起药疹样皮炎的化学物的职业接触史,对明确皮炎的性质具有指向作用,出现典型药疹样皮炎表现且伴有明显全身反应如发热、肝损害及浅表淋巴肿大等,具重要提示作用,但须注意排除其他病因所致类似皮肤改变。

(二)职业性皮肤色素改变

1.职业性黑变病

是生产过程中长期接触煤焦油、石油分馏成分(如煤油、汽油、柴油、机油、各种润滑油)、橡胶制品(胶浆、胶乳、橡胶雨衣、胶鞋等)及其添加剂(防老剂、促进剂等)、某些颜(染)料(如戏剧油彩中的大红、朱红和橘色颜料,立索尔大红、银朱 R、苯绕蒽酮、溴代苯绕蒽酮、蒽醌-1-磺酸等染料)等化学物质所引起慢性皮肤色素沉着性疾病,占职业性皮肤病 2%~5%。发病原因尚不明,与多种因素有关,一般认为某些化学物性质引起皮肤炎症后,导致巯基减少、酪氨酸酶活性增强,甚至直接促进黑色素代谢,导致黑变病发生;由于接触人群中只少数人发病,提示本病发生亦与个体因素有关,如内分泌和神经-精神因素等。

中年女性多见,慢性病程。典型病程可分为三期:

第一期为红斑期,主要表现为前额、颞部、耳后、颊部出现斑状充血,伴轻度瘙痒;继之在红斑的基础上出现网状或斑状色素沉着。

第二期为色素沉着及毛孔角化期,此期的特点是在颜面部、颈部、四肢等处出现明显的斑状或网状色素沉着,多数患者伴有明显的毛孔角化,色素沉着多分布于毛孔周围。

第三期为皮肤异色症期,此期除了患处皮肤出现弥漫性色素沉着外,亦可见到表皮萎缩及毛细血管扩张,毛孔角化现象减轻或看不到,痒感消失。有些患者短时间内即可进入第三期,而有的患者第一、二期可持续多年才进入第三期。除皮肤表现外,有的尚伴有头痛、头晕、乏力、食欲缺乏、消瘦等全身症状。本病应与光毒性皮炎继发的色素沉着、艾迪生病、皮肤异色病等疾病鉴别。

2.职业性白斑

是指由某些职业性有害因素引起的皮肤色素脱失斑。目前认为某些化学物质如酚类化学物质可在黑素体被酪氨酸酶氧化成醌类,从而形成半醌游离基,后者对黑素细胞具有选择性作用,通过脂质过氧化反应造成细胞损伤,干扰酪氨酸氧化成多巴反应,阻止氧化酶与色素前身物结合,影响黑素生成;它还会干扰细胞呼吸与产能反应,导致黑素细胞变性或死亡。常见化合物为苯基酚和烷基酚类,如对苯二酚、对苯二酚单苯醚、对叔丁酚、儿茶酚、甲酚、3-羟苯甲醚、4-羟苯甲醚等,多见于石油化工、树脂、橡胶业及使用含酚化学品的工人。

多在接触致病物 1~2 年甚至更长时间后发生,无自觉症状,好发于手、腕部及前臂等直接接触部位,亦可见于颈部、前胸、后背、腰、腹等非暴露部位,少数患者皮损可泛发全身。皮损为大小不一、不规则的点状或片状色素脱失斑,境界比较清楚,色素减退程度与接触时间及程度有关。部分内斑中央可见岛屿状色素斑点,少数皮损边缘色素略为增深,其临床表现与非职业性白癜风难以区别。本病呈慢性过程,发病后如继续接触致病物,可导致皮损扩大、增多、融合成片;脱离接触后,皮损可自行缓慢地消退。皮肤白斑可继发于烧伤或外伤愈后,亦可继发于某些接触性皮炎之后,砷化合物也可引起色素沉着及色素脱失。

(三)职业性痤疮

是指在生产劳动中接触矿物油类或某些卤代烃类所引起的皮肤毛囊、皮脂腺系统的慢性炎症损害;可发生于任何年龄、任何接触部位,多见于脂溢性体质者,潜伏期1~4个月;脱离接触皮损可好转至痊愈,再次接触仍可复发。本病分为两大类:接触石油、煤焦油及其分馏产品等引起的称为油痤疮;接触卤代烃类化合物引起的称为氯痤疮。

1.油痤疮

系矿物油等致病物质通过直接刺激(如矿物油)或机械堵塞(如尘埃、金属屑污染的油脂)作用,引起毛囊口上皮细胞增殖与角化过度,产生黑头;另由于皮脂排出障碍而诱导皮脂腺功能亢进,且易继发感染。主要病原化学物为煤焦油、页岩油、石油及其高沸点分馏物(如柴油、机油、润滑油、沥青等)。

皮损好发于易受油脂污染部位。可见接触部位发生毛囊性损害,表现为毛孔扩张、毛囊口角化、毳毛折断及黑头粉刺,常有炎性丘疹、毛囊炎、结节及囊肿;较大的黑头粉刺挤出脂质栓塞物后,常留有凹陷性瘢痕。一般无自觉症状或仅有轻度痒感或刺痛。多发生于眼睑、耳郭、四肢伸侧,特别是与油类浸渍的衣服摩擦部位。

2.氯痤疮

主要因长期接触多氯苯、多氯萘、多氯酚、某些溴代芳烃及聚氯乙烯热解物引起,致病物质作用于未分化的皮脂腺细胞,使其转化为角朊细胞,导致细胞增殖角化,产生黑头及囊肿。好发于眼外下侧、颧部及耳郭前后,亦可波及阴囊、躯干及臂部;以黑头粉刺为主,炎性丘疹较少见。表现为密集的针尖大的黑点,日久出现较大的黑头粉刺,耳郭周围及阴囊等处常有草黄色囊肿。任何年龄均可发病,同样条件下发病者较多;脱离接触致病物后病情可逐渐减轻或痊愈,恢复接触后病情又可加重或复发。本病应注意与寻常痤疮相区别。

(四)职业性皮肤溃疡

是指在生产劳动中皮肤接触某些金属或类金属化合物所致形态特异、病程较长的慢性皮肤溃疡,如铬溃疡(铬疮)、铍溃疡等,典型的皮肤溃疡呈鸟眼状,俗称"鸟眼状溃疡"。其致病化合物主要为六价铬化合物(铬酐、铬酸、铬酸钠、铬酸钾、重铬酸钠、重铬酸钾、重铬酸铵等)、可溶性铍化合物(氟化铍、氯化铍、硫酸铍等)、砷化合物。多见于镀铬、鞣革、铬矿冶炼等生产及使用铬盐的行业,以及机器制造、冶炼,以及X线管、耐高温陶瓷制造、航空、原子能等使用铍的行业。上述这些物质均是强烈的氧化剂,具有明显刺激性和腐蚀性,六价铬经伤口或摩擦穿透皮肤可引起皮肤腐蚀,腐蚀性较强的氟化铍微小颗粒还可通过完整的皮肤,引起深部溃疡。

皮损好发于四肢远端皮肤暴露处,特别是指、腕、踝关节部;发病前局部常有皮肤损伤史(如皮炎、虫咬、抓伤,以及各种外伤等),多为单发,初起多为局部水肿性红斑或丘疹,随后中心演变为浅灰色或灰褐色坏死,数天内破溃,绕有红晕,直径2~5mm;而后溃疡四周逐渐高于皮面,有少量分泌物,外观与鸟眼相似,轻度压痛。溃疡病程较长,常需1~2个月始得痊愈;若继续接触且无适当处理,病程可长达数月至数年,愈后留有萎缩性瘢痕。本病有时需与臁疮(深脓疱疮)、化学灼伤等疾病相鉴别;血和尿中的金属含量只能提示接触程度,并不能作为职业性皮肤溃疡的诊断依据。

(五)职业接触性荨麻疹

该病是指在职业活动中因接触天然橡胶,以及某些动植物、药物、金属、化学物质等引起的皮肤风团样反应,常伴有瘙痒、红斑变应原后出现发红、风团和全身症状。其发生机制可分为免疫性和非免疫性二类,非免疫机制主要由于原发性刺激物直接作用于肥大细胞,使之释放组胺等物质而引起,几乎所有接触者均发病,不需物质致敏;而免疫机制属 I 型变态反应,患者血中可检出特异性 IgE 抗体。皮损分布较局限,仅在接触部位出现风团,伴瘙痒,但涉及行业较多,如橡胶、化工、制药、医药卫生、美容美发、食品加工、园艺、科学研究等工作均可发生。其与一般性荨麻疹不易鉴别,开放性皮肤试验、封闭式斑贴试验、划痕试验、点刺试验等有助于协助诊断和鉴别。

(六)职业性皮肤癌

职业性皮肤癌指从事职业工作过程中皮肤受到致病因素作用而发生的表皮角质形成细胞恶性增生,主要包括基底细胞癌和鳞状细胞癌。常见病因如紫外线照射(长期在烈日下活动,则暴露部位容易诱发皮肤癌。日光中的紫外线是皮肤癌发生的原因之一,波长 290～320nm 的中波紫外线最具致癌性或致突变性)、电离辐射,以及经常接触石油、沥青、煤油、焦油、砷等物质可诱发此类皮肤癌;不耐阳光的遗传疾病(如着色性干皮病、白化病等)、慢性皮肤疾病亦可使发生皮肤癌的风险增高。我国法定的职业性皮肤癌仅限于长期接触砷引起的鳞状细胞癌、基底细胞癌及鲍温(Bowen)病等和电离辐射引起的皮肤癌。皮肤癌多发生于原创部位,从创伤到肿瘤发生常先出现溃疡、瘘道、瘢痕等持续性皮损,此种"前驱皮损"为职业性皮肤癌的重要临床特征。此外,此类皮肤癌属非转移性肿瘤,组织学来源亦在原创部位,且多发生在从业若干年后(如化学物质致癌需 15～20 年,电离辐射致癌需 20～30 年),诊断时务需注意。

(七)职业性感染性皮肤病

主要包括职业性皮肤炭疽、类丹毒、挤奶员结节等,系由于在职业活动中接触某些细菌、病毒、真菌等微生物引起;往往群体发病,临床表现与非职业性因素引起者相同。

(八)职业性疣赘

指在职业环境中长期接触沥青、煤焦油、页岩油、石棉等,在接触部位出现的疣状损害。

(九)职业性角化过度、皲裂

主要由接触有机溶剂、酸、碱等物质或机械摩擦引起,表现为局部皮肤粗糙、肥厚或皲裂;多见于工矿企业、农业等行业。

(十)职业性痒疹

由螨、尾蚴等生物性因素引起的丘疹性荨麻疹样损害。

(十一)职业性浸渍、糜烂

长期浸水作业引起的皮肤肿胀、浸渍、糜烂;多见于洗衣、屠宰、造纸、水田作业等行业。

(十二)职业性毛发改变

长期接触矿物油、沥青等引起的毳毛折断或增生等毛发异常改变;接触氯丁二烯尚可引起暂时性脱发;长期摩擦或机械刺激则可引起局部多毛。

(十三)职业性指甲改变

长期接触碱、矿物油及某些物理因素等引起的指甲生长、形态异常,如增厚、粗糙、凹陷等。

(十四)其他

未包括在上述十三类中,但与职业接触有明确因果关系的其他皮肤损伤也可考虑诊断为"职业性皮肤病",属开放性条款。

三、诊断要点

(一)诊断原则

有明确的职业接触史,发病部位始于接触部位,临床表现符合常见临床类型,必要时可应用皮肤斑贴试验或其他特殊检查(如光斑贴试验、皮肤组织病理检查、毛囊虫检查、真菌检查等),结果经综合分析并要排除非职业性因素引起的皮肤疾患后方可诊断。

(二)鉴别要点

主要注意非职业性皮肤病的鉴别,职业性皮肤病的皮损初发部位常与职业接触部位一致;由于其临床表现多数不具特异性,因此,职业史对病因具有重要提示意义;对诊断依据不足者,可暂时脱离接触后动态观察,脱离接触后皮损好转,而再次接触后即复发者,多提示为职业性皮肤病;同一工作场所多数人均发生类似皮损,常提示为非变态反应性职业性皮肤病,需要注意的是,强变应原有时也可造成变态反应性接触性皮炎的流行趋势。

(三)实验室检查

职业性接触性皮炎的主要实验室检查包括:斑贴试验(PT)、光斑贴试验、皮肤组织病理学检查、毛囊虫检查、真菌镜检及培养等,必要时还可进行化学物质及其代谢产物的检测。

1. 斑贴试验

是诊断变应性接触性皮炎、辅助寻找引起病因变应原的重要手段,但必须结合职业接触史、临床及现场调查资料等综合分析,才能做出正确的判断。斑贴试验的测试系统由斑试器、变应原及胶带三部分组成,操作时需先将变应原置斑试器内(液体变应原则需先在斑试器内放置一滤纸片,然后滴加变应原),最后将斑试器贴敷于受试者上背部或上臂外侧(其他部位由于吸收不良不宜进行斑贴试验),胶带固定后用皮肤画笔或其他标记笔做好标记。结果判断多推荐两次判读法:即在贴敷后 48 小时将斑试物除去,作第一次判读;去除后 48~96 小时,作第二次判读;如果只能判读一次,可以让患者在贴敷后 48 小时自行去除斑贴物,然后在去除后 24~48 小时判读;判读应在去除斑试器 20~30 分钟后进行,以排除因测试系统压迫等因素造成的非特异性刺激,引起假阳性反应。

2. 光斑贴试验

主要用于职业性光接触性皮炎的辅助诊断。除常规斑贴试验所需物品如光变应原及斑试器外,光斑贴试验尚需特制光源,因为光变应原多在 UVA(315~400nm)区激活,故任何具有 UVA 输出的人工光源均可作为测试光源。其贴敷方法及注意事项同常规斑贴试验,但进行试验的物质应在背部两侧平行贴敷,其中一排在测试过程中要始终避光,贴敷 2 天后于暗处去除,判读结果后仍避光,其目的是检测变应性接触性反应;另一排在贴敷 2 天后去除并进行判读后,照射 UVA,然后遮盖避光,于 24～48 小时后判读结果;判读方法同常规斑贴试验。未照射区无反应,而照射区有反应者为光斑贴试验阳性;如果两侧反应相同,则仍记录为一般接触性过敏;如果两侧均阳性,但照射区强度大,则考虑为接触过敏及光过敏共存。

四、治疗原则

(一)首先需去除病因

如严重变应性反应、反复发病长期不愈者或合并多发性毛囊炎、囊肿长期治疗无效的职业性痤疮,可考虑调换工种;皮炎急性期、溃疡及某些感染性皮肤病等,在治疗期间应安排休息或暂时调换工种。

(二)具体治疗并无特殊,与一般皮肤病相同

如红斑丘疹者可外用糖皮质激素制剂或氧化锌糊;有渗出者应用 3% 硼酸或 0.1% 依沙吖啶湿敷;有水疱、脓痂者可用 0.1% 依沙吖啶湿敷清洗等;干燥脱屑皮损及慢性肥厚皲裂皮损可以使用尿素软膏、维 A 酸类药物外用;症状较重者可口服糖皮质激素药物治疗,快速控制炎症,皮损基本消退即可规范停药(但强变应原如漆酚,可用药时间稍长,以防反跳);此外,钙剂、维生素 C、抗组胺类药物(氯雷他定、西替利嗪)也可使用。

(三)其他治疗

如职业性黑变病应严格避光,使用防晒霜、遮挡紫外线,维生素 C、祛斑药物等;职业性白斑治疗同白癜风,如局部应用补骨脂素或黑光,也可以进行表皮移植;职业性痤疮可局部应用维 A 酸类药物、过氧化苯甲酰、红霉素、克林霉素乙醇液等;职业性皮肤溃疡可局部应用抗菌药物、促进表皮增生药物及半导体激光理疗等。

严重的职业性接触性皮炎有时即使调离原岗位,治疗后仍有 40% 左右的患者无太大改善,以镍、铬引起的变应性皮炎预后明显。其原因可能与下列因素有关:

1.虽然变换了工作,但致病物依然存在。

2.患者对各种刺激物或变应原敏感性均增加,易继发新的接触性皮炎。

3.少数患者存在内源性因素,如特应性体质等。

五、护理措施

(一)一般护理

1.及时用清水清洗接触物,尽可能彻底干净,尤其应注意指甲缝隙有无接触物残留。病变局部可以用清水、过氧化氢以及硼酸水等液体清洗。如有残存油脂则可以用植物油清洗。若皮炎发生于肢端,可用温热的高锰酸钾溶液湿敷,每日 4 次。

2.急性期瘙痒红肿、严重者,无论有无渗液均可使用冷敷法,可采用生理盐水以及 3% 的硼酸水。若发现有脓性分泌物,可使用庆大霉素连续湿敷。若发生大面积糜烂,则按上述方法间断性轮流湿敷,以避免吸收中毒。

3.亚急性阶段皮损,如表现为暗红斑或少量糜烂渗液等,可采取氦氖激光照射,每日 1 次,

每次持续 15 分钟。

4.有大量糜烂渗液时,可用 1∶5000 的高锰酸钾溶液湿敷。原患处涂有粉剂者清水冲洗,糊剂者则用液状石蜡揩去,人体孔窍周围可用 3％的硼酸溶液湿敷,待皮肤干燥后可用皮质激素类霜剂涂抹。

5.对于有大量渗液、脱屑以及结痂等皮肤损伤的患者,因其需要使用大量的外用药进行治疗,往往会污染衣服以及被褥,需要及时更换以保证患者的舒适。

(二)日常护理

1.病房的环境要求

病室一定要做到整洁、阳光充足、通风良好、室内空气洁净,必要时可使用空气清新剂。室内温度以保持 18～22℃为宜,湿度在 60％左右。病室应当保持安静,护理人员和家属不可大声喧哗。病室周围的绿化应注意不可引起患者的变态反应,布置要适当。

2.饮食要求

职业性皮肤病患者的饮食可以给予正常的饮食,但应当尽量多食用维生素含量高的食物,例如水果、蔬菜等,饮食应当尽量保持清淡,饭量不可过饱,饮食应多样化,避免偏食。同时必须尽量避免进食辛辣、油腻以及刺激性的食物,以免阻碍患者的身体恢复速度。必须严格禁酒禁烟,以免病情恶化。

3.其他日常护理工作

护理人员应当尽力协助患者充分认识到职业性皮肤病的发病原因和发病条件,提醒他们平时要多加强自身的防护,避免再次接触。工作中应当坚持安全第一的原则,安全作业。避免其他物理或化学刺激。尽力劝说患者不可搔抓皮肤,禁用热肥皂水烫洗患处。尽量保持每周剪 1 次或 2 次指甲的习惯。瘙痒严重者,应酌情给予抗瘙痒类药物处理。

(三)心理护理

由于职业性皮肤病的发生部位大部分位于人体暴露部位,患者容易出现心理负担,尤其是皮炎发生于面部者。再加上此类皮炎所导致的瘙痒反应,很多患者尤其是女性患者,特别容易出现焦虑、烦躁等心理表现。因此,在做好上述治疗和护理的同时,需要护理人员深入病房,针对患者恐惧、焦虑、烦躁的心理状态给予关心和爱护,要向患者耐心解释接触性皮炎的特点,只要积极配合治疗,一般情况下很快即可痊愈,不会留下或者仅仅会留下少量暂时性的色素沉着,不会有太大的影响。尽量保持心态平和,这样才有利于身体的恢复。

第三节　职业性噪声聋

噪声是指环境中不需要、使人厌烦的、不同频率和强度、杂乱无章的声音,它对人体多种器官系统如神经、心血管、内分泌、消化系统等,都可造成危害,但最主要、具有特异性的损害是听觉系统。噪声广泛存在于人们的生产、生活和工作中,其中因生产和工作过程所产生的噪声被专称为"职业性噪声"。

职业性噪声聋是指人们长期接触"职业性噪声"而发生的一种缓慢的、进行性的感音神经性听力损失，是常见的职业病之一。

一、病因

职业性噪声是职业性噪声聋的主要病因，其所造成听力损失的早期主要表现为高频听力受损，故发病初期，患者常无自觉听力减退或仅有耳鸣，只有当言语频率受累时，才会感觉听力下降。

噪声性聋的发生与噪声的强度、接触时间、噪声频率和频谱，以及个体差异等因素有关。环境噪声≤80dB(A)时，即使终身暴露亦不会引起噪声性聋；当环境噪声>85dB(A)时，接触强度才与听力损失的发病率呈正相关，如在85dB(A)发病年限为20年，90dB(A)则为10年，95dB(A)为5年，100dB(A)以上则均在5年之内发病；此外，随暴露年限增加，听力损失发生率也逐年增高。

人耳对低频噪声的耐受性要较中频和高频噪声为强，2000~4000Hz的声音最易导致耳蜗损害；窄带音或纯音较宽带声影响大，断续的噪声较持续性噪声损伤性小，突然出现的噪声危害性更大；噪声伴振动对耳蜗的损害也较单纯噪声显著。

人们对噪声的敏感性还存在个体差异，噪声易感者约占人群的5%；年龄越大，噪声导致的内耳损伤越重，并且受损耳蜗恢复能力越差；原患有感音神经性听力损失的工人，暴露于噪声后，更易发生噪声性聋。需要强调的是，噪声性聋发病快慢以及听力损失程度更与个人防护密切相关。

下列职业存在职业性噪声，如防护不当，较易引起噪声聋：铆工、锅炉工、蒸汽锤工、铲工、锻工、锤工、锻冶工、织布工、纺纱工、飞机驾驶员等。

二、发病机制

声音是空气振动所产生的疏密波，被人感受后就产生听觉，主要途径是空气传导，即：声音→耳郭→外耳道→鼓膜→听骨链→前庭窗→内外淋巴液→螺旋器→听神经→听觉中枢。

其中，外耳收集声波，中耳传递声波并增幅变压，内耳将声波的机械能转变为生物电能，使螺旋器上的毛细胞兴奋，听神经则将兴奋产生的神经冲动传入听觉中枢，经过大脑皮质的综合分析听到声音。

噪声导致内耳损伤的机制主要有三方面：机械破坏、代谢异常和内耳微循环障碍。高强度、短峰间声刺激时，噪声导致内耳损伤的主要机制为机械性破坏，即强声刺激可引起毛细胞内结构破坏，细胞发生溶解，高刺激的能量还会间接导致内外淋巴液混合，使毛细胞外环境发生改变、螺旋器自基底膜上分离脱落、毛细胞与神经纤维之间的突触连接撕脱，这些机械性破坏均可导致耳蜗功能的丧失。在较低强度长峰间期噪声刺激时，可造成毛细胞负荷增加，酶系统代谢障碍，造成内耳能量储备和供应耗竭；这种刺激还可造成内耳缺氧，使有氧能量代谢明显抑制，最终导致广泛的毛细胞破坏。强噪声还能引起内淋巴液氧张力降低、耳蜗血流灌注减少，提示耳蜗微循环障碍可能也是噪声性聋发病机制的重要组成部分。

三、临床表现

噪声性聋的主要症状是耳鸣、听力下降、头痛和头晕等。

(一)耳鸣

耳鸣常是噪声性聋的早期症状,多为双侧高调性耳鸣;有时耳鸣对患者生活质量的影响甚至比听力损伤还大。

(二)听力下降

噪声引起的听力损失多为双侧、对称性、渐进性感音神经性聋。由于噪声损害首先累及高频区域,所以在发病早期,患者并未感有听力下降,仅在纯音听阈测试时表现有3000Hz、4000Hz或6000Hz听阈提高,这三个频率也是噪声性聋最早受影响的频率。随着接触噪声时间延长,耳蜗受损频率可逐渐向中、低频率区发展,此时患者开始主诉听力下降,纯音听阈测试表现为言频听阈(500Hz、1000Hz和2000Hz)提高,纯音听力图示为感音神经性聋。

(三)全身影响

患者可以有头痛、头晕、失眠、多梦、注意力减退、抑郁等症状;长期暴露于噪声环境中还可出现平衡功能障碍,而耳蜗损伤程度越重,前庭功能减退机会越大。

四、诊断要点及方法

(一)诊断要点

我国已制定并多次修订职业性噪声聋的诊断标准,2014年又颁布了新修订的《职业性噪声聋的诊断》(GBZ49),可作为诊断依据。

(二)诊断原则

具有连续3年以上职业性噪声作业史,出现渐进性听力下降、耳鸣等症状,纯音测听为感音神经性聋,结合职业健康监护资料和现场职业卫生学调查结果,在排除其他原因所致听觉损害后,方可诊断。患者符合双耳高频(3000Hz、4000Hz、6000Hz)平均听阈≥40dB,根据较好耳语频(500Hz、1000Hz、2000Hz)和高频4000Hz听阈加权值进行诊断和诊断分级。即:

1.轻度噪声聋:26~40dB。

2.中度噪声聋:41~55dB。

3.重度噪声聋:≥56dB。

(三)临床听力学检查

噪声性聋虽有其典型的听力学表现,但在诊断过程中,经常会遇到对纯音听阈测试不配合或配合欠佳的患者或患者同时患有其他耳部疾患,使诊断者对测听结果的真实性有怀疑。此时则需要进行各种客观的听力学检查,以确定测试结果的可靠性,并排除其他原因所引起的听力损失。目前临床最为常用的主、客观听力学检查主要有如下几种:

1.纯音听阈测试

纯音听阈测试是用以了解听敏度,并对听力损失进行定性和定量的主观行为测试。它可靠、重复性好,具有良好的频率特异性,但由于是主观行为测听,需要受试者对声刺激信号做出真实的行为反应,因此检查容易受到受试者反应动机和反应能力等非听觉性因素的影响。

2.声导抗测试

声导抗测试是一种客观听力学测试,包括鼓室图和声反射检查,前者对发现中耳病变尤有重大价值。

3.听觉诱发电位

听觉诱发电位是将声刺激诱发出的内耳、听神经以及中枢听觉神经系统相应的电位变化作为客观指标,来评价听力的方法,它可以对感音神经性聋进行定性和定量诊断,帮助鉴别耳蜗、蜗后以及中枢性听力损失。噪声性聋诊断中最常应用的两项听觉诱发电位测试技术是听性脑干反应(ABR)和40Hz听性相关电位(40Hz-AERP),两者均为客观听力学检查。

在噪声性聋中(即耳蜗性听力损失),ABR阈值和40Hz-AERP阈值均依听力损失程度而有不同程度的提高,ABR主要反映高频区域的听功能(2000Hz～4000Hz),而40Hz-AERP对低中频行为听阈有较好的复核作用(500Hz和1000Hz)。在职业性噪声聋诊断中,如遇对纯音听阈测试不配合的患者或检查者对纯音测试结果的真实性有怀疑时,可进行ABR和40Hz-AERP测试,以排除伪聋和夸大性听力损失的可能。

4.耳声发射(OAE)

耳声发射是一种产生于耳蜗、经鼓膜及听骨链传导释放入外耳道的音频能量,其能量的产生来自耳蜗外毛细胞的主动运动。耳声发射也是一种客观的听功能检查手段,它依赖于耳蜗整体功能的完整,与耳蜗外毛细胞的功能密切相关,具有良好的重复性和稳定性,但易受外耳、中耳和对侧声刺激的影响。几乎所有耳蜗功能正常的人耳,均可记录到诱发性耳声发射;而在耳蜗病变时,纯音听阈大于35～50dBHL,耳声发射反应将减弱或消失,由于噪声性聋病变部位在耳蜗,诱发性耳声发射常被减弱或消失。

(四)诊断步骤

主要为:

1.耳科常规检查,包括耳鼻咽喉科专科检查,重点记录鼓膜情况。

2.在做出诊断评定前,至少要进行3次纯音听阈测试,而且各频率听阈误差≤10分贝;诊断评定分级应以听阈最低值进行计算。

3.对纯音听阈测试结果(气导或骨导)应按《声学听阈与年龄关系的统计分布》GB/T 7582进行年龄性别修正。

4.声导抗测试,重点为鼓室图,以排除中耳疾病。

5.对纯音听阈测试不配合的患者或对纯音听阈测试检查结果的真实性有怀疑时,可进行客观听力学检查,包括声导抗声反射阈、听性脑干反应、40Hz听性相关电位和耳声发射等,以排除伪聋和夸大性听力损失的可能。

6.排除患者的主观干扰,即在主客观听力检查明显不符或多次纯音听阈测试多个频率听阈波动≥10分贝,原则上不予诊断。

7.平均听阈计算:

$$BHFT_A = \frac{HL_L + HL_R}{6}$$

式中：

BHFTA——双耳高频平均听阈，单位为分贝(dB)。

HL_L——左耳 3000Hz、4000Hz、6000Hz 听力级之和，单位为分贝(dB)。

HL_R——右耳 3000Hz、4000Hz、6000Hz 听力级之和，单位为分贝(dB)。

$$MTMV = \frac{HL_{500Hz} + HL_{1000Hz} + HL_{2000Hz}}{3} \times 0.9 + HL_{4000Hz} \times 0.1$$

式中：

MTWV——单耳听阈加权值，单位为分贝(dB)。

HL——听力级，单位为分贝(dB)。

8.出具诊断证明：职业性噪声聋必须由获得卫生行政部门批准的，有职业病诊断资质的医疗卫生服务机构开具诊断证明，方为有效。

(五)鉴别诊断

尤其注意与以下疾病鉴别：

1.伪聋和夸大性听力损失

伪聋是由于某种企图，有意识地装聋，以求得到某种个人利益，如经济赔偿等；职业性噪声聋诊断过程中，经常会遇到一些人，实际上听力正常，但纯音听阈测试结果却为"听力损失"，是为"伪聋"；还有一些人，确实有听力障碍，但测试结果比实际听力损失程度重，称为"夸大性听力损失"。伪聋者在就医原因、就诊表现、测试过程的行为等都与一般的患者有所不同，应予注意；此外，各种客观听力学检查有助于伪聋的诊断。

2.药物中毒性聋

许多药物和化学物质具有耳毒性，可引起内耳(耳蜗和前庭)的中毒性损害，造成听力损失和前庭功能障碍，其中最具代表性的是氨基糖苷类抗生素，包括链霉素、庆大霉素、卡那霉素、林可霉素、新霉素、阿米卡星、妥布霉素等。此类患者既往有明确耳毒性药物用药史，根据用药品种、剂量、途径、耳毒性症状出现时间，一般不难诊断。

3.老年性聋

老年性聋是指随年龄增加，双耳听力呈对称性、进行性下降，且也是以高频听力下降为主的感音神经性听力损失；衰老的耳蜗呈双侧对称性的损害，表现为毛细胞、血管纹和神经元不同程度的缺失。此类患者一般无噪声接触史，易于区分，但对有噪声接触史的老工人要注意鉴别。

4.突发性聋

是指突然发生的原因不明的感音神经性听力损失，通常在数分钟或数小时(少数可在 72 小时内)，听力下降至最低点，可伴有耳鸣及眩晕，一般为单侧发病；病因不明；听力恢复情况则受多方面因素的影响。

5.中耳疾病

职业性噪声聋患者，也可同时患有中耳疾病(如慢性中耳炎或中耳乳突术后等)。此时，纯音听阈测试为混合性聋，骨导听阈和气导听阈均有提高，有骨气导差距；如果骨导听阈符合职业性噪声聋的特点，可以按该耳骨导听阈进行计算评定。

6.爆震性聋

爆震性聋是指由于骤然发生的强烈爆震和噪声所造成的听力损失,它是一种急性声损伤,可同时伴有中耳受损;而噪声性聋则是由于长期接触噪声而发生的一种缓慢、进行性的感音神经性听力损失,其病变部位在耳蜗。

五、治疗

目前对噪声性聋仍无有效的治疗方法。当患者出现耳鸣、听力下降等症状时,应及时停止噪声接触,终止噪声刺激,并强调早期治疗。常用的药物有:血管扩张剂(川芎嗪、葛根素、血塞通等)、神经营养药(B族维生素)和促进代谢的生物制剂。国家颁布的《职业性噪声聋的诊断》(GBZ49),对职业性噪声聋提出如下处理原则:

1.一旦诊为职业性噪声聋者,不论轻重均应调离噪声作业环境。

2.对噪声敏感者,即上岗前职业健康体检纯音听力检查各频率听力损失均≤25dB,但噪声环境下作业一年之内,高频频率(3000Hz、4000Hz、6000Hz)中,任一耳任一频率听阈达到65dB者,应调离噪声作业环境。

3.对话障碍者,建议佩戴助听器。

六、预防

由于现阶段噪声性聋的治疗依然缺乏有效办法,所以积极采取听力防护措施显得尤其重要,主要有:

1.认真开展健康监护工作,将要进入噪声作业环境的人员必须进行上岗前体检,将此次纯音听阈测试作为今后定期听力检查的对照,以助于及时发现噪声敏感者和早期听力损失者。

2.耳声发射具有客观、敏感、准确、可重复性强,以及测试时间短等优点,且其变化早于纯音听阈测试,所以大力推广耳声发射对噪声接触人群进行筛查和监测,对预防职业性噪声聋具有实际意义。

3.控制噪声源是最根本、最积极的预防措施,应从机器设备、工程建设、生产工艺等多方面采取措施,消除声源,降低声强,限制声音传播。

4.加强个人防护,噪声作业人员必须配备个人听力防护器材,包括防声耳塞、耳罩或防声帽等,并坚持佩戴。

七、护理措施

(一)心理护理

患者对职业性噪声聋的病因、发病机制及预后情况缺乏足够了解,并由于患者年龄、专业及受教育水平差距较大,呈现不同的心理认知。部分听力损伤严重年轻患者知道自己病情后,情绪紧张,担心病情持续进展恶化影响工作生活,进一步造成身体健康其他危害;部分高龄患者感觉无所谓,认为接触生产性噪声几十年,出现耳聋很正常,就是工作生活中与人交流必须粗声大嗓门,在住院期间经常回单位参加抢修、加班等接触强噪声工作;部分患者能够正确认识职业性噪声聋是必须关注和正确对待的法定职业病,不仅导致感音神经性双耳耳聋,如不加以有效预防、及时康复,将对日常工作生活造成语言交流、信息反馈、日常出行及驾车等社会生活产生持续性不良影响,应该端正态度,正确对待。根据患者思想状态和不同心理,医护人员积极配合,向患者详细介绍职业性噪声聋的病因、发病机制、临床表现、诊断标准、治疗原则等专业知识,消除患者紧张恐惧及无所谓等不正确认知,使患者正确认识、积极对待职业性噪声聋,配合医护人员及时、准确完成各项检诊检查,为准确进行职业性噪声聋诊断分级奠定科学基础,为今后科学合理的诊疗康复,把职业性噪声聋对工作生活的不良影响降低到最低限度共同努力;同时与患者对以往工作中用人单位职业健康安全培训、听力保护计划实施、耳塞等护耳器劳保防护用品的发放制度、个人在工作中是否正确有效使用、合理佩戴、是否规范参加法定职业健康检查等进行讨论和反思,充分认识到在工作中真正做到包括耳塞等劳保用品的有效使用、定期参加职业健康检查,及早发现听力损伤,做到早发现、早诊断、早治疗的重要性,把生产性噪声对作业人员健康影响降低到最低限度。

（二）接触史在噪声聋诊断中的重要性

由《职业性噪声聋的诊断》诊断原则可知,连续3a以上准确可靠的职业性噪声作业史是职业性噪声聋的诊断前提。因此用人单位或劳动者向职业病诊断机构申请进行职业病诊断委托时有责任提供准确可靠的噪声作业接触史,包括劳动者工作的工厂、车间、班组、本人从事的具体工种/岗位、接触生产性噪声及其他职业病危害因素种类、强度/浓度、工作班制、防护措施及各种职业病危害因素定期检测评价结果、日常监测结果(含个人噪声接触剂量检测),以便诊断机构准确判定申请人接触职业性噪声的真实情况,为职业性噪声聋提供"病因"依据。护理工作者要熟悉劳动者职业史填报的具体要求,指导劳动者真实准确陈述噪声作业史并得到用人单位的查证确认,对劳动者接触噪声水平的判定和职业性噪声聋的正确诊断十分重要。

（三）既往病史采集的重要性

排除其他致聋原因对申请职业性噪声聋职业病诊断的劳动者进行鉴别诊断是职业性噪声聋诊断的法定程序。护理工作者积极协助医师详细询问并查证劳动者是否有药物中毒性聋(包括但不限于链霉素、庆大霉素、卡那霉素、新霉素、妥布霉素、万古霉素、多粘菌素、氮芥、卡伯、顺铂、依他尼酸、水杨酸类、含砷剂、抗疟剂等使用)、外伤(爆震)性聋、传染病(流行性脑脊髓膜炎、腮腺炎、麻疹、耳带状疱疹、风疹、伤寒、猩红热、梅毒等)性聋、家族性聋、梅尼埃病、突发性聋、各种中耳疾患及听神经瘤、听神经病等是非常必要的,只有准确无误的询问查证既往病史,才能做好真正做好鉴别诊断。

（四）纯音听阈测试的规范性在噪声聋诊断中的重要作用

职业性噪声聋患者听力损伤的纯音听阈检查临床特点是早期以高频听力下降为主,可逐渐累及语频,符合感音神经性耳聋特征。《职业性噪声聋的诊断》明确限定:职业性噪声聋的诊断分级即听力评定以纯音听阈测试结果为依据,纯音听阈测各频率重复性测试结果阈值偏差≤10dB,听力损失应符合噪声性听力损伤的特点。护理工作者要熟悉并配合测听医师做好住院期间5次纯音测听工作,为排除噪声作业对劳动者暂时性听力阈移的影响,受试者脱离噪声环境48h后作为测定听力的筛选时间。筛选测听结果已达噪声聋水平,应进行复查,复查时间定为脱离噪声环境后一周。在排除其他致聋原因、进行正式职业性噪声聋诊断前,要进行详

细耳科常规检查,至少进行 3 次纯音听力检查,2 次检查间隔至少 3d,且各频率阈值偏差≤
10dB;诊断评定分级时以每一频率 3 次中最小阈值进行计算。在具体工作实践中,应严格按
照本院《职业性噪声聋临床路径和临床路径表单》组织对住院观察治疗疑似职业性噪声聋患者
进行纯音听阈测定及相关辅助检查,用标准化的记录表格确保纯音听力检查等关键诊断依据
质量的一致性、同质性,用客观证据排除伪聋、夸大性听力损失,确保诊断结果的准确性、可靠
性、可比性和溯源性。

(五)健康生活方式与饮食护理

职业性噪声聋患者发病缓慢,多伴有耳鸣、睡眠障碍等症状,部分患者有抽烟、饮酒、熬夜、
饮食不节等不良生活习惯,在住院观察治疗期间,应针对每位患者具体情况,从生活方式、健康
饮食等多角度提出建议和辅导,对于接触高温、噪声、粉尘、毒物等多种职业病危害因素的工作
人员,因劳动强度大,热量、体液消耗较多,建议饮食宜富于营养,易消化,以高蛋白、多维生素,
多样化为原则,根据患者具体情况灵活调整,但应避免辛辣刺激性食物,戒烟禁酒。

(六)职业健康教育

鉴于职业性噪声聋是由于劳动者长期接触生产性噪声而发生的一种渐进性感音神经性聋
听力损伤,是基层职业病防治工作中常见慢性职业病,因此加强劳动者职业健康教育,对本病
的发病病因、典型表现、诊断标准、治疗原则和预后具有重要意义,对于疑似职业性噪声聋患者
和可能发生职业性噪声聋的劳动者采取有效健康监护、合理选用听力保护用品、合理采取劳动
组织等有效预防本病发生的措施具有特别重要的意义。本研究在对本组患者进行职业健康教
育的同时,为劳动者所在单位及时提供了职业健康技术咨询,建议对其职业健康安全管理人员
和劳动者进行规范的职业健康安全教育、定期开展职业健康监护专题培训,制定并实施切实可
行的听力保护计划,以有效预防本病的发生。

第四节　职业性铅中毒

一、理化性质

铅为银白色质软的重金属,在空气中失去光泽,变成蓝灰色。原子量 207.2,相对密度
11.3,熔点 327.5℃,沸点 1740℃,加热 400℃以上时即有大量铅烟气逸出,在空气中迅速氧化
为氧化铅。金属铅不溶于水,溶于硝酸、稀盐酸等。常见铅的无机化合物有:

1.一氧化铅(PbO),有黄色粉末(黄丹)和橘黄色结晶(密陀僧)两种,难溶于水,可溶于酸
和碱。

2.二氧化铅(PbO_2),为棕色结晶,不溶于水,可溶于酸和碱。

3.三氧化二铅(Pb_2O_3),亦称樟丹,不溶于冷水,可溶于醇。

4.四氧化三铅(Pb_3O_4),亦称红铅、红丹、铅丹,为鲜红色粉末,不溶于水,可溶于盐酸和冰
醋酸。

5.硫酸铅($PbSO_4$),为白色单斜或斜方结晶,微溶于水,溶于铵盐。

6.硝酸铅,为白色粉末,易溶于水,微溶于醇。

7.铬酸铅($PbCrO_4$),又称铅铬黄,黄色粉末,不溶于水、有机酸和醇类,可在无机强酸或强碱中分解。

8.砷酸铅[$Pb_3(AsO_4)_2$],为粉红色粉末,不溶于水,可溶于硝酸和碱。

9.硫化铅(PbS),为黑色结晶,难溶于水,溶于稀盐酸。

二、接触机会

(一)职业接触

铅具有高密度、良抗蚀性、熔点低、柔软、易加工等特性,因此,广泛应用于冶金、化工、军工、原子能技术、电子、轻工、农药、医药、石油等许多工业领域。职业接触主要发生在:

1.铅矿的开采、烧结和精炼。

2.含铅金属和合金的熔炼。铅能与锑、锡、铋等配制成各种合金,如熔断保险丝、印刷合金、耐磨轴承合金、焊料、榴霰弹弹丸、易熔合金及低熔点合金模具等。

3.蓄电池极板制造,其中以铅酸蓄电池耗铅量最多。

4.含铅油漆、颜料、釉料、陶瓷、橡胶、塑料、玻璃和汽油防爆剂的制造和使用。

5.电缆包皮及冶金设备的防腐衬里、建筑工业隔音材料、防震材料处理。

6.铅能吸收放射线,故处理原子能工业及X线设备防护材料时可有接触。

7.自来水管道、食品罐头、电工仪表元件的焊接,以及拆修旧船、桥梁、建筑物时的熔割、拷铲等作业。

(二)非职业接触

铅冶炼厂和铅酸蓄电池厂的废气、废渣和废水处理不力,可使周围大气、水源和土壤受到铅的污染,受污染地区的谷类和蔬菜中含铅量平均可达 1.4mg/kg、牛奶中含铅量可达 $0.2\mu mol/L(40\mu g/L)$、葡萄酒含铅量可达 $0.5\sim1\mu mol/L(100\sim200\mu g/L)$。我国某些地区用一氧化铅制备松花蛋、用含铅蒸馏器制备酒、用含铅釉料作内层的泡菜坛制作泡菜、用含铅锡壶盛酒等,均可增加胃肠的摄铅量;使用含铅汽油的汽车废气中释放的铅也是重要接触来源之一;此外,每支卷烟中含铅量为 $3\sim12\mu g$,其中约 2% 可释放到卷烟的烟雾中;啃嚼含铅油漆的玩具或家具等则是儿童常见的铅接触方式。

三、毒性

(一)毒代动力学

职业活动中,铅主要经呼吸道进入人体,铅尘和铅烟经呼吸道吸入后,30%~50%沉积在肺中,其中约半数可吸收入血;呼吸道内的铅尘也可反流咽入胃肠后被吸收。非职业活动中,铅经口食入后在胃肠吸收,其在胃肠道的吸收率为 lo%~15%,铅化合物的理化性质、食入成分及年龄等因素可影响其吸收率。溶解度较高的硝酸铅、氯化铅等可迅速在胃肠吸收,缺乏钙、铁、锌和高脂肪食物可增加铅的吸收,婴儿和儿童胃肠铅吸收率要比成人高。铅及其无机化合物一般不经完整皮肤吸收,但四乙基铅等有机铅化合物可透过皮肤吸收。

铅吸收入血后,90%以上与红细胞结合,约 6%与血浆中白蛋白或转铁蛋白结合,血浆中少量可自由弥散的铅则随血流进入脑、肾、肝、皮肤、肌肉和骨骼。体内的铅约90%贮存在骨内,其中70%贮存在骨皮质内;大部分存留在骨中的铅十分稳定,半减期长达20多年;一小部分骨铅具有代谢活性,可将铅转移到血液和其他软组织中,故已脱离铅接触的老工人,血铅主要来源于骨铅。据报道,美国非职业途径接触铅的成人,每 100g 湿重器官中含铅量为:骨 0.67~3.59mg、肝 0.04~0.28mg、肺 0.03~0.09mg、肾 0.02~0.16mg、脾 0.01~0.07mg、心 0.04mg、脑 0.01~0.09mg。

铅的排出十分缓慢,吸收入体内的铅主要经肾由尿排出;胃肠中未吸收的铅85%~90%由粪便排出;极少量铅也可经汗腺、表皮脱落、唾液、乳汁和月经等途径排出。铅还可通过胎盘,妊娠母亲体内的铅可迅速转运到胎儿,影响子代。

（二）毒性

铅化合物的毒性作用与其种类、溶解度、侵入途径及形态等有关,通常可溶性铅化合物毒性高于难溶性铅,颗粒小的铅烟尘易经呼吸道吸入,尤其是直径<2mm 的微粒较易吸收,发生中毒可能性也较大。成人一次口服醋酸铅 2~3g 可致急性中毒(致死量约为 50g),口服铬酸铅的致死量不足 1g,误服黄丹 15.6g 可发生急性中毒,20 天内服入樟丹 5g(每天约 220mg)左右可发生亚急性中毒。国际癌症研究机构(IARC)已将铅及其无机化合物定为人类可疑致癌物(2A 类),值得密切关注。

（三）毒性机制

氧化应激为铅毒作用的主要机制。铅可诱导产生自由基或活性氧,如氢过氧化物自由基($HO_2^·$)、单线态氧($^1O_2$)、过氧化氢(H_2O_2)等,同时消耗体内抗氧化剂储量。巯基对铅极为敏感,铅可与抗氧化酶中的巯基形成共价结合,最终导致这些酶失活;铅与巯基的结合,还使体内谷胱甘肽水平下降,同时也使 δ-氨基-r-酮戊酸脱水酶(ALAD)、谷胱甘肽还原酶(GR)、谷胱甘肽过氧化酶(GPx)和谷胱甘肽-S-转移酶失活,进一步降低谷胱甘肽水平;铅尚可使超氧歧化酶(SOD)和过氧化氢酶(CAT)失活,SOD 活力下降,降低了对超氧基团的处置能力,CAT 活力下降更损害了超氧基团的清除能力。除此之外,铅可与抗氧化酶重要的协同因子——锌离子竞争,从而使这些酶失活;铅可抑制 ALAD 活力,引起血和尿中 δ-氨基-T-酮戊酸(δ-ALA)水平增高,导致过多过氧化氢和超氧基团生成;铅还可与氧合血红蛋白相互作用,产生羟自由基。上述产物通过脂质过氧化反应,可引起血红蛋白氧化,并能直接导致红细胞溶血;其他细胞也易受上述氧化应激作用影响,导致损伤甚至死亡。

铅的另一致病机制是它的离子能替代体内其他二价阳离子如 Ca^{2+}、Mg^{2+}、Fe^{2+} 和单价阳离子如 Na^+,干扰机体各种基本生物学过程,如细胞内和细胞外信号传导、细胞粘连、蛋白质折叠和成熟、细胞凋亡、离子转运、酶调节、神经递质释放等。铅的这种"离子机制"主要影响神经系统,如替代钙离子后,铅可以以可观的速度竞争性通过血脑屏障,蓄积在星形神经胶质细胞中,由于未成熟的星形神经胶质细胞缺乏可与铅结合的蛋白质,因此,发育中的神经系统更容易受铅的毒性影响;铅损害未成熟的星形神经胶质细胞亦阻碍了髓鞘的形成,均累及血脑屏障的发育。铅甚至在微微摩尔($\mu\mu mol/L$)浓度也能与钙竞争,从而影响神经递质,如铅可抑制乙酰胆碱的释放和增加多巴胺的释放,并能影响调节神经兴奋和记忆储存的蛋白激酶C,铅还可影响承担众多重要生物学活动的钠离子浓度,使负责细胞之间联系的兴奋性动作电位的产生、神经递质(胆碱、多巴胺、GABA 等)的摄取、经突触体的钙摄取和保存调节受到干扰,从而严重损害钠依赖性生理功能。

四、临床表现

(一)急性中毒

职业性急性铅中毒少见。曾报道在拆除旧建筑、旧船、桥梁过程中用氧-乙炔切割涂有含铅油漆的金属结构作业时,发生亚急性铅中毒;还有报道,1 名铅冶炼工在作业环境空气铅烟浓度为 6000mg/m³ 下工作 14 天,出现典型腹绞痛。临床所见急性铅中毒多因口服樟丹、黑锡丹等含铅中草药偏方治疗癫痫、哮喘所致,大量饮用含铅容器蒸馏的酒或铅壶盛的酒,也可发生亚急性铅中毒。

口服较大量铅化合物后,口内有金属味,恶心、呕吐、食欲减退、腹胀、阵发性腹绞痛、便秘或腹泻,并可有头晕、头痛、血压升高、多汗、尿少、面色苍白等;重者可出现多器官功能损伤,如中毒性脑病、肝病和肾病等。铅中毒性脑病以儿童多见,可见头痛、反应迟钝、烦躁、震颤,进而出现剧烈头痛、持续呕吐、抽搐、昏迷等。中毒性肝病可见黄疸、肝大、血清 ALT 升高等;中毒性肾病轻者出现低分子蛋白尿、糖尿、氨基酸尿,重者迅速进展为急性肾衰竭;一次大量服入铅化合物,尚可引起溶血性贫血。

(二)慢性中毒

职业性接触铅及其无机化合物主要引起慢性中毒,国内以铅熔炼、蓄电池制造等行业发生慢性铅中毒的人数较多。因接触水平和中毒程度不同,临床表现可有一定差异,通常呈隐匿发展过程,以神经、消化和造血系统损害为主,其中神经系统是对铅毒性作用最敏感、最主要的系统。

1.神经系统

(1)中枢神经系统:早期症状多不明显,且无特异性,一般为头痛、头晕、乏力、健忘、睡眠障碍等类神经症的表现。接触强度较大者可发生中毒性脑病,表现为反应迟钝、注意力不集中、抑郁、孤僻、易激动、定向力障碍等,严重者可出现剧烈头痛、恶心、呕吐、视物模糊、烦躁、谵妄、昏迷、癫痫样抽搐等。

(2)周围神经系统:铅对周围神经系统的损害以运动功能受累较著,主要表现为伸肌无力,重者出现肌肉麻痹,亦称"铅麻痹",受累的往往是活动最多的肌肉,如前臂(腿)伸肌和指(趾)肌肉等,出现垂腕、垂足。有些患者尚可出现关节肌肉酸痛、肢端麻木、四肢远端呈手套袜套样浅感觉障碍等表现。

随着劳动条件改善,目前国内铅中毒性脑病、垂腕垂足等表现已经少见,但在某些小型炼铅企业,仍存在重症患者,应引起重视。

2.消化系统

(1)消化不良:铅易引起消化系统分泌和运动功能异常,出现消化功能障碍、口内有金属味、食欲减退、腹胀、腹部隐痛、便秘等表现。

（2）腹绞痛：为铅中毒特征性表现，发作前常有腹胀或顽固性便秘，后有突然发作的腹绞痛，部位多在脐周，呈持续性伴阵发性加重，每次发作约持续数分钟至数小时；因疼痛剧烈，患者面色苍白、焦虑、急躁不安、出冷汗，常弯腰屈膝，手按腹部以减轻疼痛。体检时，腹部平坦，腹壁稍紧张，但无固定压痛点，无明显反跳痛，肠鸣音多减弱，也可正常或阵发性增强；发作时，可伴呕吐、血压升高和眼底动脉痉挛等。

3.造血系统

铅可抑制骨髓幼稚红细胞血红素合成过程各参与酶的活力，如可抑制红细胞 ALAD，使造成尿中 δ-ALA 排出增多；抑制血红素合成酶（亚铁螯合酶），使原卟啉 IX 不能与 Fe^+ 结合，导致游离原卟啉（EP）增加，其与红细胞内锌结合，又引起锌原卟啉（ZPP）增高；抑制粪卟啉原氧化酶，引起尿粪卟啉增高等。在铅中毒早期即可见到因卟啉代谢障碍引起的尿 δ-ALA 排出增加、红细胞 EP 或 ZPP 增高；继续接触较高浓度铅，则出现贫血、面色苍白、乏力、心悸、气短等，铅中毒性贫血多为低色素性正常细胞型，亦有呈小细胞型者；贫血多属轻度，白细胞和血小板一般无明显异常。

4.肾

长期接触较大量铅者尚可出现肾损害，早期主要表现为近端肾小管功能异常，出现低分子量蛋白尿（如尿 β_2 微球蛋白排出量增高等），严重者可引起肾小球滤过率及内生肌酐清除率降低；长期维持高浓度铅接触尚可引起慢性间质性肾病，导致血肌酐持续增高、慢性肾功能不全。

5.其他

铅与高血压的关系目前尚无明确结论，但铅作业女工中不孕、流产、死胎数明显增多，怀孕期间继续接触铅，尚可影响胎儿的发育；男工可见性欲减退、精子数减少、精子活动度降低等表现。

（三）实验室检查

铅中毒常用的检查指标可分为两类：①直接反映机体接触量或铅在体内软组织中的蓄积量，如血铅、尿铅、络合剂驱排后的尿铅量等。②接触铅后引起的生物学效应，如红细胞 ALAD、红细胞 EP 和 ZPP、尿 δ-等。

1.血铅

血铅为职业性铅接触首选的检测指标，主要反映近期铅接触量和软组织中铅含量，铅引起的生物效应如 EP、ZPP、尿 δ-ALA、周围神经传导速度和神经行为学等改变也与血铅浓度有较密切的关系。血铅浓度在接触铅后很快升高，数周至数月后逐渐达到并保持一定水平；脱离接触后，血铅的清除分为三相：第一相半减期为 35～40 天，主要是从软组织和红细胞中排出的；第二和第三相半减期分别为 6～12 个月和 10～20 年，主要反映骨骼铅的清除速率。无职业性铅接触的成人血铅浓度一般为 0.25～0.75μmol/L（50～150μg/L），城市人群通常比农村人群高，吸烟者比不吸烟者高；我国 20 世纪 90 年代 12 个城市无职业性铅接触成人的调查显示，血铅浓度范围为 0.05～1.61μmol/L（10～322μg/L），几何均值为 0.405μmol/L（81μg/L），95％容许上限为 0.935μmol/L（187μg/L）；儿童体内铅负荷量随年龄而增高，美国 CDC 对儿童血铅的建议限值为 0,5μmol/L（100μg/L）。

2.尿铅

尿铅也为反映近期铅吸收量指标。因受液体摄入量和肾功能等因素的影响,尿铅浓度比血铅波动范围要大。我国 1991 ~1993 年对全国不同地区无职业性铅接触的劳动者 1588 名调查显示,尿铅范围为 12.5~314nmol/L($2.5~62.8\mu g/L$),几何均数为 45.5nmol/L($9.1\mu g/L$),95%容许上限为 160nmol/L($32\mu g/L$);美国无职业性铅接触者尿铅浓度为 50~250nmol/L($10~50\mu g/L$);另有 15 个国家 542 名正常人尿铅值 95%在 325nmol/L($65\mu g/L$)以下。国外报道,无职业性铅接触者尿铅经肌酐(Cr)校正后一般<$27.5\mu mol/molCr$($50\mu g/gCr$)。铅作业工人在工作场所接触尚可耐受的剂量时,铅排泄量并不立刻明显增高,约有 10 天的延迟期,其后尿铅逐渐增高,在接触 1 个月后达到相应水平;当血铅浓度为 $2.5\mu mol/L$($500\mu g/L$)时,尿铅约为 $82.5\mu mol/molCr$($150\mu g/gCr$)。

3.驱铅试验

其尿铅结果在一定程度上能较好反映体内可络合铅的负荷量,一般在铅中毒不能确诊时进行。对一些曾在超过国家卫生标准环境下工作,而目前已经脱离铅作业或近期铅接触量减少的工人而言,驱铅试验常较其他检查更有诊断价值;有人比喻依地酸二钠钙($CaNa_2EDTA$)驱铅试验是软组织铅负荷的"化学性活组织检查"。驱铅试验药物一般用 $CaNa_2EDTA$ 1.0g,加入 25%葡萄糖液内缓慢静脉注射或 5%葡萄糖液内静脉滴注,收集 24 小时尿,检测铅含量。

4.血液中 EP 和 ZPP

血液中 EP 和 ZPP 与体内铅负荷量的关系比血铅及尿铅密切,均可反映既往接触铅的水平,在职业和环境医学中主要用作筛检指标;无职业性铅接触者血 EP 和 ZPP 上限值多在 $0.72~1.42\mu mol/L$($400~800\mu g/L$)和 $0.72~1.60\mu mol/L$($450~1000\mu g/L$)。一般而论,女工血铅>$0.75~1.0\mu mol/L$($150~200\mu g/L$)、男工血铅>$1.25~1.5\mu mol/L$($250~300\mu g/L$)时,EP 开始增加;随着血铅浓度的增高,女工血 EP 或 ZPP 的增加比男工更显著;在铅的接触水平比较恒定时,血铅浓度 $3.0\mu mol/L$($600\mu g/L$)男工相应的 EP 浓度约为 $5.33\mu mol/L$($3000\mu g/L$)、女工为 $6.25~7.12\mu mol/L$($3500~4000\mu g/L$)。轻度缺铁性贫血、遗传性红细胞生成性原卟啉症也可使 EP 和 ZPP 增高,在评价或诊断时,要加以鉴别。

5.尿 δ-ALA

尿 δ-ALA 排出量增加是铅抑制 ALAD 后,过多 δ-ALA 在组织蓄积的结果,反映了铅对血红素合成的干扰作用,是铅的毒性效应指标之一。铅作业工人血铅>$2.0\mu mol/L$ 时,尿 δ-ALA 即开始增高,两者密切相关,其特异性较尿粪卟啉高,但敏感性低于 EP 及 ZPP;当尿 δ-ALA 为 $63\mu mol/mol\ Cr$($10\mu g/gCr$)时,相应的血铅均数为 $3.0\mu mol/L$。国内外报道的尿 δ-ALA 参考值上限多在 $22.9~45.8\mu mol/L$($3~6\mu g/L$)。

6.其他指标

尿粪卟啉的敏感性和特异性均较差,用作早期诊断不够理想;血 ALAD 则太敏感,不适合用作个体诊断指标,仅宜用于环境评价和上岗前检查指标。国外使用 X 荧光法测定活体骨骼中铅含量来估价体内负荷量,国内尚未开展。此外,神经-肌电图可用以检查铅对周围神经的损害作用;神经行为学测试也可检查铅对中枢神经的影响,但对个体诊断缺乏特异性。

根据我国诊治铅中毒工作的实践经验,仅凭某一单项指标诊断铅中毒往往存在漏诊或误诊可能,故宜几项指标联合应用,取长补短。如开展铅作业工人普查时,可选用血铅或尿铅与血ZPP进行筛检;怀疑铅中毒所致腹绞痛时,可先进行尿粪卟啉半定量测定,并留尿、采血进一步做尿铅和血铅等检查,以协助诊断。需要强调的是,万勿根据某项指标一次检测结果轻易下结论,必须结合接触史、现场调查资料、临床表现和其他实验室检查结果综合分析后,方可做出诊断。

各项实验室指标进行检测时,必须有一套科学、严格的质量保障制度进行控制,以保证检测结果的准确性和可靠性。质量保证应贯穿检测的全过程,从样品选择、采集、运输、保存、预处理、分析测试、实验记录、结果计算和报告等,每个环节都要有质量把关。检测血铅和尿铅时,还应特别注意采样及测试过程的污染问题,应严格按照国家卫生计生委颁布的标准方法和操作规程进行。

五、诊断与鉴别诊断

(一)急性中毒

根据短时间内吸入高浓度铅烟或口服较大剂量铅化合物的接触史,以消化系统损害为主伴有多器官功能障碍的临床表现,以及血铅增高、尿粪卟啉强阳性等实验室检查结果,在排除其他原因引起的类似疾病后,可做出急性或亚急性铅中毒的诊断。对于无职业性铅接触者,尤应仔细询问含铅药物的使用情况,并与急性胃炎、急性胆囊炎、急性肝炎、急性胰腺炎、急性阑尾炎、急性肠梗阻等鉴别。

(二)慢性中毒

慢性铅中毒的诊断应依据职业性铅接触史,现场职业卫生调查情况,以神经、消化、造血系统损害为主的临床表现和实验室检查结果,在排除其他原因引起的类似疾病后做出诊断。

对于有密切铅接触史,血铅≥1.9μmol/L(400μg/L)或尿铅≥0.34μmol/L(70μg/L)或≥0.48μmol/24h(100μg/24h)或诊断性驱铅试验后尿铅≥1.45μmol/L 但<3.86μmol/L,尚无铅中毒的临床表现者,在2002年颁布的《诊断标准》中曾列为"观察对象",给予定期(3～6月)复查,但2015年新修订的国家职业卫生标准已将此级删除,慢性铅中毒只分为如下三级:

1.轻度中毒

血铅≥2.9μmol/L(600μg/L)或尿铅≥0.58μmol/L(120μg/L),且具有下列一项表现者:

(1)红细胞锌原卟啉(ZPP)≥2.91μmol/L(13.0μg/gHb)。

(2)尿δ-氨基-γ-酮戊酸≥61.0μmol/L(8000μg/L)。

(3)有腹部隐痛、腹胀、便秘等症状。

或络合剂驱排后尿铅≥3.86μmol/L(800μg/L)或4.82μmol/24h(1000μg/24h)者。

2.中度中毒

在轻度中毒的基础上,具有下列一项表现者:

(1)腹绞痛。

(2)贫血。

(3)轻度中毒性周围神经病。

3.重度中毒

在中度中毒基础上具有下列一项表现者：

(1)铅麻痹。

(2)中毒性脑病。

慢性铅中毒虽可出现神经、消化和血液系统的临床表现,但轻度中毒者症状和体征可不明显,且缺乏特异性,仅作为诊断参考。对较长时间从事铅作业且近期接触铅浓度较高的工人,一旦出现腹绞痛,应首先考虑铅中毒性腹绞痛可能,并注意与下列疾病的鉴别,如阑尾炎、胆道蛔虫症、胆石症、胃穿孔、肠梗阻、输尿管结石、血卟啉病等。铅引起的贫血应与缺铁性贫血和溶血性贫血相鉴别;铅引起的周围神经病要除外药物性、其他化学物中毒、糖尿病、感染性多发性神经炎等疾病;铅性脑病应与脑炎、脑肿瘤和其他化学物引起的中毒性脑病相鉴别。详细询问职业史,结合临床表现和血铅、尿铅等生物标志物的测定结果有助于明确诊断。

六、治疗

(一)急性中毒

1.中止毒物进一步吸收,并清除毒物

生活性中毒者立即停用含铅化合物的药物,不再饮用含铅容器蒸馏的酒或铅壶盛的酒;一次大量经口服入中毒者,可用1%硫酸钠或硫酸镁溶液洗胃,洗胃后给予50%硫酸镁溶液40mL导泻;职业中毒者应迅速脱离工作现场。

2.对症支持治疗

铅性腹绞痛可静脉注射10%葡萄糖酸钙液10~20mL,也可肌内注射阿托品0.5~1mg。

3.驱铅治疗

可用CaNa$_2$EDTA 1.0g加25%葡萄糖溶液60mL缓慢静脉注射或加5%葡萄糖溶液静脉滴注,每日1次,连用3~4天为一个疗程;对出现急性肾损害患者,应酌情减量。也可用二巯丁二钠1~2g加生理盐水或5%葡萄糖溶液20~40mL缓慢静脉注射,每日1次,连用数天,至急性症状缓解为止。

(二)慢性中毒

慢性铅中毒一旦确诊,即应脱离接触,并进行驱铅治疗。

1.驱铅治疗

中毒患者应使用金属络合剂进行驱铅治疗,如注射CaNa$_2$EDTA、二巯丁二钠或口服二巯丁二酸等,一般用药3天为一个疗程。剂量及间隔期应根据患者临床表现、用药后尿铅排出量等具体情况而定;轻度铅中毒治疗一般不超过3~5个疗程。

2.对症治疗

腹绞痛发作时,可静脉注射葡萄糖酸钙、肌内注射阿托品。

慢性轻度、中度铅中毒治愈后可恢复原工作,重度中毒者必须调离铅作业,并根据病情给予治疗和休息。

七、护理措施

(一)健全各类制度及岗位职责

根据优质护理工作要求,制订工作流程,明确护理人员职责,设组长 3 名,行组长负责制。对各级人员进行质量考核,完善护理人员的工作规范,整体提高护理人员的理论知识和实际操作技能。

(二)入院前准备

接到患者入院通知时,护理人员应及时铺好床铺,同时检查病房内的电视、空调和卫生间设施等,保证病房内设施能够正常使用。

(三)接待入院患者

护理人员热情接待患者,帮助患者提拉行李,领患者至所在病房。向患者介绍医院各项制度;主管医师及责任护理人员;安全注意事项、卫生间使用和呼叫器的使用;住院期间各项检查的意义和注意事项。

(四)正确的标本采集

责任护理人员应使用非金属器皿采集尿标本,并向患者讲解留尿的正确方法,天气热时尿标本应放置在阴凉处,及时送检尿标本,以免影响检测结果。

(五)治疗护理

护理人员应先向患者讲明用药方法和静脉滴注速度的重要性,防止患者自行调速。静脉滴注驱铅药物时避免在患者同一部位或同一条静脉连续穿刺,以免引起静脉炎。初始用药速度不宜过快,应保持每分钟 30 滴。护理人员应密切关注输液情况,避免药液外渗。

(六)饮食护理

嘱患者多进食辅助治疗食物,如大麦、全麦、糙米、燕麦等高纤维素的食物以及蜂蜜、紫菜等。每天应搭配 2~3 种水果及 3~5 种蔬菜,如猕猴桃、刺梨、海带、蒜头、洋葱及豆类等富含维生素 C、果酸、生物黄酮和微量元素的食物,有助于排除患者体内的铅,并在人体内产生天然络合作用。同时,可进食高蛋白、高热量、高纤维素、易消化的食物,多饮牛奶及豆浆。忌食爆米花、皮蛋等含铅量较高的食物,忌饮浓茶和酒。

(七)干预不良行为

患者年龄普遍较轻,容易产生轻视心理,因此可能导致患者在病房内打牌、饮酒、抽烟、作息时间不规律、不按时留取标本或无节制饮食等问题。出现以上现象时,护理人员应提高患者自身的认识,宣讲合理休息、遵循医嘱、服从管理、节制饮食的重要性,并印制健康小手册和宣传板报等供患者学习。引导患者进行一些体育锻炼,如在医院范围内进行乒乓球、散步等。责任护理人员在夜间 11:00 巡视病房,督促患者按时休息。

(八)健康教育

向患者宣讲职业病危害防护知识,从而更好地维护自身合法权益。帮助其了解造成职业病的原因,强调患者在今后的工作中应加倍注重个人防护,如工作完毕彻底洗手、洗澡及更换衣物,尽量避免在工共场所吸烟、饮食等,增强患者自我保健的意识和能力。

（九）心理护理

　　患者会产生不满、焦虑心理，责任护理人员应对患者提出的问题进行耐心解释，多鼓励和安慰患者，缓解患者负面情绪，协助其正确认识职业病，并应争取患者亲属及朋友的配合和支持。对少数产生反抗情绪的患者，全体护理人员都有责任对其进行细致、耐心的疏导，确保患者配合治疗。

第五章　常见慢性病健康管理

第一节　冠状动脉粥样硬化性心脏病

冠状动脉粥样硬化性心脏病是指冠状动脉粥样硬化使血管腔狭窄或阻塞,和(或)因冠状动脉功能改变(痉挛)导致心肌缺血缺氧或坏死而引起的心脏病,统称为冠状动脉性心脏病,简称冠心病。随着人们生活水平的提高,冠心病的发病率越来越高。该病病程长,反复发作,严重影响患者的生活质量。本病发病因素与年龄、遗传、吸烟、饮酒、高脂血症、高血压、糖尿病、肥胖、久坐的生活方式及精神因素等有关。前者包括不稳定性心绞痛、非 ST 段抬高性心肌梗死和 ST 段抬高性心肌梗死;后者包括稳定型心绞痛、冠状动脉正常的心绞痛、无症状性心肌缺血和缺血性心肌病。

一、流行病学

全球每年有 720 万人死于冠状动脉粥样硬化性心脏病,其中 2/3 发生在发展中国家,其死亡人数是发达国家的两倍。冠状动脉粥样硬化性心脏病在欧美发达国家常见,美国约有 700 万人患本病,每年约 50 余万人死于本病,占人口死亡数的 1/3～1/2,占心脏病死亡数的 50%～75%。在我国本病近年来呈增长趋势,在住院心脏病患者本病所占比例不断增加,以我国某地区两所大型综合型医院的资料为例,20 世纪 50 年代为 6.78%,60 年代为 15.71%,70 年代为 26.03%,80 年代为 26.8.0%,90 年代为 39.18%。冠状动脉粥样硬化性心脏病的主要病因是冠状动脉粥样硬化,但动脉粥样硬化的原因尚不完全清楚,可能是多种因素综合作用的结果。认为本病发生的危险因素有:年龄和性别(本病出现症状或致残、致死后果多发生在 40岁以后,各地调查结果显示,冠状动脉粥样硬化性心脏病患者男女性别之间有显著差别,男女比例为(2～5):1,女性出现冠状动脉粥样硬化性心脏病临床表现一般较男性晚 10 年,冠状动脉造影发现有心绞痛症状者,女性只有 60%～70%有狭窄,而男性 90%以上有狭窄,男女的性别差别主要在 50 岁以前,女性在绝经后发病率迅速增加,可能与更年期后失去女性激素的保护有关,家族史(父兄在 55 岁以前,母亲/姐妹在 65 岁前死于心脏病),血脂异常(低密度脂蛋白胆固醇 LDL-C 过高,高密度脂蛋白胆固醇 HDL-C 过低),高血压,糖尿病,吸烟,超重,肥胖,痛风,不运动等。

二、相关检查

（一）普通心电图

大部分冠状动脉粥样硬化性心脏病患者，没有症状发作时的心电图都是正常的或基本正常。所以心电图正常不能排除冠状动脉粥样硬化性心脏病。冠状动脉粥样硬化性心脏病患者出现心绞痛症状时，会发生暂时的 T 波倒置或 ST 段压低（下移）；当症状消失后（经过休息或含化硝酸甘油片），心电图恢复正常。少数情况下发生较严重的缺血（如时间超过 15 分钟），心电图异常可以持续较长时间（数天）。相反，患者没有明显的症状，而心电图长期的异常（多数为 T 波倒置或伴 ST 段压低），多数不是冠状动脉粥样硬化性心脏病，可能为心肌病、高血压性心脏病，也可见于正常人。

（二）平板运动试验（心电图运动试验）

诊断冠状动脉粥样硬化性心脏病的准确率为 70％左右。运动试验有一定风险，有严格的适应证和禁忌证。如急性心肌梗死、不稳定性心绞痛、没有控制的高血压、心力衰竭、急性心肺疾病等属于运动试验的绝对禁忌证。

（三）心肌核素灌注扫描（核医学）

诊断冠状动脉粥样硬化性心脏病（心绞痛）的准确率也是 70％。但确诊心肌梗死的准确率接近 100％

（四）冠状动脉 CTA

诊断冠状动脉粥样硬化性心脏病的准确性达 90％以上，可以检测出其他检查无法发现的早期动脉硬化。

（五）动态心电图（Holter）

1.记录各种心律失常。

2.十二导联 Holter：记录无痛性心肌缺血；比较胸痛时有无 S-T 段压低，以明确胸痛的性质。

3.胸痛时伴 S-T 段抬高，有助于确诊冠状动脉痉挛（变异型心绞痛）。

（六）超声心动图

是诊断心脏疾病极其有价值的一项检查。

1.确诊或排除多种器质性心脏病（先天性心脏病、风湿性心脏病、心肌病）。

2.冠状动脉粥样硬化性心脏病心绞痛：绝大多数患者超声心动图是正常的。

3.急性心肌梗死、陈旧性心肌梗死：有明确的室壁运动异常，超声心动图可以确诊这两类疾病。

三、治疗

（一）口服药物治疗

硝酸酯类，如硝酸甘油、异山梨酯、单硝酸异山梨酯缓释片、单硝酸异山梨酯；他汀类降血脂药,如阿托伐他汀钙片、辛伐他汀片、洛伐他丁,可延缓或阻止动脉硬化进展;抗血小板制药,阿司匹林 100～300mg/d,终身服用,过敏时可服用盐酸噻氯匹定片或波立维;β受体阻滞药,常用的有美托洛尔、阿替乐尔、比索洛尔;钙通道阻滞药,冠状动脉痉挛的患者首选,如地尔硫草,硝苯地平。

(二)溶栓治疗

在冠状动脉粥样硬化基础上,血栓的急性形成引起血管栓的急性闭塞,导致冠状动脉的血流中断是 AMI 的病理基础。溶栓治疗是通过静脉滴注尿激酶、双链酶等溶解血栓药物,达到开通血管、恢复心肌血流灌注的目的。这种疗法适用于发病后 12 小时内到达医院的患者,以 6 小时内为佳,其成功率达 75% 左右。虽然近年来急性 ST 段抬高性心肌梗死(STEMI)急性期行直接 PCI 已成为首选方法,但由于能开展直接 PCI 的医院不多,当前尚难以普遍应用。溶栓治疗具有快速、简便、经济、易操作的特点,特别当因各种原因使就诊至血管开通时间延长致获益降低时,静脉溶栓仍然是较好的选择。新型溶栓药物的研发提高了血管开通率和安全性。应积极推进规范的溶栓治疗,以提高再灌注治疗成功率。不具备 PCI 条件且不能在 90 分钟内完成转运的医院,应立刻进行溶栓治疗(Ⅰ级推荐,A 级证据)。对怀疑心肌梗死的患者,不管是否接受直接 PCI,建议院前使用抗栓治疗,包括强化抗血小板药物(水溶性阿司匹林150～300mg,氯吡格雷300mg)和抗凝药物(普通肝素或低分子肝素)(Ⅰ级推荐,C 级证据)。对计划进行冠状动脉旁路移植术者,不用抗血小板药物。建立急诊科与心血管专科的密切协作,配备 24 小时待命的急诊 PCI 团队,力争在 STEMI 患者到达医院 10 分钟内完成首份心电图,30 分钟内开始溶栓治疗,90 分钟内完成经皮腔内球囊扩张(即从就诊至经皮腔内球囊扩张时间<90 分钟)。通过与接收医院进行密切配合,形成住院前和院内紧密衔接的绿色通道;提前电话通知或经远程无线传输系统将 12 导联心电图传输到医院内,提前启动 STEMI 治疗措施。

(三)介入治疗

自 1977 年世界上第一例经皮腔内冠状动脉成形术(PTCA)之后,开创了介入心脏病学的新纪元,之后,以 PTCA 为基础的冠状动脉粥样硬化性心脏病介入治疗技术迅速发展,新的介入手段不断应用于临床。介入治疗不是外科手术而是一种心脏导管技术,具体来讲是通过大腿根部的股动脉或手腕上的桡动脉,经过血管穿刺把支架或其他器械放入冠状动脉里面。达到解除冠状动脉狭窄、恢复冠状动脉血流的目的。介入治疗的创伤小,效果确切,风险小(<1%)。最常用的是经皮腔内冠状动脉成形术和支架植入术。

支架分为金属裸支架和药物洗脱支架。金属支架多为合成金属材料,具有支撑回缩血管的作用,挤压血栓和贴附血管内膜,降低血管急性闭塞,有容易发生再狭窄的风险(15%～35%)。药物涂层支架,被称为冠状动脉粥样硬化性心脏病介入治疗学上的又一次革命。其原理是在裸金属支架表面涂上微量药物,这些药物在血管壁组织中慢慢释放,阻止重新阻塞动脉的瘢痕组织生成,进一步降低了支架内再狭窄发生率,一般人群再狭窄率 3%,糖尿病/复杂病变约为 10%,其效果可与冠状动脉旁路移植手术相媲美。

存在以下症状就应考虑冠状动脉介入治疗:

1.心绞痛经积极药物治疗后,病情仍不能稳定。

2.虽然心绞痛症状较轻,但心肌缺血的客观证据明确,狭窄病变显著。

3.介入治疗或冠状动脉旁路移植术后心绞痛复发,冠状动脉管腔再狭窄。

4.急性心肌梗死12小时以内。

支架植入术只是针对冠状动脉狭窄最严重的地方采取措施,手术并不能从根本上抑制动脉粥样硬化进展,支架植入术后仍需对危险因素加强控制,如高血压、高血脂、糖尿病、吸烟、肥胖等。患者需要遵医嘱坚持服药、定期随访、饮食、运动及良好心态地调整。术后患者应遵医嘱服用抗血小板药物,以防止支架内血栓形成。常规服药包括:①阿司匹林100～300mg、1次/天,1个月后改为100mg,1次/天,长期经口;②氯吡格雷75mg(波立维、硫酸氢氯吡格雷),1次/天,经口1年以上。服抗栓药物期间要定期复查血常规、血小板及肝肾功能,减少或防止药物不良反应的发生。另外服药需个体化,如冠状动脉左主干、慢性闭塞、复杂病变、急性冠状动脉综合征、多支严重病变者需适当增加氯吡格雷用量由每日75mg增加至150mg1次/天,持续1～2周后改为75mg,1次/天;对80岁以上和非出血性胃部病变的患者PCI术后服用抗栓药物的维持剂量为:氯吡格雷75mg/d,阿司匹林100～200mg/d;对于因血管病变需植入普通裸金属支架的患者,其氯吡格雷75mg/d经口时间在1个月以上;个别患者需较强的抗栓治疗,需加服西洛他唑50～100mg,2次/天,经口半年至1年有出血性胃部病变病史者PCI术后服用氯吡格雷维持量75mg/d,如不能应用阿司匹林,可联合使用西洛他唑50～100mg,2次/天,同时应用胃黏膜保护剂;心脏瓣膜置换术后患者可继续服华法林,维持国际标准化比值(INR)1.8～2.5。无论哪一类患者因故需提前停药或减药,一定要电话咨询相关医师,切勿仅听取非心内科医师或非介入医师意见或自行停药,以免发生不良后果。一旦术后发生心绞痛,应及时返回原介入治疗医院就诊,如在其他医院就诊应告知冠状动脉支架植入术的情况,以便外院医师及时判定是否发生了支架内血栓,并相应给予及时处理。

随着冠状动脉介入技术的发展,急诊PCI是治疗急性心肌梗死的一种重要的方法。在一些大型综合医院均设有急诊PCI绿色通道,急诊PCI能使梗死相关血管很快再通,且再通率高,残余狭窄轻,是迅速挽救濒死心肌的直接治疗方法,能更有效地改善心肌梗死后的心脏功能,缩短住院时间、降低住院期间的病死率,特别是有溶栓禁忌证及心源性休克的患者将获益更大。

(四)手术治疗

冠状动脉旁路移植术(主动脉-冠状动脉旁路移植手术)是从患者自身部位取一段血管,然后将其分别接在狭窄或堵塞了的冠状动脉的两端,使血流可以通过"桥"绕道而行,从而使缺血的心肌得到氧供,而缓解心肌缺血的症状。这一手术属心脏外科手术,创伤较大,但疗效确切。主要用于不适合支架术的严重冠状动脉粥样硬化性心脏病患者(左主干病变,慢性闭塞性病变,糖尿病、多支血管病变)。

冠状动脉旁路移植术后护理措施如下。

1.冠状动脉旁路移植术的患者的早期血细胞比容保持30%左右,不宜太高,由于旁路移植血管早期水肿,血液黏稠度不宜过高。

2.早期注意高血压情况,血压过高会增加心脏的后负荷,适当应用扩血管药物。血压:术后 30～60 分钟测 1 次。平均动脉压应保持在 70～80mmHg。如果血压过低影响脑、肾血流量和移植血管的通畅。血压过高可引起出血、吻合口破裂。

3.术后早期可适当用硝酸甘油,防止冠状动脉血管痉挛,改善血供。

4.凡心脏病患者在应用主动脉内球囊反搏机时,延长舒张期,使冠状动脉血管得到足够的血供和氧供,应密切观察术侧下肢血供。

5.鼓励患者早期活动。冠状动脉粥样硬化性心脏病的患者的血液黏滞度高,易发生深静脉栓塞。可轮流抬高下肢,有利于静脉回流。用弹力绷带扎紧术侧肢体,减少下肢水肿。制订肺部锻炼计划,每 2 小时翻身、拍背 1 次。每小时鼓励患者有效咳嗽、做深呼吸各 10 次。咳嗽时压住胸部伤口,以减轻患者疼痛。制订个体详细的训练计划:轮流抬高、活动下肢,促进静脉回流,预防深静脉栓塞。鼓励患者早期活动。一般术后第 1 天可床上坐位,术后第 2 天即可坐于床边活动下肢。第 3 天可下床活动,活动时心率 60～90/min,血氧饱和度为 96%～99%。坐位时要抬高取血管的肢体。活动要注意循序渐进。

6.少量饮用果酒类有助于降低血脂,减慢粥样硬化斑块形成,但是酒精类可导致血压升高等不良反应,因此应尽量减少饮酒量,不建议为了"预防粥样硬化"而饮酒。吸烟是冠状动脉粥样硬化性心脏病的病因之一,手术后应戒烟,保持口腔卫生。术后给予高蛋白、高维生素、高纤维素饮食。保持排便通畅。教育患者不可用力排便。指导患者坚持低盐、低糖、低脂饮食,戒烟酒。

7.手术不可能解决所有的病变血管,仍需要规律服用抗冠状动脉粥样硬化性心脏病药物。冠状动脉扩张药物(异山梨酯、单硝酸异山梨酯)等仍需继续定期服用,在术后 6 个月左右可酌情减量。为防止并延缓血管桥的阻塞,患者需终身服用小剂量肠溶阿司匹林抗凝。

(五)其他治疗

运动锻炼疗法,谨慎安排进度适宜的运动锻炼有助于促进侧支循环的发展,提高体力活动的耐受量而改善症状。

(六)冠状动脉粥样硬化性心脏病二级预防的 ABCDE

二级预防,指在有明确冠状动脉粥样硬化性心脏病的患者(包括支架植入术后和冠状动脉旁路移植入后),进行药物和非药物干预,来延缓或阻止动脉硬化的进展。药物治疗总结为 A、B、C、D、E 台 5 方面。

A:血管紧张素转换酶抑制药(ACEI)与阿司匹林。

B:β受体阻滞药与控制血压。

C:戒烟与降胆固醇。

D:合理饮食与控制糖尿病。

E:运动与教育。

阿司匹林的作用是抗血小板聚集。服用阿司匹林的患者,心血管疾病发生率和病死率均显著下降。痛风患者不宜使用阿司匹林,因阿司匹林会抑制尿酸排泄。对痛风患者和其他各种原因确实不能耐受阿司匹林者,改为波立维 75mg1 次/天。阿司匹林 75~150mg/d 用于冠状动脉粥样硬化性心脏病二级预防;对急性心肌梗死、急性缺血性脑卒中和不稳定心绞痛急性发作期,可把剂量增至 150~300mg/d。

四、健康管理

(一)个体健康管理方案

为改善冠心病患者的长期预后,除了在急性期积极治疗,平时的健康管理尤为重要,即冠心病的二级预防。冠心病的二级预防可减少动脉粥样硬化的危险因素,延缓和逆转冠状动脉病变的进展,防治斑块不稳定等所致的急性冠脉事件,从而大大降低心血管疾病致残率和病死率。管理措施如下:

1.戒烟

吸烟包括被动吸烟可导致冠状动脉痉挛,降低 β 受体阻断药的抗缺血作用,成倍增加心肌梗死后的病死率,戒烟 1 年能降低再梗死率和病死率。

2.运动和控制体重

患者出院前应作运动耐量评估,并制定个体化体力运动方案。对于所有病情稳定的患者,建议每日进行 30~60 分钟中等强度的有氧运动(例如快跑行走等),每周至少坚持 5 天,通过控制饮食与增加运动将体重指数控制于 24kg/m² 以下。这里要注意的是,运动训练要注意个体化和循序渐进,从轻度运动开始,逐渐加大运动量,绝不能勉强,如过运动后感觉头晕、心悸、气促、虚弱等,说明运动量过大,应减量或暂停运动,以避免过度劳累而诱发心绞痛、心律失常,甚至引起猝死。运动时应随身携带硝酸甘油制剂或冠心病保健盒,以备急用和防意外发生。不稳定型心绞痛、严重心力衰竭和心律失常型冠心病及急性心梗后的高危患者,病情尚未控制到理想水平时暂时不宜进行运动,待病情稳定后,必须在医护人员的指导下从低运动量开始运动。

3.控制血压

对于一般患者,应将其血压控制于 140/90mmHg,合并慢性肾性病者应将血压控制于<130/80mmHg。因血压水平过高或过低均可对冠心病预后产生不利影响,因此在保证血压(特别是收缩压)达标的前提下,需避免患者舒张压水平<60mmHg。治疗性生活方式改善应被视为降压治疗的基石。经过有效改善生活方式后若血压仍未能达到目标值以下,则应及时启动降压药物治疗,此类患者宜首选 β 受体阻断药和(或)ACEI 治疗,必要时可考虑应用小剂量噻嗪类利尿等药物。调脂治疗,所有患者无论血脂水平如何,若无禁忌证或不能耐受均应坚持使用他汀类药物,将低密度脂蛋白胆固醇控制在<2.60mmol/L(100mg/dL),并可考虑达到更低的目标值[<2.08mmol/L(80mg/dL)]。若应用较大剂量他汀类治疗后其 LDL-C 不能达标或胆固醇水平已达标,但甘油三酯增高,可考虑联合应用其他种类调脂药物(胆固醇吸收抑制剂、烟酸或贝特类药物)。血糖管理,对所有患者均应常规检测空腹和餐后血糖。对于确诊

糖尿病的患者,在积极控制饮食并改善生活方式的同时,可考虑应用降糖药物治疗,糖化血红蛋白控制在7%以下,但一般状况较差、糖尿病病史较长、年龄较大时,宜将糖化血红蛋白控制在7%~8%。

4.心理指导

冠心病患者的心理反应是极其复杂的,焦虑、抑郁、急躁、恐惧和失望是最常见的心理障碍,这些心理障碍可使体内儿茶酚胺释放增多、心率加快、心脏负担加重,诱发和加重病情,从而直接影响疾病的发生,发展和预后。因此,对冠心病患者实施心理指导具有重要意义,主要措施包括:①建立紧密的理解和沟通,了解其心理问题,采取疏导、支持、安慰、帮助、鼓励等措施,引导患者以积极的态度和良好的情绪对待疾病,树立战胜疾病的勇气和信心。②采用缓解负性情绪的方法和措施,包括放松训练和音乐疗法等。③进行心理行为治疗。④建立良好的家庭环境,给患者提供心理支持。对冠心病患者的心理支持就是要让其更多了解心理健康对疾病的重要性,加强自我的心理调节能力。

(二)社区健康管理方案

冠心病管理团队的主要成员应包括:执业医师、高血压教员(教育护士)、营养师、运动康复师、患者及其家属。必要时还可增加心血管、血管外科和心理学医师。逐步建立定期随访和评估系统,以确保所有患者都能进行咨询并得到及时的正确指导。建立宣讲组织,定期举行健康教育讲座。

教育内容涵盖冠心病高危人群的预防教育与冠心病患者的健康管理教育,包括①冠心病的流行病学;②冠心病的危害;③冠心病的病因及危险因素;④冠心病紧急求救、发病进程及危害;⑤冠心病的日常预防;⑥冠心病的排查与诊断;⑦个体化的治疗目标、个体化的生活方式干预措施和饮食计划、规律运动和运动处方等。

定期随访,专职人员借助各种渠道,例如电话、网络等对冠心病患者进行随访。了解患者病情变化,及时纠正和干预患者不良行为。

第二节　肥胖症

一、概念、发病机理、流行病学与危险因素

(一)概念与发病机理

肥胖症指体内脂肪堆积过多和(或)分布异常、体重增加,是遗传因素、环境因素等多种因素相互作用所引起的慢性代谢性疾病。超重和肥胖症在全球流行,已成为严峻的公共卫生危机之一。

肥胖症有家族聚集倾向,但遗传基础未明,也不能排除共同饮食、活动习惯的影响。某些人类肥胖症以遗传因素在发病上占主要地位,如一些经典的遗传综合征,Laurence-Moon-

Biedl 综合征和 Prader-Willi 综合征等,均有肥胖。近来又发现了数种单基因突变引起的人类肥胖症,分别是瘦素基因(OB)、瘦素受体基因、阿片-促黑素细胞皮质素原(POMC)基因、激素原转换酶-1(PC-1)基因、黑皮素受体 4(MC4R)基因和过氧化物酶体增殖物激活受体 γ 基因突变肥胖症。但上述单基因突变肥胖症极为罕见,绝大多数人类肥胖症是复杂的多基因系统与环境因素综合作用的结果。

遗传和环境因素如何引起脂肪积聚尚未明确,较为普遍接受的是"节俭基因假说"。节俭基因指参与"节俭"的各个基因的基因型组合,它使人类在食物短缺的情况下能有效利用食物能源而生存下来,但在食物供应极为丰富的社会环境下却引起(腹型)肥胖和胰岛素抵抗。潜在的节俭基因(腹型肥胖易感基因)包括 β_3-肾上腺素能受体基因、激素敏感性脂酶基因、PPAR-γ 基因、PC-1 基因、胰岛素受体底物-1(IRS-1)基因、糖原合成酶基因等,这些基因异常原因尚不明确。

(二)流行病学

2010 年国际肥胖症研究协会报告显示,全球超重者近 10 亿,肥胖症患者 4.75 亿,每年至少有 260 万人死于肥胖及其相关疾病,在西方国家成年人中,约有半数人超重和肥胖。我国肥胖症患病率也迅速上升,《2010 年国民体质监测公报》显示,我国成人超重率为 32.1%,肥胖率为 9.9%。《柳叶刀》发表了全球成年人体重调查报告,科学家在历时 40 年对 1920 万受调查成年人的体质指数(BMI)进行趋势调研后发现,目前世界上胖子的数量已经超过了瘦子,而中国的肥胖人口超过美国列首位。肥胖症作为代谢综合征的主要组分之一,与多种疾病如 2 型糖尿病、血脂异常、高血压、冠心病、卒中、肿瘤等密切相关。肥胖症及其相关疾病可损害患者身心健康,降低生活质量、缩短预期寿命。肥胖也可作为某些疾病的临床表现之一,称为继发性肥胖症,约占肥胖症的 1%。

(三)危险因素

1.不良饮食习惯

进食过量,摄入高蛋白质、高脂肪、高碳水化合物食物过多,能量的总摄入超过能量消耗。此外,经常性的暴饮暴食、夜间加餐、喜食零食,也是发生肥胖的重要原因。

2.不良生活习惯

长期久坐,缺乏运动,能量消耗不足,导致体内的脂肪堆积,体重增加,是引起肥胖病的重要风险因素之一。

3.遗传因素

有研究认为,双亲中一方为肥胖,其子女肥胖率约为 50%;双亲中双方均为肥胖,其子女肥胖率上升至 80%。

4.饮酒

饮酒量会增加患肥胖病的风险,男性酗酒增加肥胖病风险高于女性。

5.吸烟

肥胖病患者的吸烟率高于无肥胖病患者,且吸烟次数与肥胖发生呈正相关。

二、风险评估与预测

依据《美国临床内分泌学会肥胖诊断实践框架》对肥胖进行风险预测与管理,见表 5-1。

表 5-1　肥胖及其并发症的预测与管理

诊断			复杂-特殊性阶段与治疗	
人体测量指标 BMI(kg/m²)	临床伴随疾病	疾病阶段	慢性病预防阶段	建议治疗方案
<25 或<23(在某些种族中)	评估与肥胖相关的并发症及严重并发症存在与否:	正常体重(没有肥胖)	一级预防	健康生活方式:健康的饮食计划或体育活动
25~29.9 或 23~24.9(在某些种族中)	代谢综合征 糖尿病前期 2 型糖尿病 血脂异常 高血压 心血管疾病 非酒精性脂肪肝 多囊卵巢综合征	超重阶段 0 级(没有并发症)	二级预防	生活方式治疗: 减少卡路里的健康饮食计划或适当的体育锻炼或改变习惯
≥30 或≥25(在某些种族中)		肥胖阶段 0 级(没有并发症)	二级预防	①生活方式治疗:减少卡路里的健康饮食计划或适当的体育锻炼或改变习惯; ②减肥药物治疗:如果生活方式治疗失败,体重继续上升(BMI≥27)
≥25 或≥23(在某些种族中)	女性不孕 男性性腺机能减退 阻塞性睡眠呼吸暂停综合征 哮喘/活性呼吸道疾病 骨关节炎 尿道压力,尿失禁 胃食管反流性疾病 抑郁	肥胖阶段 1 级(一种或以上的并发症)	三级预防	①生活方式治疗:减少卡路里的健康饮食计划或适当的体育锻炼或改变习惯; ②减肥药物治疗:如果生活方式治疗未达到预期或者与生活方式治疗同时进行(BMI≥27)
≥25 或≥23(在某些种族中)		肥胖阶段 2 级(至少一种严重并发症)	三级预防	①生活方式治疗:减少卡路里的健康饮食计划或适当的体育锻炼或改变习惯; ②增加减肥药物治疗:与生活方式治疗同时进行(BMI≥27) ③考虑进行减重手术(BMI≥35)

a 肥胖超重/肥胖的诊断阶段;0 级、1 级、2 级和肥胖是动态变化的;b 肥胖病的每个阶段评价标准;0 级:没有并发症,1 级=轻度至中度,2 级=严重期

三、临床表现、诊断与治疗

(一)临床表现

肥胖症可见于任何年龄,女性较多见。多有进食过多和(或)运动不足病史。常有肥胖家

族史。轻度肥胖症多无症状。中重度肥胖症可引起呼吸急促、关节痛、肌肉酸痛、体力活动减少以及焦虑、忧郁等。临床上肥胖症、血脂异常、脂肪肝、高血压、冠心病、糖耐量异常或糖尿病等疾病常同时发生。肥胖症还可伴随或并发睡眠中阻塞型呼吸暂停、胆囊疾病、高尿酸血症、骨关节病、静脉血栓、生育功能受损(女性出现多囊卵巢综合征)以及某些癌肿(女性乳腺癌、子宫内膜癌、男性前列腺癌、结肠和直肠癌等)发病率增高等,且麻醉或手术并发症增多。肥胖参与上述疾病的发病,至少是其诱因和危险因素或与上述疾病有共同的发病基础。肥胖症及其一系列慢性伴随病、并发症严重影响患者健康、正常生活及工作能力和寿命。

(二)诊断

根据所测指标与危险因素和病死率的相关程度,并参照人群统计数据而建议设定,目前国内外诊断标准尚未统一。《中国成人超重和肥胖症预防控制指南》以:BMI$\geqslant$24kg/m^2 为超重,BMI$\geqslant$28kg/m^2 为肥胖;男性腰围$\geqslant$85cm 和女性腰围$\geqslant$80cm 为腹型肥胖。2010 年中华医学会糖尿病学分会建议代谢综合征中肥胖的标准定义为 BMI$\geqslant$25kg/m^2。应注意肥胖症并非单纯体重增加,若体重增加是肌肉发达,则不应认为肥胖;反之,某些个体虽然体重在正常范围,但存在高胰岛素血症和胰岛素抵抗,有易患 2 型糖尿病、血脂异常和冠心病的倾向,因此应全面衡量。用 CT 或 MRI 扫描腹部第 4～5 腰椎间水平面计算内脏脂肪面积时,以腹内脂肪面积$\geqslant$100cm^2 作为判断腹内脂肪增多的切点。

(三)治疗

药物减肥的适应证为:①食欲旺盛,餐前饥饿难忍,每餐进食量较多;②合并高血糖、高血压、血脂异常和脂肪肝;③合并负重关节疼痛;④肥胖引起呼吸困难或有睡眠中阻塞性呼吸暂停综合征;⑤BMI 达 24kg/m^2 且有上述并发症情况或 BMI 达 28kg/m^2 而不论是否有并发症,经过 3～6 个月单纯控制饮食和增加活动量处理仍不能减重 5%,甚至体重仍有上升趋势者,可考虑用药物辅助治疗。常用减肥药物分为如下几大类:

1.非中枢性作用减肥药

奥利司他是胃肠道胰脂肪酶、胃脂肪酶的抑制剂,减慢胃肠道中食物脂肪水解过程,减少对脂肪的吸收,促进能量负平衡从而达到减重效果。治疗早期有轻度消化系统不良反应如肠胃胀气、大便次数增多和脂肪便等,需关注是否影响脂溶性维生素吸收等,已有引起严重肝损害的报道。本药尚需长期追踪及临床评估。

2.中枢性作用减肥药

主要通过下丘脑调节摄食的神经递质如儿茶酚胺,如氟西汀。可引起不同程度口干、失眠、乏力、便秘、月经紊乱、心率增快和血压增高等不良反应。老年人及糖尿病患者慎用。高血压、冠心病、充血性心力衰竭、心律不齐或卒中患者禁用。西布曲明兼有拟儿茶酚胺和拟血清素作用,因增加心血管疾病风险而撤市。

3.兼有减肥作用的降糖药物

二甲双胍促进组织摄取葡萄糖和增加胰岛素的敏感性,有一定的减重作用,但尚未获批用于肥胖症的治疗,但对伴有糖尿病和多囊卵巢综合征的患者有效。

下列情况不宜应用减肥药物:①儿童;②孕妇、乳母;③对该类药物有不良反应者;④正在服用其他选择性血清素再摄取抑制剂。

四、健康管理

(一)改善不良生活方式,保持理想体重,适当运动,改变饮食结构以减少热量摄入,不吸烟和适度减少饮酒。

《中国居民膳食指南》对我国居民的日常饮食、运动等生活方式给出了推荐意见:膳食的选择首先应选含糖低和中的食物。减少烹调油用量(<25~30g/d),少吃盐(<6g/d)。饮酒适量,指南建议饮酒量男性<25g/d,女性<15g/d。指南鼓励人们天天运动。对运动量作了具体推荐,成人每天保持6000步的运动量(6km/h,能量消耗增加2倍)。并以千步为尺度量每天的活动量,中等速度走1000步,大约需要10分钟的活动量为基本单位,各种活动都可以换算为1000步的活动量或能量消耗,不同活动完成相当1000步活动量的时间不同,分别相当于骑自行车7分钟、拖地8分钟、太极拳8分钟。有氧耐力运动主要包括步行、慢跑、骑自行车、游泳等。

(二)对于肥胖者,单纯生活方式干预难以逆转者,遵医嘱选择药物治疗

食欲抑制药:某些精神兴奋药可刺激大脑皮质的内侧核,使食欲下降,如每日早、中饭前30分钟口服苯丙胺10mg或3次/天口服三氟甲基间苯乙基胺,每次20mg,以后逐渐增至100~120mg/d。但这些药物易引起失眠、紧张等不良反应,应与镇静药合用。代谢亢进药:甲状腺制剂可提高脂肪细胞中线粒体内甘油磷酸氧化酶的活性,促进氧化率增强及蛋白质分解而减轻体重,经口2~3次/天,每次0.06g或用三碘甲状腺原氨酸20mg,3次/天。这些药物有心悸、易激动、失眠等不良反应,对伴有心脏疾病者须慎用,且停药后患者体重易回升,因此其效果不能令人满意。

第三节　糖尿病

糖尿病(DM)是由于多种病因引起的胰岛素分泌缺陷和(或)作用缺陷所致的以慢性高血糖为特征的代谢病群,同时伴有脂肪、蛋白质、水、电解质等代谢紊乱。目前全球已有1.5亿以上的糖尿病患者,我国的糖尿病患者已越9000万,患病率居世界第1位,尤其是2型糖尿病发病率明显升高,且正趋向低龄化。

一、糖尿病分型

(一)1型糖尿病
是指由于胰岛B细胞破坏导致的胰岛素分泌绝对不足,分为免疫介导性和特发性。

(二)2型糖尿病
由于胰岛素分泌相对不足和胰岛素抵抗引起。

(三)其他特殊类型糖尿病
指病因已明确的和各种继发性的糖尿病。

（四）妊娠期糖尿病

指妊娠过程中初次发现的糖尿病。一般在妊娠后期发生,分娩后大部分可恢复正常。

二、病因

（一）遗传因素

不论是 1 型还是 2 型糖尿病,目前认为均与遗传因素有关,有家族性。1 型糖尿病与某些特殊 HLA 类型有关。2 型糖尿病具有更强的遗传倾向,目前一致认为是多基因疾病。

（二）病毒感染

病毒感染是最重要的因素之一,病毒感染可直接损伤胰岛组织引起糖尿病,也可损伤胰岛组织后,诱发自身免疫反应,进一步损伤胰岛组织引起糖尿病。与 1 型糖尿病发病有关的病毒有脑炎、心肌炎病毒,腮腺炎病毒,风疹病毒,柯萨奇 B4 病毒,巨细胞病毒等。

（三）自身免疫

细胞免疫和体液免疫在 1 型糖尿病发病中起重要作用。目前发现 80% 新发病的 1 型糖尿病患者循环血液中有多种胰岛细胞自身抗体。

三、临床表现

（一）典型症状

出现糖、蛋白质、脂肪代谢紊乱综合征,以"三多一少"(多饮、多食、多尿和体重减少)为其特征性表现。

1.多尿、多饮

由于血糖升高引起渗透性利尿作用,患者 1 天尿量常在 3L 以上,继而因口渴而多饮。

2.多食

因失糖、糖分未能充分利用,机体能量缺乏,食欲常亢进,易有饥饿感。

3.体重下降

由于机体不能利用葡萄糖,蛋白质和脂肪消耗增加,引起体重减轻、消瘦、疲乏。

4.其他症状

有四肢酸痛无力、麻木、腰痛、性欲减退、阳痿不育、月经失调、外阴瘙痒、精神萎靡等。

（二）体征

应评估患者的精神神志、体重、面色、心率、心律、呼吸的变化,并注意观察视力有无减弱、有无水肿和高血压、足部有无感染或溃疡、有无肢端感觉异常、肌张力及肌力有无减弱等。

（三）急性并发症

1.糖尿病酮症酸中毒(DKA)

是指在各种诱因影响下胰岛素严重不足,引起糖、脂肪、蛋白质及水、电解质和酸碱平衡失调,以高血糖、高血酮和代谢性酸中毒为主要表现的临床综合征。①常见诱因:感染、胰岛素治疗中断或不适当减量、饮食不当、创伤、手术、妊娠和分娩,有时亦可无明显诱因。②临床表现:早期仅有烦渴多饮、多尿、疲乏等糖尿病症状加重;失代偿期病情迅速恶化,极度口渴、多尿,食欲减退、恶心、呕吐,常伴头痛、烦躁、嗜睡、呼吸深大(Kussmaul 呼吸)、部分患者呼气中有烂苹果味;后期出现严重失水、少尿、脉细速、血压下降、四肢厥冷、休克等,心、肾功能不全的表现;晚期各种反射迟钝甚至消失,甚至昏迷。③实验室检查:尿糖、尿酮体强阳性,血糖多在 16.7～33.3mmol/L,血酮体多在 4.8mmol/L 以上,CO_2 结合力降低等。

2.高渗性非酮症糖尿病昏迷(HNC)

简称高渗性昏迷,是因高血糖引起的以血浆渗透压增高、严重脱水和进行性意识障碍为主要表现的临床综合征。多见于老年人,好发年龄 50～70 岁,约 2/3 患者无糖尿病史或仅有轻度症状。本病病情重,病死率高。①常见诱因:感染、创伤、手术、脑卒中、脱水、摄入高糖以及应用某些药物如糖皮质激素、噻嗪类利尿药等。②临床表现:起病缓慢,症状逐渐加重。常先有多尿、多饮,随着脱水逐渐加重,出现神经精神症状,如嗜睡、幻觉、定向障碍、一过性偏瘫、癫痫样抽搐等。③实验室检查:尿糖强阳性,但无酮症。血糖常在 33.3mmol/L 以上,血钠升高可在 155mmol/L 以上,血浆渗透压显著增高,常在 350mmol/L 以上。

3.感染

糖尿病患者常反复发生疖、痈等皮肤化脓性感染,严重时可致败血症或脓毒败血症。皮肤真菌感染如足癣、甲癣、体癣也常见,女性还可合并真菌性阴道炎和巴氏腺炎。尿路感染尤其多见于女性,反复发作,可转为慢性。合并肺结核的发生率也较高,且病情严重。

(四)慢性并发症

1.大血管病变

糖尿病患者群中动脉粥样硬化患病率高,年龄轻,进展快。主要侵犯主动脉、冠状动脉、脑动脉、肾动脉和肢体动脉,引起冠心病、缺血性或出血性脑血管病、肾动脉和肢体动脉硬化等。心脑血管疾病是目前糖尿病的主要死亡原因之一。

2.微血管病变

微血管病变是糖尿病的特征性病变。糖尿病微血管病变主要累及视网膜、肾、神经和心肌组织,尤以肾病和视网膜病最为重要。糖尿病肾病临床表现为蛋白尿、水肿、高血压、肾衰竭,是 1 型糖尿病的主要死因。糖尿病视网膜病变可引起失明。

3.神经病变

主要累及周围神经,通常为对称性,由远至近缓慢进展,下肢较上肢重。表现为肢端感觉障碍呈手套袜子型分布,伴麻木、烧灼、针刺感等,随后有肢体疼痛,呈隐痛、刺痛等,后期累及运动神经,可引起弛缓性瘫痪和肌萎缩,以四肢远端明显。自主神经病变也较常见,表现为瞳孔改变,排汗异常,体位性低血压、心动过速、便秘、腹泻以及尿潴留、尿失禁、阳痿等。

4.眼部病变

除视网膜微血管病变外,糖尿病还可引起白内障、青光眼、屈光改变、虹膜睫状体病变、黄斑病等,导致视力减退、失明。

5.糖尿病足

指由于糖尿病患者下肢远端神经异常和不同程度的周围血管病变,引起足部感染、溃疡和(或)深层组织破坏,是糖尿病患者截肢致残的主要原因。

四、实验室检查

(一)尿糖测定

尿糖阳性为诊断糖尿病的重要线索。24小时尿糖定量,可作为判断疗效指标和调整降糖药物剂量的参考。但尿糖阴性不能排除糖尿病的可能。

(二)血糖测定

血糖升高是诊断糖尿病的重要依据,也是监测糖尿病病情变化和治疗效果的主要指标。有糖尿病症状且随机血糖≥11.1mmol/L(200mg/dL)或空腹血糖≥7.0mmol/L(126mg/dL),即可诊断糖尿病。

(三)葡萄糖耐量试验(OGTT)

血糖高于正常范围又未达到糖尿病上述诊断标准时,需进行OGTT试验。在OGTT试验中2小时血糖<7.7mmol/L为正常糖耐量;7.8～11.0mmol/L为糖耐量减低;≥11.1mmol/L(200mg/dL),即可诊断糖尿病。

(四)糖化血红蛋白 A_1(GHB A1)和糖化血浆白蛋白(FA)的测定

糖化血红蛋白 A_1(GHB A1)和糖化血浆白蛋白(FA)的测定作为糖尿病控制的监测指标之一,不作为诊断依据。糖化血红蛋白 A_1(GHB A1)测定可反映抽血前8～12周的血糖状况,糖化血浆清蛋白测定可反映糖尿病患者近2～3周血糖总的水平。

(五)血浆胰岛素和C-肽测定

有助于评价胰岛B细胞的储备功能,并指导治疗。

(六)其他

病情未控制的糖尿病患者,可有三酰甘油升高、胆固醇升高、高密度脂蛋白胆固醇降低。

五、治疗

目前临床应用的口服降糖药主要有六大类,即磺脲类、双胍类、噻唑烷二酮类、非磺脲类促胰岛素分泌剂、葡糖糖苷酶抑制剂及其他口服降糖药物。

(一)磺脲类

其作用机制主要是刺激胰岛 β 细胞分泌胰岛素。其降糖作用有赖于尚存在的相当数量(30％以上)的功能 β 细胞,不刺激胰岛素的合成。

适应证:①饮食治疗和体育锻炼不能使血糖获良好控制的2型糖尿病患者;②肥胖的2型糖尿病患者应用双胍类药物治疗后血糖控制仍不满意或因胃肠道反应不能耐受者;③胰岛素不敏感者可试加用磺脲类,磺脲类继发性失效后可与胰岛素联合治疗,不必停用磺脲类。

(二)双胍类

作用机制主要是促进无氧糖酵解,增加肌肉等外周组织对葡萄糖的摄取和利用,抑制或延缓葡萄糖在胃肠道的吸收等改善糖代谢。

主要适应证:①超重或肥胖2型糖尿病;②磺脲类治疗效果不佳者可加用双胍类;③胰岛素治疗的糖尿病患者,包括1型糖尿病,加用双胍类有助于稳定血糖,减少胰岛素用量;④原发性肥胖症,尤其伴多囊卵巢综合征的女性肥胖者。

(三)葡萄糖苷酶抑制剂

α-葡萄糖苷酶抑制剂在小肠黏膜刷状缘竞争性抑制葡萄糖淀粉酶、蔗糖酶、麦芽糖酶和异麦芽糖酶,延缓葡萄糖和果糖等的吸收,可降低餐后血糖。本类药物可用于 2 型糖尿病治疗,单独应用可降低餐后血糖和血清胰岛素水平,与其他口服降糖药联合应用可提高疗效;对于 1 型糖尿病或胰岛素治疗的 2 型糖尿病患者,加用本药可改善血糖控制,减少胰岛素用量。

(四)噻唑烷二酮类

可增强胰岛素在外周组织的敏感性,减轻胰岛素抵抗,为胰岛素增敏剂,主要用于 2 型糖尿病的治疗,尤其存在明显胰岛素抵抗者,可单独或与磺脲类、胰岛素等合用。本类药物有罗格列酮、环格列酮和吡格列酮等。

(五)苯甲酸衍生物

是胰岛素促分泌剂,与磺脲类不同的是该药物不进入细胞内。口服后作用快,半衰期短,为速效餐后降糖药。

胰岛素治疗适应于所有 1 型糖尿病和妊娠糖尿病应接受胰岛素治疗,其中 1 型糖尿病患者要求终生胰岛素治疗。2 型糖尿病在临床上根据病变发展过程在临床医生指导下应用胰岛素。

六、健康管理

(一)个体健康管理方案

糖尿病是一种终身疾病,但又是一种可以预防和控制的疾病。糖尿病的防治在重视一级预防的同时,也要重视二级、三级预防。

1.一级预防

糖尿病的一级预防主要针对一般人群,以降低危险因素的流行率。主要措施包括:

(1)健康教育:开展对公众,包括对糖尿病患者及其家属的健康教育,提高全社会对糖尿病防治的知识和技能水平,以改变不良的生活方式,从而减少糖尿病发病率。

(2)适当的体育锻炼和体力活动:经常性体力活动可以减轻体重,增强心血管系统的功能,预防糖尿病及其并发症。

(3)提倡合理的膳食:如避免能量的过多摄入,增加膳食纤维摄入量,不小于纤维 14g/1000kcal 能量;饱和脂肪酸摄入占总脂肪酸摄入的 30% 以下。

(4)戒烟、限酒。

2.二级预防

预防目的是早发现、早诊断、早治疗,以减少并发症和残废。主要措施是在高危人群中筛查糖尿病和糖耐量降低者。糖尿病的筛检不仅要查出隐形糖尿病患者、未注意的显性糖尿病患者,而且要查出 IGT 者。IGT 是正常和糖尿病之间的过渡状态,其转归具有双向性,既可转为糖尿病,又可转为正常,还有一部分保持 IGT(各约占 1/3)。具体措施包括:

(1)健康教育:同一般人群健康教育。

（2）加强筛查：在高危人群中定期筛查，以尽早发现糖调节受损。对于一些因大血管病变、高血脂、肥胖及其他与糖尿病有关的疾病住院者，应进行常规筛查。

（3）生活方式干预：以健康饮食和增加身体活动特别是运动为主要内容的生活方式干预，有助于高危人群预防糖尿病。在我国大庆研究中，生活方式干预组推荐患者摄入脂肪能量比例＜25％的低脂饮食，如果体重减轻未达到标准，则进行能量限制。结果显示，生活方式干预组中50％的个体体重减轻了7％，74％的个体可以坚持每周至少150分钟中等强度的运动；生活方式干预3年可使IGT进展为2型糖尿病的风险下降58％。因此，在2型糖尿病高危人群中，重点强调生活方式的改变，包括中等的体重减轻（体重的7％）、规律的运动（150分钟/周）、饮食控制如减少能量和减少膳食脂肪的摄入，能显著减少发生糖尿病的风险。

对于已存在糖调节受损者，通过饮食控制和运动，可减少发生糖尿病的风险。应定期检查血糖，同时密切关注心血管疾病危险因素（如吸烟、高血压和血脂紊乱等），并给予适当治疗。改变生活方式的干预目标是：①使BMI达到或接近$24kg/m^2$或体重至少减少5％；②至少减少每日总能量400～500kcal；③食用含完整谷物的食物（占谷物摄入的一半）；增加膳食纤维摄入量，不小于纤维14g/1000kcal能量；饱和脂肪酸摄入占总脂肪酸摄入的30％以下；④运动增加到250～300分钟/周；⑤戒烟。

3.三级预防

对糖尿病患者进行规范化的治疗和管理，以控制病情、预防和延缓糖尿病并发症的发生和发展，防治伤残和死亡，提高患者的生活质量。三级预防强调对患者的定期随访。随访的目的在于：

（1）监测血糖和血脂、血压等代谢控制情况。

（2）评估治疗反应，及时调整治疗方案，使血糖等达到控制目标。

（3）对患者的饮食、运动等行为变化进行指导，督促患者采取综合治疗措施。

（4）对易出现并发症的眼、心脏、肾脏、足等器官进行定期检查，及时发现糖尿病并发症，以采取针对措施，阻止或延缓并发症的发生和发展，提高患者生活质量，延长寿命。要求对所有已确证的糖尿病患者都进行有效管理和定期随访。

（二）社区健康管理方案

1.健康风险评估

指在收集健康信息的基础上，作健康状况评估，并形成具有指导意义、详尽的个体健康分析报告。包括体质评估、心理分析评估、营养状况评估，以及影响健康的不利因素分析、已有疾病的治疗和随访、应警惕的身体信号、定期检查计划等。健康风险评估是一种方法或工具，用于描述和估计某一个体未来发生某种特定疾病或因为某种特定疾病导致死亡的可能性，分成一般人群、高危人群、疾患者群，为进行干预和干预效果的评估提供科学依据。

2.宣传教育

开始在社区规范开展糖尿病知识的宣传教育，提高居民对糖尿病危害的认识。根据糖尿病的治疗原则、编制糖尿病知识手册，在社区内发放和讲解，开办糖尿病防治知识宣传栏，因地制宜、因人而异地改变患者的不良生活方式，纠正错误的观念及自护行为；在社区内每季度开展1次咨询服务活动，请糖尿病专科医护人员进行现场咨询和义诊服务，内容包括糖尿病发生的病因及发展过程,主要临床表现及可能发生的并发症;如何控制饮食及计算食物所含的热量;并发症的预防和处理;降糖药物及胰岛素的应用知识。指导护理技能训练,包括运动疗法、自我监测血糖的方法,胰岛素注射部位的选择,注射方法及注意事项;足部护理方法等。鼓励重症患者记录生活日记,积极参加上级医院组织的糖尿病教育相关专题讲座,鼓励血糖控制较好的患者进行言传身教,同时建议家属陪同学习。

3.健康管理

(1)糖尿病教育:糖尿病教育的内容包括对医疗保健人员和患者及其家属进行宣传教育,提高医务人员综合防治水平,将科学的糖尿病知识、自我保健技能深入浅出的教会患者,使患者能准确掌握血糖控制目标值,使患者了解治疗不达标的危害,医患长期密切合作,完全可以达到正常的生活质量。

(2)饮食治疗:饮食治疗是糖尿病治疗的基础,应严格和长期执行。合理控制能量摄入是首要原则。碳水化合物摄入量通常应占总热量的 50%～60%,提倡食用粗制米、面和一定量的杂粮,忌食蔗糖、葡萄糖、蜜糖及其制品。脂肪的摄入量要严格限制在总热量的 20%～25%,限制食物中脂肪量,少食动物脂肪,尽量用植物油代替。一般糖尿病患者(无肾病及特殊需要者)每日蛋白质摄入量占总热量的 15%～20%,其中动物蛋白占 1/3,以保证必需氨基酸的供给。增加膳食纤维,既能带来饱腹感,又能延缓糖和脂肪的吸收。

(3)体育锻炼:体育锻炼能改善血糖控制,提高胰岛素敏感性。应进行有规律的运动,每天30～60 分钟,每天一次或每周 4～5 次,活动强度应限于有氧代谢运动,即约为最大耗氧量的60%,可用运动中脉率进行估算(运动中脉率＝60%最大耗氧量时脉率＝170－年龄)。

有下列情况时不宜进行激烈的体育锻炼:1 型糖尿病病情未稳定或伴有慢性并发症者;合并糖尿病肾病者;伴严重高血压或缺血性心脏病者;伴有眼底病变者;糖尿病足者;脑动脉硬化、严重骨质疏松或机体平衡功能障碍者。

(4)血糖监测

①糖化血红蛋白:是评价长期血糖控制的金指标,也是指导临床调整治疗方案的重要依据。每 3 个月检测 1 次,一旦达到治疗目标可每 6 个月检查一次。

②自我血糖监测:在家中开展血糖检测,用于了解血糖的控制水平和波动情况。这是调整血糖达标的重要措施,也是减少低血糖风险的重要手段。开始血糖监测前应由医师或护士对糖尿病患者进行监测技术和监测方法的指导。血糖监测适用于所有糖尿病患者。但对于某些特殊患者更要注意加强血糖监测,如妊娠期接受胰岛素治疗的患者,血糖控制标准更严,为了使血糖达标,同时减少低血糖的发生,应该增加监测频率。

自我血糖监测方案取决于病情、治疗目标和治疗方案。因血糖控制差或病情危重而住院治疗者,应每天监测 4～7 次血糖或根据治疗血药监测血糖,直到血糖得到控制。

采用生活方式干预控制糖尿病的患者,可根据需要如每 1～2 周进行一天的血糖监测,有目的地了解饮食控制和运动对血糖的影响并调整饮食和运动。

使用口服降糖药者可每周监测 2～4 次空腹和(或)餐后血糖,血糖有波动时可以在就诊前一周内连续监测 2～3 天,每天监测 7 个时间点的血糖(早餐前后、午餐前后、晚餐前后和睡前),便于医生参考和调整药物剂量与品种。

　　使用胰岛素治疗者可根据胰岛素治疗方案进行相应的血糖监测。使用基础胰岛素的患者应监测空腹血糖,根据空腹血糖调整睡前胰岛素的剂量;使用预混胰岛素者应监测空腹和晚餐前血糖,根据空腹血糖调整晚餐前胰岛素剂量,根据晚餐前血糖调整早餐前胰岛素剂量;使用餐时胰岛素者应监测餐后血糖或餐前血糖,并根据餐后血糖和下一餐前血糖调整上一餐前的胰岛素剂量。

参考文献

[1]姜梅.妇产科疾病护理常规[M].北京:科学出版社,2019.

[2]王英.临床常见疾病护理技术与应用[M].长春:吉林科学技术出版社,2019.

[3]王慧,梁亚琴.现代临床疾病护理学[M].青岛:中国海洋大学出版社,2019.

[4]陈娜,陆连生.内科疾病观察与护理技能[M].北京:中国医药科技出版社,2019.

[5]安利杰.内科护理查房案例分析[M].北京:中国医药科技出版社,2019.

[6]谢萍.外科护理学[M].北京:科学出版社,2019.

[7]刘梦清,佘金文.外科护理(第2版)[M].北京:科学出版社,2019.

[8]兰华,陈炼红,刘玲贞.护理学基础[M].北京:科学出版社,2017.

[9]夏海鸥.妇产科护理学(第4版)[M].北京:人民卫生出版社,2019.

[10]刘军,汪京萍.妇产科护理工作指南[M].北京:人民卫生出版社,2016.

[11]王琼莲,龙海碧.妇产科护理学[M].镇江:江苏大学出版社,2015.

[12]安力彬,陆虹.妇产科护理学(第6版)[M].北京:人民卫生出版社,2017.

[13]陶红,张玲娟,张静.妇产科护理查房(第2版)[M].上海:上海科学技术出版社,2016.

[14]张雅丽.实用中医护理[M].上海:上海科学技术出版社,2015.

[15]王欣,徐蕊凤,郑群怡.骨科护士规范操作指南[M].北京:中国医药科技出版社,2016.

[16]王萌,张继新.外科护理[M].北京:科学出版社,2016.

[17]唐少兰,杨建芬.外科护理(第3版)[M].北京:科学出版社,2016.

[18]李卡,许瑞华,龚姝.普外科护理手册(第2版)[M].北京:科学出版社,2015.

[19]杨玉南,杨建芬.外科护理学笔记(第3版)[M].北京:科学出版社,2016.

[20]皮红英,王建荣,郭俊艳.临床护理管理手册[M].北京:科学出版社,2015.